U0819244

权威·前沿·原创

皮书系列为

“十二五”“十三五”国家重点图书出版规划项目

BLUE BOOK

智库成果出版与传播平台

医疗保障蓝皮书
BLUE BOOK OF HEALTH CARE

中国医疗保障发展报告（2021）

ANNUAL REPORT ON CHINA'S HEALTH CARE DEVELOPMENT (2021)

走向全面深化的医疗保障改革

Towards Comprehensive and Deeper Health Care Reforms

主　编 / 郑功成
副主编 / 申曙光
中国社会保障学会

社会科学文献出版社
SOCIAL SCIENCES ACADEMIC PRESS (CHINA)

图书在版编目（CIP）数据

中国医疗保障发展报告：走向全面深化的医疗保障改革．2021／郑功成主编．-- 北京：社会科学文献出版社，2021.11
（医疗保障蓝皮书）
ISBN 978-7-5201-9074-9

Ⅰ．①中… Ⅱ．①郑… Ⅲ．①医疗保健制度-研究报告-中国-2021 Ⅳ．①R197.1

中国版本图书馆 CIP 数据核字（2021）第 193879 号

医疗保障蓝皮书
中国医疗保障发展报告（2021）
——走向全面深化的医疗保障改革

主　　编／郑功成
副 主 编／申曙光

出 版 人／王利民
组稿编辑／恽　薇
责任编辑／陈凤玲
责任印制／王京美

出　　版／社会科学文献出版社·经济与管理分社（010）59367226
地址：北京市北三环中路甲 29 号院华龙大厦　邮编：100029
网址：www.ssap.com.cn
发　　行／市场营销中心（010）59367081　59367083
印　　装／天津千鹤文化传播有限公司

规　　格／开　本：787mm×1092mm　1/16
印　张：23.75　字　数：356 千字
版　　次／2021 年 11 月第 1 版　2021 年 11 月第 1 次印刷
书　　号／ISBN 978-7-5201-9074-9
定　　价／198.00 元

“医疗保障蓝皮书”
编　委　会

主要编撰者简介

郑功成　中国社会保障学会会长，中国人民大学教授，全国人大常委会委员、全国人大社会建设委员会委员，兼国务院医改领导小组咨询委员会委员、国家“十四五”规划专家委员会委员和最高人民检察院及多个部委咨询委员等。长期从事社会保障及与民生相关领域的理论与公共政策研究，是中央马克思主义理论研究和建设工程重大项目和多项国家社科基金重大项目的首席专家。出版有《中国社会保障论》《论中国特色的社会保障道路》《社会保障学：理念、制度、实践与思辨》《中国社会保障制度变迁与评估》《中国社会保障改革与发展战略：理念目标与行动方案》《中国社会保障30年》《全球社会保障与经济发展关系：回顾与展望》《从饥寒交迫走向美好生活：中国民生70年（1949～2019）》《以人民为中心：新时代中国民生保障》等多部重要著作，发表理论学术文章500多篇。

申曙光　中国社会保障学会副会长兼医疗保障专业委员会主任，中山大学岭南学院、政治与公共事务管理学院双聘教授，中山大学社会保障研究中心主任、国家治理研究院副院长。长期从事社会保障、金融保险、医药卫生体制与健康产业等研究，是国家社科基金重大项目“新时期民生保障体系建设研究”“构建以预防为主的大健康格局与健康中国建设研究”的首席专家，出版有《社会保险学》《社会保险精算》《保险学导论》《灾害学》等多部著作，发表学术论文100余篇。

前　言

我国已经开启了全面建设社会主义现代化强国新征途。在全面建成小康社会的新起点上，扎实推进共同富裕正在成为国家发展的核心议题，而完备的社会保障体系则是实现全体人民共享国家发展成果、走向共同富裕所必需的基本制度保障。然而，由于渐进式改革的历史局限性，以及利益失衡形成的路径依赖，现行社会保障制度安排尚存在诸多制度性缺陷和再分配力度不足等现实问题，且面临诸多新挑战，因此，全面深化整个社会保障制度改革势在必行且迫在眉睫，这构成了全面深化医疗保障制度改革的特定时代背景。

以2020年2月中共中央、国务院发布《关于深化医疗保障制度改革的意见》为标志，我国医疗保障制度正式进入全面深化改革时期，其目标是经过为期10年的改革与发展，到2030年全面建成中国特色医疗保障制度。由于医疗保障制度是关乎全体人民切身利益的重大民生保障制度，这一制度经过全面深化改革走向成熟、定型将不仅造福14亿中国人民，也必将为其他社会保障制度改革提供有价值的参照。因此，2020年启动的全面深化医疗保障制度改革，注定会在中国医疗保障乃至整个社会保障体系建设与发展进程中留下浓墨重彩的篇章。

本书旨在总结2020年以来全面深化医疗保障制度改革的进展情况。尽管深化医疗保障制度改革开局不久，但因顶层设计科学、医疗保障系统行动有力、有关各方积极配合联动，事实上已经取得了多方面的重要进展，并预示着将如期实现深化改革的目标。全书包括总报告、专题篇、区域篇、附录四部分，其中总报告立足宏观视角，总结了2020年以来深化医疗保障制度改革所取得的十一项重要进展及正在持续释放的改革红利，剖析了继续深化医疗保障制度改革面临的五大挑战，同时基于目标导向提出了向纵深推进医疗保障制度改革的六大建议。专题篇围绕医保扶贫、医保支付改革、异地就医直接结算、医用耗材招标采购、医保标准化建设、“三医”联动进展六大专题展开，集中反映了这些领域深化改革的新进展及存在问题，并提出了相应的改进建议。区域篇选择广东、成都、陕西、江苏、浙江在医保经办能力建设、参保情况调研、重特大疾病医保制度实践、基本医疗保险市级统筹、医疗保障地方立法方面的改革与发展情况作为分析对象，为观察中国深化医疗保障制度改革的进程提供了地方视角。此外，附录中收录了有关全面深化医疗保障制度改革的重要政策性文件、法规与统计数据，以为读者提供更加全面、充实的资讯。

本书由郑功成提出总体思路与提纲，各位作者分工完成初稿；在初稿完成后，由郑功成、申曙光统稿，最后由郑功成定稿。华颖协助主编为本书的完成做了团队协调与初稿技术处理、清样校对等工作。

感谢国家医疗保障局及广东、浙江、江苏、陕西、北京、四川成都等多个省市医疗保障行政部门、医保经办机构等在本书调研与撰写过程中提供的大力支持与帮助。

感谢社会科学文献出版社编审人员为本书出版付出的辛勤劳动。

我们期望本书的出版能够有助于读者了解并理解医疗保障制度改革走向，进而凝聚社会共识，协力推动全面深化医疗保障制度改革顺利进行，为在2030年全面建成中国特色医疗保障制度并造福全体中国人民做出自己的贡献。

郑功成

2021年8月16日

摘　要

《中国医疗保障发展报告（2021）：走向全面深化的医疗保障改革》梳理和剖析了2020～2021年中国医疗保障制度深化改革的进展。报告涵盖了对全面深化医疗保障制度改革的整体评价以及对医保扶贫、医保支付改革、异地就医结算、医用耗材招标采购、医保标准化建设和“三医”联动进展的评估，同时还客观地反映了广东省医保经办发展情况、四川省成都医保参保情况、陕西省重特大疾病医疗保障制度实践情况、江苏省做实基本医疗保险市级统筹的进展和浙江省医疗保障地方立法探索情况。报告分为总报告、专题篇、区域篇和附录四部分。通过本报告，可以观察到学界视角下我国全面深化医疗保障制度改革的深刻意义和实践效果，进而加深对推动医疗保障制度改革向纵深发展并最终全面建成中国特色医疗保障制度的了解与理解。

报告指出，目前，全面深化医疗保障制度尚处于初始阶段，但已经出台的改革举措及行动效果表明已经取得了多方面的重要进展，并正在释放出日益丰厚的改革红利。其中，中共中央、国务院发布的《关于深化医疗保障制度改革的意见》作为科学的顶层设计，为全面深化医保改革提供了行动指南；《医疗保障基金使用监督管理条例》的颁行，开启了医疗保障法治化大幕；改革职工医保个人账户的行动，表明国家开始矫正现行制度的内在缺陷；全面推进做实市级统筹并迈向省级统筹，意味着基本医疗保险制度的统一公平正在取得明显的实质性进展；药品、医用耗材集中带量采购使用常态化制度化及药品目录调整更加合理化，真正确立了医保的战略性购买地位并发挥出日益显著的作用；按疾病诊断相关分组（DRG）付费和按病种分值（DIP）付费及门诊付费方式的推进，发出了明确的医疗服务价值导向信号；建立待遇清单政策性文件出台，必定促进法定医保制度权益走向公平；疫情应对中一系列新政的出台，使医疗保障应急机制逐步建立；“惠民保”及此类业务在各地的兴起，表明积极推动商业健康保险发展找到了新的突破口；高起点推进规范化、标准化、信息化建设，正在扎实推动医保治理现代化；“三医”也因医保改革深化而更加紧密地联结在一起。正是这些重大改革进展，使我国医疗保障制度在没有大幅度增加公共投入的条件下，持续释放惠及制度发展和造福亿万人民的改革红利，包括：医疗保障发展理念、目标、路径更加清晰，医保改革不会再迟滞，更不会出现折腾现象和方向性错误；基本医疗保险制度的公平统一性与互助共济性显著增强，统筹保障能力持续提升；人民群众的重特大疾病负担得到实质性减轻，跨省异地就医直接结算已基本实现；医疗保障治理能力提升进入新境界。

报告同时也指出，全面深化医疗保障所面临的挑战不仅包括已经形成的利益失衡格局与路径依赖，以及各地行动的参差不齐，而且包括必须妥善应对利益格局深刻调整可能导致的社会风险、人口老龄化加速可能导致的医疗保障财务风险，城乡居民对完善医疗保障制度和加快构建多层次医疗保障体系的客观需要，以及“三医”联动对更好地发挥医疗保障作用的新要求。因此，医疗保障制度改革事实上进入了重塑利益格局的深水区。

报告建议，在全面深化医疗保障制度改革开局良好的条件下，面对现实问题与挑战，必须基于目标导向，切实树立起大局、全局意识，遵循系统集成、高效协同的原则，持续推动医疗保障制度改革向纵深发展。为此，需要进一步明确“十四五”“十五五”时期的阶段性目标任务，将加快优化现行基本医疗保险制度安排作为主攻方向，以中国特色的“惠民保”为突破口推动商业健康保险大发展，进而使多层次医疗保障体系建设取得实质性成效，同时加快建立全国统一的医保经办服务机制和医保信息平台，不失时机地促使医疗保障制度运行在法治化轨道上。

关键词： 医疗保障改革　医保治理现代化　“三医”联动

目 录

Ⅰ 总报告

Ⅱ 专题篇

Ⅲ　区域篇

Ⅳ　附录

皮书数据库阅读**使用指南**

总报告

General Report

B.1
全面深化医疗保障制度改革：重大进展与纵深推进

郑功成*

摘　要： 2020年是我国全面深化医疗保障制度改革元年。一年多来，在以往改革的基础上，国家出台了科学的顶层设计，制定了医保基金使用监管的行政法规，职工医保个人账户改革进入实施阶段，做实市级统筹并向省级统筹迈出实质性步伐，药品、耗材集中带量采购常态化确立了医保的战略性购买地位，按疾病诊断相关分组（DRG）付费和按病种分值（DIP）付费扩大试点发出了明确的医疗服务价值导向信号，建立待遇清单制促使法定医保制度权益走向公平，疫情应对新政助推医疗保障应急机制建立，中国特色的“惠民保”推动了商业健康保险的发展，高起点推进规范化、标准化、信息化建

* 郑功成，中国社会保障学会会长，中国人民大学教授，研究领域为社会保障及与民生相关领域的理论与公共政策。

设使医保治理现代化产生了实效。这些重大改革进展正在释放出日益巨大的改革红利，不仅使医疗保障发展理念、目标、路径更加清晰，基本医疗保险制度的公平性明显提升、互助共济功能显著增强，而且使人民群众的重特大疾病负担得到实质性减轻，医疗保障治理能力提升也进入新的境界。然而，深化改革也面临巨大挑战：利益格局深刻调整可能导致社会风险加剧，人口老龄化导致的医疗保障财务风险会加大，人户分离现象常态化对医疗保障制度改革提出新要求，人民群众诉求的发展变化需要不断得到满足，“三医”之间良性互动与共同发展需要医疗保障发挥更大、更好的作用。因此，必须向纵深推进医疗保障制度改革，为此需要进一步明确“十四五”“十五五”时期的阶段性目标任务，加快优化现行基本医疗保险制度安排，加快推进以商业健康保险为主攻方向的多层次医疗保障体系建设，加快推进医保经办服务机制改革步伐，加快推进医疗保障法治化进程，加快建成全国统一的医保信息平台。

关键词：　医疗保障制度　医疗保障改革　改革红利

2020 年是中国医疗保障制度正式进入全面深化改革之年。以中共中央、国务院发布《关于深化医疗保障制度改革的意见》（中发〔2020〕5 号）为标志，在国家医疗保障局的全力推动下，医疗保障领域深化改革事实上取得了多方面的重大进展，正在释放出日益巨大的改革红利，为持续减轻人民群众的疾病医疗后顾之忧、不断提升全民健康素质创造了日益良好的条件。

本报告旨在回顾总结 2020 年以来我国全面深化医疗保障制度改革的行

动及取得的重要进展，同时直面目前存在的主要挑战，为医疗保障改革向纵深推进并最终全面建成中国特色医疗保障制度提出相应的政策建议。

一 全面深化医疗保障改革取得的重要进展

全面深化医疗保障制度改革的基本背景是，我国开启全面建设社会主义现代化强国新征途，人民群众对切实解除疾病医疗后顾之忧和不断提升健康素质的期盼更加凸显，迫切需要尽快通过全面深化改革来促使中国特色医疗保障制度从长期试验性改革状态走向成熟、定型，以便为国家现代化和人民生活品质提升提供有力的制度支撑与保障。为此，在 2018 年实施的党和国家机构改革中，中央决定将人力资源社会保障部、国家卫生计生委、国家发改委、民政部等部门分割承担的医疗保障事务管理职责分离出来，集中纳入新组建的国家医疗保障局，实现了对全国医疗保障事务的统一管理。此举扫除了长期制约我国医疗保障制度改革与发展的体制性障碍，为全面深化医疗保障制度改革提供了有力的组织保障。2020 年 10 月，党的十九届五中全会通过了《中共中央关于制定国民经济和社会发展第十四个五年规划和二〇三五年远景目标的建议》，又经 2021 年 3 月全国人大审议通过，转化成为国家意志和未来 15 年全面推进国家现代化的行动纲领，扎实推进共同富裕成为新发展阶段的核心议题，从而决定了医疗保障制度需要站在更高的起点上尽快走向成熟、定型并实现高质量、可持续发展，这构成了全面深化医疗保障制度改革的时代背景。

在党中央、国务院的高度重视和国家医疗保障局的有效作为下，以 2020 年 2 月中共中央、国务院印发《关于深化医疗保障制度改革的意见》为标志，中国正式步入以全面建成中国特色医疗保障制度为目标的全面深化改革阶段，在顶层设计、法治建设、个人账户改革、统筹层次提升、药品与医用耗材集中带量采购、医保支付改革、建立待遇清单制与应急机制、推动商业健康保险发展、扎实推动医保治理现代化等多个方面取得了重大进展。

（一）科学的顶层设计为全面深化医保改革提供了行动指南

我国医疗保障改革在经历改革开放初期一些地方的自行试验性探索后，1994 年由国务院主导，在江西省九江市、江苏省镇江市开展职工医疗保险制度改革试点（以下简称“两江医改”），正式拉开了医保制度变革的帷幕。“两江医改”的核心内容是以缴费型社会医疗保险取代计划经济时期的免费型劳保医疗制度，采取的是社会统筹与个人账户相结合的财务机制。此后，在总结“两江医改”及其他地区试点经验的基础上，形成了现行职工基本医疗保险制度，并向机关事业单位工作人员扩展，随后建立起城乡居民基本医疗保险制度，同时新增医疗救助和发展其他层次医疗保障，形成了以职工与居民基本医疗保险为主体的多层次医疗保障体系框架，基本医疗保险覆盖面稳定在 95% 以上，全民医保的目标基本实现。然而，以往的改革一直处于不断探索之中，渐进改革中的制度性缺陷形成了新的路径依赖，并影响着中国特色医疗保障制度的最终形成。

正是在这样的背景下，中共中央全面深化改革委员会在 2018 年国家医疗保障局成立后，迅速下达了研究、起草全面深化医疗保障制度改革方案的任务。国家医疗保障局组织力量研究，广泛听取各方意见特别是学界建议，形成了《关于深化我国医疗保障制度改革的意见》草案，为党中央、国务院提供了具体的决策依据。2019 年 11 月，习近平总书记主持召开中共中央全面深化改革委员会第十一次会议，审议通过了《关于深化我国医疗保障制度改革的意见》。2020 年 2 月，中共中央、国务院发布《关于深化医疗保障制度改革的意见》（以下简称《意见》），这是新中国成立以来首次以党中央名义发布的医疗保障领域的纲领性文件，为全面深化我国医疗保障制度改革提供了科学的顶层设计。

《意见》的重大意义在于，澄清了以往长期争论不休的制度选择与行动路径的认识误区，明确了全面深化我国医疗保障改革的指导思想、基本原则、发展目标，部署了重点改革任务、发展取向及相应的行动方案。《意见》将医疗保障制度定位为减轻群众就医负担、增进民生福祉、维护社会和谐稳定的重大制度安排，明确深化改革的任务是着力解决医疗保障发展不平衡不充分的问题和全面建成中国特色医疗保障制度，设定的路线图是从2020年到2030年分两个阶段全面推进深化改革：2020年到2025年（“十三五”末和“十四五”期间），让医疗保障制度更加成熟定型，基本完成待遇保障、筹资运行、医保支付、基金监管等重要机制和医药服务供给、医保管理服务等关键领域的改革任务；2026年到2030年（“十五五”期间），全面建成以基本医疗保险为主体，医疗救助为托底，补充医疗保险、商业健康保险、慈善捐赠、医疗互助共同发展的医疗保障制度体系，待遇保障公平适度，基金运行稳健持续，管理服务优化便捷，医保治理现代化水平显著提升，实现更好保障病有所医的目标。① 明确的重点改革任务包括七个方面：完善公平适度的待遇保障机制，健全稳健可持续的筹资运行机制，建立管用高效的医保支付机制，健全严密有力的基金监管机制，协同推进医药服务供给侧改革，优化医疗保障公共管理服务、组织保障等，几乎涵盖了医疗保障及相关领域的各项制度建设，为全面深化医疗保障制度改革提供了系统的行动指南。

随后，相关改革措施不断出台，《意见》中的主张逐渐转化为具体的改革行动方案。因此，《意见》的出台及有序付诸实施，标志着我国医疗保障制度改革从长期试验性改革状态步入以全面建成高质量、可持续的中国特色医疗保障制度为目标的新发展阶段。

（二）医保基金使用监管法规开启了医疗保障法治化大幕

改革是对既有制度安排的调整，全面深化改革更是对现行制度安排的深刻调整，实质是对失衡的利益格局加以重塑，并真正走出中国自己的医疗保障发展之路。在我国医疗保障制度改革进程中，以政策性文件（俗称“红头”文件）打破既有规制是渐进改革中的一种常态，它能够有效推动局部地区、特定群体、单个环节的医疗保障改革探索，有利于在有效控制改革风

① 《关于深化医疗保障制度改革的意见》，中华人民共和国中央人民政府，http：//www.gov.cn/zhengce/2020－03/05/content_ 5487407.htm，2020年3月5日。

险的条件下逐渐形成共识，但成熟的医疗保障制度安排必然要以成熟、定型的稳定面孔步入法治化轨道，因为只有法治化的医疗保障制度才能真正赋权明责，并为全体人民提供稳定、安全、理性的医疗保障预期。

然而，长期以来，我国医疗保障改革主要依靠政策性文件为依据推进，在地区分割统筹的条件下，从中央政府到县级政府及其主管部门颁发过难以计数的政策性文件，呈现“红头”文件五花八门、政策措施叠床架屋的现象，这不仅造成了医疗保障制度的统一性、公平性、可持续性弱化，而且衍生出一系列不良效应，法治不彰的结果是医疗保障制度无法走向统一公平，医保欺诈处于普发高发状态，既损害了医保基金的安全，也危及医保制度的健康持续发展，并在一定程度上扭曲了医疗保障参与主体的行为。因此，我国亟待以法治思维来推进医疗保障制度改革并促使制度成熟、定型。①

国家医疗保障局成立后，高度重视医疗保障法制建设。一方面，从掀起反医保欺诈专项行动入手，积极推动医保基金监管法制化建设。自 2018 年以来，国家医疗保障局持续推进反医保欺诈专项行动，取得了显著的效果，也形成了一些日益成熟的做法。在实践探索的基础上，国务院办公厅于 2020 年 7 月印发《关于推进医疗保障基金监管制度体系改革的指导意见》，这为医保基金监管走向法治化奠定了相应的基础。截至 2021 年 6 月，全国已有北京、天津、上海、河北等 12 个省份在省级层面建立了医保基金监管专职机构，43 个地市和 100 个县（市、区）相续设立了专司基金监管职责的行政执法机构，同时还积极引入第三方力量参与基金监管。② 统计数据显示，2020 年全年各级医保部门共检查定点医药机构 62.7 万家，查处违法违规医药机构 40.1 万家，处理违法违规参保人员 2.61 万人，其中暂停结算 3162 人、移交司法机关 2062 人，追回医保资金 223.1 亿元。③ 2021 年 1 月，

① 郑功成：《从政策性文件主导走向法治化：中国特色医疗保障制度建设的必由之路》，《学术研究》2021 年第 6 期。

② 数据由国家医疗保障局提供。

③ 《2020 年全国医疗保障事业发展统计公报》，国家医疗保障局，http：//www.nhsa.gov.cn/art/2021/6/8/art_ 7_ 5232.html，2021 年 6 月 8 日。

国务院正式颁布《医疗保障基金使用监督管理条例》并明确于同年 5 月 1 日起施行，这是我国医疗保障领域首部行政法规，填补了医疗保障专门立法的空白，为医疗保障基金使用监管和确保基金安全提供了法律依据。

这部行政法规的基本内容包括：一是明确了监管的目的是为了加强医疗保障基金使用监督管理，保障基金安全，促进基金有效使用，维护公民医疗保障合法权益；二是明确了适用范围是基本医疗保险（含生育保险）基金、医疗救助基金等医疗保障基金的使用及其监督管理，职工大额医疗费用补助、公务员医疗补助等医疗保障资金使用的监管参照执行；三是明确了监管方式采取政府监管、社会监督、行业自律和个人守信相结合方式，由医疗保障行政部门负主责，卫生健康、中医药、市场监督管理、财政、审计、公安等部门共同做好基金使用监管工作；四是明确了监管的任务是确保医疗保障基金的使用符合国家规定的支付范围；五是明确了监管对象是涉及医疗保障基金使用的各环节、多主体，重点是医保经办机构、定点医药机构、参保人员等；六是对监管部门的履职行为做出了规范；七是明确了违法者的法律责任及处置。[①] 因此，这是一部完整的医疗保障基金使用监管法规，它虽然只限于基金使用环节，但这是维护医疗保障基金安全的关键，从而构成了医疗保障法治化的重要内容，可以视为全面深化医疗保障制度的重要成果和我国医疗保障制度开始走向法治化的重要标志。

目前，国家医疗保障局正在积极推进医疗保障法的立法工作。中国社会保障学会课题组承担了前期研究任务并提供了相应的研究报告与《医疗保障法》法律草案专家建议稿。国家医疗保障局正式起草了《医疗保障法》法律草案稿并于 2021 年 6 月向社会公布征求意见；第十三届全国人大常委会将制定《医疗保障法》列为年度立法备选项目。在地方，浙江省人大常委会已率先于 2021 年 3 月 26 日通过了《浙江省医疗保障条例》并自 2021 年 7 月 1 日起施行。这些重要进展预示着医疗保障法律法规体系建设的步伐将明显加快。

---

① 《医疗保障基金使用监督管理条例》，中华人民共和国中央人民政府，http：//www. gov. cn/zhengce/content/2021 －02/19/content_ 5587668. htm，2021 年 2 月 19 日。

（三）医保个人账户改革表明国家开始矫正现行制度的内在缺陷

1994 年启动“两江医改”，基于走出中国特色医疗保障之路的初衷，在市场经济改革和世界银行等极力推崇智利公共养老金个人账户化的大背景下，我国将私有化的个人账户引入职工医疗保险，形成了现行的统账结合式医疗保险制度。根据这一制度设计，职工医疗保险基金由社会统筹基金与个人账户基金两大部分组成，个人的全部缴费和用人单位缴费中的 30% 计入职工医保个人账户并归参保者使用，用人单位缴费中的 70% 计入社会统筹账户供所有参保人共享，同时还为不缴费的退休人员建立医保个人账户并从统筹基金中注入资金供其支配使用。这一选择在改革初期作为新旧制度转型的探索，有其特定的历史背景，但确实属于违背医疗保险制度应当遵循的互助共济法则的不当取向。近 20 多年来的实践表明，这种财务机制极大地减损了医疗保险制度的统筹保障功能，也扭曲了参保人员的价值取向，并衍生出个人账户基金利用低效、浪费等一系列不良效应，改革直至取消医保个人账户势在必行。

中国社会保障学会曾于 2016 ~ 2017 年多次组织专题调研与研讨会，并向当时的主管部门与决策层提交政策研究报告，主张尽快推动职工医保个人账户改革并最终全面取消个人账户，以使医疗保险制度回归互助共济的正轨。然而，此项改革因涉及参保人的既得利益而迟迟未能推进，不仅职工医保个人账户形成了强劲的路径依赖，而且在部分地区蔓延至城乡居民基本医疗保险。①

国家医疗保障局成立后，将改革医保个人账户提上重要日程，先后迈出

① 如湖南省在 2018 年 10 月 8 日发布《湖南省城乡居民基本医疗保险个人（家庭）账户管理办法（试行）》，明确 2019 年度城乡居民医保个人账户按筹资标准的 30% 左右（即约每人 213 元）划入，以后年度根据筹资水平及基金运行情况适当调整，规定个人（家庭）账户资金可用于参保居民本人或者家庭成员在县域内住院的医疗自付费用、家庭医生签约服务费（仅限基本医疗服务费）等七个方面的项目支出。宣称此举可使 5915 万参保人受益。笔者发现后，第一时间向国家医疗保障局主要领导报告并要求制止，后在国家层级干预下，这一有违医疗保险制度客观规律和深化医保改革取向的政策被停止执行。

了两大步。一是2019年6月国家医疗保障局、财政部联合发布《关于做好2019年城乡居民基本医疗保障工作的通知》，明确要求已经建立居民医保个人（家庭）账户的地区，应于2020年底前取消，向门诊统筹平稳过渡；已取消个人（家庭）账户的，不得恢复或变相设置居民医保个人账户；这是政府主管部门自1994年医保个人账户建立以来首次发出的明确否定信号。[①]二是2021年4月国务院办公厅发布《关于建立健全职工基本医疗保险门诊共济保障机制的指导意见》，明确规定用人单位缴纳的基本医疗保险费不再划入参保人员的个人账户而是全部计入统筹基金，并对从统筹基金划入退休人员个人账户的额度做出了统一规范，同时建立健全职工门诊共济保障机制，以提高参保人员的门诊待遇。尽管职工医保个人账户仍然存在，但因用人单位缴纳的医疗保险费全部进入统筹基金，实质性地强化了基本医疗保险制度的互助共济功能，是向全面取消医保个人账户迈出的关键性步伐。个人账户的大幅度弱化乃至全面取消，意味着医疗保险制度统筹保障功能的大幅度增强，符合医疗保险制度的客观规律和所有参保人的共同利益，因而是全面深化医疗保障制度改革在制度优化方面取得的重大进展。下一步改革的取向，应当是让参保人员的缴费全部计入统筹基金，以便使医疗保险制度真正成为所有参保人互助共济的稳定机制，最终实现医疗保险制度回归到所有筹资全部用于所有参保人的正确轨道。

总体而言，现行医疗保险的制度性缺陷包括设置医保个人账户、体制内的退休人员不缴费、城乡居民医疗保险实行按人头等额定额缴费等，但延续时间最长且影响最为重大的是职工医保个人账户的设置。这些制度性缺陷都是特定历史条件下的产物，已经形成了十分强劲的路径依赖，不改革将严重损害医保制度的公平性与可持续性，对其进行改革又必然要触及数以亿计的既得利益群体，对这些制度性缺陷进行矫正，事实上考验着改革的决心、魄力与智慧。因此，对医保个人账户的改革及已经取得的初步成效，表明国家

① 郑功成主编《中国医疗保障发展报告（2020）：新机构、新成就、新挑战与新前景》，社会科学文献出版社，2020，第25页。

决心矫正以往改革进程中遗留的制度性缺陷，它构成了全面建成中国特色医疗保障制度的基本前提。

（四）做实市级统筹并迈向省级统筹促进了基本医疗保险制度的统一公平

基本医疗保险制度是我国医疗保障体系的主体性制度安排，其统筹层次决定着制度的公平性与统一性。然而，由于医疗保险改革长期处于地区分割统筹状态，全国职工基本医疗保险统筹地区多达2000多个，不同统筹区域筹资有别、参保人员同城不同待遇是普遍存在的客观现象。经过多年努力，虽然统筹层次有所提升，但绝大多数地区仍然停留在市、县级统筹层次，一些地区名义上实行了市级统筹，实际上区县之间仍然存在差异性，参保人员一出统筹地区即形成异地就医，不仅导致了待遇不公与医保基金余缺并存现象，而且增加了患者就医和医疗保险费用结算的不便，与2011年施行的《中华人民共和国社会保险法》明确的基本医疗保险实行省级统筹的目标相去甚远。

近年来，特别是2020年中共中央、国务院发布《关于深化医疗保障制度改革的意见》后，全面做实市级统筹成为明确目标。据调查了解，2020年以来，各地市纷纷出台基本医疗保险市级统筹方案，经过2021年的实践，将在2022年全面实现市级统筹，统筹地区也将从过去的2000多个缩减到300多个。这意味着基本医疗保险制度将在市级范围内全面走向统一，参保人员同城不同待遇的现象将成为历史，异地就医现象亦将锐减。

与此同时，积极推进省级统筹成为新的目标取向。在北京、天津、上海、重庆四个直辖市和宁夏、青海、海南、西藏四个人口偏少的省份实行省级统筹的基础上，人口较多的福建省于2019年出台了职工医保基金全省统筹调剂实施意见，2020年建立了职工医保全省统筹调剂制度，向医保基金省级统筹迈进了一大步。改革启动后，福建全省各地调整医保政策必须事先报福建省医保局审核同意。通过加强调剂医疗保险基金的上缴下拨和使用管理，合理均衡了地区间的医疗保险基金负担，医疗保险基金使用效益得到提升，省内不同地区的医疗保险待遇差距得以缩小，这将为最终全面实现省级统筹奠定坚实的基础。

基本医疗保险统筹层次的稳步提升，预示着这一制度正在稳步走向法定的省级统筹目标，这将逐步有效地消除现行医疗保险制度过度的区域碎片化及其对待遇公平与互助共济能力的不利影响，从而是全面深化医疗保障制度改革的又一重要进展。

（五）药品、耗材集中带量采购确立了医保的战略性购买地位

我国医疗领域长期存在药价虚高、医用耗材滥用等不正常现象，不仅消耗了巨额医保基金，也直接加重了患者的医疗费用负担，更扭曲了医疗服务行为和医药市场竞争秩序，一直是公众诟病的焦点，也是必须通过深化医疗保障改革进行强力根治的痼疾。然而基于多种原因的制约，过去虽然采取过一些措施，但效果并不理想。

2019 年以来，以药品和耗材集中带量采购为突破口，通过完善相关行动方案并使之走向常态化制度化，取得了明显的成效，医保的战略性购买地位得到了确立，并不可逆转地发挥着越来越重要的作用。2019 年 1 月，为完善药品集中采购机制和以市场为主导的药品价格形成机制，国务院办公厅发布《国家组织药品集中采购和使用试点方案》，明确了“国家组织、联盟采购、平台操作”的基本思路。经过部分城市先行试点，药品集中带量采购工作得到有序推进并向医用耗材扩展，从试点城市走向全国。截至 2019 年底，全国 31 个省（区、市）通过省级药品集中采购平台网采订单总金额达 9913 亿元，其中西药（化学药品及生物制品）订单金额 8115 亿元、中成药订单金额 1798 亿元。[①] 2020 年以来，又连续组织开展了第三、第四、第五批药品集中带量采购，涉及金额约 2400 亿元，平均降幅达 54%，累计节省药品费用约 1500 亿元；同期组织实施冠脉支架集中带量采购，降幅高达

---

① 《2019 年医疗保障事业发展统计快报》，国家医疗保障局，http：//www. nhsa. gov. cn/art/2020/3/30/art_ 7_ 2930. html，2020 年 3 月 30 日。

93%；还启动了人工关节集中带量采购。[①] 所有省份均开展了省级药品、医用耗材集中带量采购。不仅如此，国家医疗保障局还指导推动地方开展省级或省际联盟采购，会同卫生健康部门指导医疗机构用好结余留用资金，同时建立医药价格和招标采购信用评价制度，进一步加大对虚高价格的治理力度。

至此，我国药品、医用耗材集中带量采购使用已经从试验状态进入常态化实施阶段，这一改革成果促使医保机构作为药品、医用耗材的战略性购买者地位凸显，对长期以来医疗领域药品、医用耗材价格虚高痼疾的治理力度显著加大。可以预期，伴随集中带量采购使用机制的不断优化和制度化，医保机构将能够更好地维护参保人员和患者的切身利益，同时对医保与医药、医疗方的良性互动和协同发展起到更加直接的促进作用。

此外，还通过对部分药品特别是抗癌药品的谈判准入和完善医保报销制度，使涉及癌症、罕见病、肝炎、风湿免疫、糖尿病等临床治疗领域的多种药品的价格大幅度降低，再次发挥了医保机构战略性购买者的作用。2018年以来，通过药品目录内的谈判药品降价，共计为患者节省费用达825亿元，[②] 显著减轻了参保人员的用药负担。

（六）按疾病诊断相关分组（DRG）付费和按病种分值（DIP）付费发出了明确的医疗服务价值导向信号

实现全民医保是我国医疗保障改革与制度建设的目标，这意味着医保支付方式对医疗服务、医药行业的影响重大，从而被视为推动整个医改的杠杆。长期以来，我国医保领域主要采取总额预算制，即通过医保支付总额设定来约束定点医疗机构的医疗服务行为，但实践效果并不理想，不仅未增强医疗机构追求合理诊疗的内生动力，而且成为定点医疗机构千方百计谋求更多不合理收入的诱因。调查发现，一些定点医疗机构在接近年终时往往拒收参加医疗保险的本地患者而对外地患者广开绿灯，就是为了从外地患者身上

① 数据由国家医疗保障局提供。

② 数据由国家医疗保障局提供。

获取更多的医疗服务收入，而本地患者却可能因此而不得不外出就医，从而形成了异地就医不正常增长、总体医保基金支出并未相对减轻的怪圈。因此，深化医保支付改革成为激发医疗机构合理诊疗的内生动力和保障参保人员切身利益的必由之路。

国家医疗保障局成立后，将医保支付改革作为全面深化医疗保障改革的重要方面，持续加大了改革力度，有序推进按疾病诊断相关分组（DRG）付费和按病种分值（DIP）付费试点成为重点指向。一方面，2019 年 6 月，国家医保局与财政部、国家卫生健康委、国家中医药局联合发出《关于印发按疾病诊断相关分组付费国家试点城市名单的通知》，在全国范围内正式启动 30 个城市作为 DRG 付费试点，同年 10 月国家医疗保障局发布《关于印发疾病诊断相关分组（DRG）付费国家试点技术规范和分组方案的通知》，2020 年 6 月又发布了《关于印发医疗保障疾病诊断相关分组（CHS－DRG）细分组方案（1.0 版）的通知》，据此制定了全国统一的 DRG 技术标准规范，建立了智能监控指标体系。2020 年底经过专家组的全面评估，开展 DRG 付费国家试点工作的 30 个城市全部通过模拟运行前的评估考核，进入模拟运行阶段。另一方面，启动按病种分值付费试点。2020 年 10～11 月，国家医疗保障局办公室先后发出《关于印发区域点数法总额预算和按病种分值付费试点工作方案的通知》《关于印发区域点数法总额预算和按病种分值付费试点城市名单的通知》《关于印发国家医疗保障按病种分值付费（DIP）技术规范和 DIP 病种目录库（1.0 版）的通知》，2021 年 5 月国家医疗保障局办公室又发出《关于印发按病种分值付费（DIP）医疗保障经办管理规程（试行）的通知》，这些政策性文件为 71 个试点城市建立按病种分值付费制提供了基本遵循，部分地区从适用部分病种升级到病种全覆盖。根据国家医疗保障局的部署，2021 年底前，全部试点城市将实现实际付费，试点工作如期完成，接着将全面推广。至此，在总额预算管理下，能够适应不同疾病、不同服务特点的多元复合式医保支付框架基本形成，这是医保支付方式走向科学、精准的标志。

在国家医疗保障局的指导下，一些地区还在探索对基层医疗服务按人头付费与慢性病管理相结合，完善与门诊共济保障相适应的付费机制，完善符合中医药特点的医保支付政策，推进紧密型县域医共体支付方式改革等，着力支持医保基金向县域医共体和基层医疗机构倾斜。

此外，国家医疗保障局已将推进医疗服务价格改革列上重要日程。2021年5月，国家医疗保障局、财政部设立“医疗服务价格项目规范编制”重大项目，并通过招标程序最终确定中国社会保障学会负责组织实施，同时制定推进医疗服务价格改革试点工作方案，这预示着医疗服务价格改革将成为继药品、医用耗材集中带量采购使用后的又一重大举措，并将为医保支付方式更加科学化提供具体依据。事实上，国家医疗保障局近年来抓住取消药品加成、药品集中带量采购使用等有利时机，指导推进医疗服务价格优化已经取得了初步成效。据统计，2019～2020年，在药品价格虚高现象得到抑制的同时，全国医疗服务价格累计上涨11%，[①] 高于同期GDP和CPI增速，也大于同期药价降幅，这表明医疗行为的价值导向正在从以药养医转向医疗服务升值。

综上，医保支付方式的上述改革，在保障患者医保权益的同时，亦使医疗机构合理诊疗具有了内生动力，医疗服务的价值正在得到认可，从而使医保管理科学化、规范化和医疗服务管理精细化踏上了新的台阶，并对“三医”有效联动起到了促进作用，从而是全面深化医疗保障制度改革又一重要进展。

（七）明确建立待遇清单制，促进法定医保制度权益走向公平

调查发现，在城乡之间、地区之间发展不平衡的现实条件下，由于现行医疗保险制度统筹层次偏低，各地区医保政策并不一致，并集中表现在基本医疗保险待遇差距较大上。例如，北京市的医保待遇较高，医疗服务水平更是居全国前列，客观上造成外地人或非北京户籍的常住人口无法融入北京市的居民医保体系。杭州市尚未实现市级统筹，所辖建德市等与主城区的医保

① 数据来源于国家医疗保障局。

待遇就存在较大差距，成为全面做实市级统筹的一个现实障碍。再以罕见病为例，大多数地区只有少数罕见病用的药品被纳入医保药品目录，而广东佛山市却将所有罕见病悉数纳入；纳入医保的慢性病种类在不同地区亦相差较大。这种医保待遇差别的背后，实质上是法定医保权益的不公平。因此，深化医疗保障制度改革的一项重要任务就是要按照公平适度的原则来完善待遇保障机制。

2021 年 1 月，国家医疗保障局会同财政部发布《关于建立医疗保障待遇清单制度的意见》，为建立医保待遇清单制、促进医保权益公平提供了基本依据。这一政策性文件对确定法定医疗保障制度的基本保障内涵、厘清待遇支付边界、明确政策调整权限、规范决策制定流程做出了规定。明确的基本原则包括坚持基本保障、公平享有，坚持稳健持续、责任均衡，坚持权利和义务对等，坚持依法依规、科学决策。其核心要义如下。一是将法定医疗保障制度的定制权上收到国家层级。明确由国务院医疗保障行政部门会同有关部门统一拟定、调整和发布医疗保障基本政策，地方可以在国家规定范围内制定具体筹资及待遇等政策并根据国家有关要求进行动态调整，不得自行设立超出基本制度框架范围的其他医疗保障制度，此举将彻底扫除各地自行定制的乱象，确保法定医疗保障制度逐步走向全国统一。二是明确医保待遇清单包括基本制度、基本政策及医保基金支付的项目和标准、不予支付的范围。其中，基本制度包括依法设立的基本医疗保险、补充医疗保险和医疗救助，并明确了相应的医疗费用负担程度；基本政策包括参保政策、筹资政策与待遇支付政策等。其中，参保政策包括参保人群范围、资助参保政策等，筹资政策主要包括筹资渠道、缴费基数、基准费率等，待遇支付政策包括基本医疗保险、纳入清单管理的补充医疗保险和医疗救助待遇支付政策，待遇支付又分为住院、普通门诊、门诊慢特病支付政策以及这些支付行为的起付标准、支付比例和最高支付限额等基准待遇标准。三是明确了由国家确定医保基金支付范围。包括以准入法和排除法确定的药品、医用耗材目录和医疗服务项目支付范围，地方须按照国家规定政策执行；同时，还明确了医保基金不予支付的范围。四是明确了从现实条件到全面落实统一的待遇清单制度的衔接过渡政策。规定各地原则上不得再出台超出清单授权范围的政策，对以往出台的与清单不相符合的政策措施要在3年内完成清理规范。

根据这一目标及行动路线图，可以预期，在“十四五”期间，全国范围内将实行由国家医疗保障局制定的统一医保待遇清单制，目前存在的各地区医保待遇差距偏大导致权益不公的现象将成为历史，这将是我国法定医疗保障制度走向统一、公平的最重要的客观标志。因此，尽管医保待遇清单制还未真正建立，但改革目标已经明确，相关政策已经明朗，推进行动正在进行中，这决定了法定医疗保障待遇走向公平必将变成现实。

（八）疫情应对新政助推医疗保障应急机制建立

2020年，新冠肺炎疫情突袭而至，国家医疗保障局及时与相关部门联合或独立发布了《关于做好新型冠状病毒感染的肺炎疫情医疗保障的通知》《关于做好新型冠状病毒感染的肺炎疫情医疗保障工作的补充通知》《关于优化医疗保障经办服务　推动新型冠状病毒感染的肺炎疫情防控工作的通知》《关于推进新冠肺炎疫情防控期间开展“互联网+”医保服务的指导意见》《关于外籍新冠肺炎患者医疗费用支付有关问题的通知》等一系列新的政策性文件，为有效抗击疫情做出了不可替代的贡献。

在这些新的政策性文件中，基本确立了重大突发公共卫生事件中的医保应急机制。主要包括以下方面。一是明确了“两个确保”，即确保新冠肺炎患者不因费用问题影响就医、确保收治医院不因支付政策影响救治。第一个“确保”确定了多元制度综合保障、先救治后结算等原则，并打破常规程序，将符合卫生健康部门制定的新冠肺炎诊疗方案及使用的药品与医疗服务项目纳入医保支付范围；第二个“确保”确立了医疗费用应急预付、打破总额预算限制而对新冠肺炎患者医疗费用采取单列预算办法等做法。二是明确了医保经办机构应急管理与医保基金动态监测报告制度，使各地医保经办机构能够在疫情防控期间有序运行。三是建立了动态调整医保报销范围、及时更新医保信息系统、与相关部门及医疗机构建立有效对接机制，确保及时支付医疗费用。四是优化医保经办服务，包括打破常规及时将临时建立的医疗机构纳入定点医药机构范围，细化优化服务举措与医疗费用结算方式，推行“网上办”“掌上办”“电话办”“邮寄办”等非接触式办理方式，明确特定期间实施“长处方”报销政策，允许符合条件者延期缴纳医疗保险费，将符合条件的“互联网+”医疗服务费用纳入医保支付范围等。

这些新政的及时出台与实施，弥补了现行医疗保障制度应急反应规制的不足，不仅及时有效地解除了患者诊疗与医疗机构收治患者的后顾之忧，而且为安定人心、安定社会起到了重要作用，也为以后应对类似突发公共卫生事件积累了经验，从而有力地促进了我国医疗保障应急机制的建立。

（九）中国特色的“惠民保”兴起推动了商业健康保险的发展

构建多层次医疗保障体系是全面建成中国特色医疗保障制度的重要内容，也是充分调动市场主体与社会力量参与医疗保障制度建设和满足不同群体对医疗保障与健康管理服务需求的必由之路，其中商业健康保险的发展至关重要。然而，长期以来，由于保险市场欠成熟和保险公司公信力不足以及相关政策不配套等，商业健康保险一直未能够取得实质性进展。一方面，保险公司开发的健康保险产品很难对公众有吸引力，迄今尚未形成真正意义的健康保险市场；另一方面，即使有足够购买能力的高收入群体也缺乏通过市场途径来分散自身重大疾病风险的意识，以至于出现大学教授身患重大疾病时也通过众筹方式向慈善领域寻求帮助的现象。这种局面显然不利于我国医疗保障体系的建设与发展。

进入2020年后，因有医疗保障等行政部门介入，城市定制型商业医疗保险（又称“惠民保”）项目受到了公众的欢迎，呈现遍地开花的局面，从而打破了商业健康保险发展的沉闷局面。它通过保险公司承保、个人自愿参保交费，由承保公司按照合同或协议约定为患者分担重特大疾病医疗费用。以上海为例，自2021年4月27日正式开通“沪惠保”在线投保到6月30日关闭投保通道，参保人数达718万人，在约1900万上海医保参保人员中参保率达37.4%，累计实收保费约8.5亿元。在“沪惠保”投保人群中，

54%的投保人是为家人投保，其中“80后”占比近一半；在为家人投保的投保人中，为子女投保者占19%，为配偶投保者占23%，为父母投保者占33%，还有不少人为全家三代人投保。[①] 2021年7月26日，由北京市医疗保障局、北京市地方金融监督管理局共同指导的“普惠健康保”正式上线，北京医保参保人可在9月30日之前在线参保，2022年开始生效，保费标准为每人每年195元，最高可享受医保目录内外几百种海内外高额特药报销额度300万元。[②] 在广东，深圳市推出的“重疾补充险”、广州市推出的“穗岁康”、珠海市推出的“大爱无疆”、佛山市推出的“平安佛医保”等“惠民保”业务都吸引了众多参保者，部分身患重特大疾病的参保人获得了高额的保险赔付。据不完全统计，2020年共有22个省区市、82个地区、179个地市推出了“惠民保”，累计参保人数达4000多万人，保险费收入超过50亿元。[③] 进入2021年后，“惠民保”的热度在持续，截至2021年5月31日，各地推出的“惠民保”产品达140款，覆盖了26个省份，不少地方还推出了升级版。[④]

“惠民保”在全国范围内的快速发展，表明在法定医疗保障还不能全面解决城乡居民重特大疾病医疗后顾之忧的情形下，公众对通过市场机制化解重特大疾病风险具有内在需求。这种需求过去未能转化为人们的现实购买力，关键是缺少政府参与，保险公司赔付率太低以及缺乏明确的赔付责任边界规制，而“惠民保”之所以自2020年以来在全国范围内受到消费者追捧，则是行政部门介入并做出了相应的规制或指导，进而较好地平衡了参保人与保险公司之间利益的结果。实践证明，各地推出的“惠民保”确实为

① 罗葛妹：《超718万！80后成“沪惠保”投保主力》，《国际金融报》2021年7月5日，第8版。

② 《北京上线“惠民保”　普惠健康险一年195元》，财新网，https://www.caixin.com/2021-07-27/101746006.html，2021年7月27日。

③ 《惠民保“升级版”不断推出　监管规范后成功模式能否复制?》，新华财经，http://news.xinhua08.com/a/20210729/1995618.shtml，2021年7月29日。

④ 罗葛妹：《首份惠民保知识图谱发布：全国共推140款产品、覆盖26个省份，连续续保是大方向》，国际金融报网，https://www.ifnews.com/news.html?aid=163819&cid=36，2021年6月9日。

化解参保人群的重特大疾病后顾之忧起到了直接作用。保险公司不再像以往那样将高龄者、已患重特大疾病者排除在外，而是以基本医疗保险参保人员为对象，主要以重特大疾病包括乳腺癌、前列腺癌、黑色素瘤、肝癌、肺癌、白血病、淋巴瘤、卵巢癌、骨巨细胞瘤、多发性骨髓瘤等医疗费用昂贵的病种为保险责任，各地的年缴保险费从数 10 元到 200 元不等，保险赔付额度从数万元到 300 万元不等，赔付率可以达到 70% ~80%。因此，这种保险既遵循了商业健康保险自愿成交、依约担责的法则，又具有政府适度干预、聚焦重特大疾病、与法定医疗保险相衔接、赔付率较高的特色，从而是具有中国特色的商业健康保险的有益尝试。当然，作为一种新生事物，“惠民保”还处于探索之中，业务模式、保险责任、费率水平、增值服务、风险管制等方面仍存在需要改进的地方，但已经表现出来的受欢迎程度和起到的补偿参保者重特大疾病高额医疗费用的实际效果值得肯定，如果得到进一步完善，应当可以成为有生命力的商业健康保险项目，进而形成相对稳定且规模不断扩大的保险客户群体。因此，主管部门应当因势利导，使这类具有中国特色的保险业务成为我国商业健康保险发展的突破口，进而使多层次医疗保障体系建设取得实质性进展。

（十）规范化、标准化、信息化建设扎实推动医保治理现代化

医保经办服务是医保制度落地并确保人民群众医保权益得以实现的重要机制，优化医保经办服务作为全面深化医疗保障制度改革的重要目标，也是促使医保治理体系与治理能力现代化的必由之路。2020 年以来，国家医疗保障局在这方面做出了如下努力。

1. 着力推动医疗保障公共服务规范化

2020 年，国家医疗保障局颁布了《基本医疗保险用药管理暂行办法》行政规章，先后发出了《关于印发〈医疗保障信息平台云计算平台规范〉等三部标准的通知》《关于印发医疗保障基金结算清单填写规范的通知》《关于印发全国医疗保障经办政务服务事项清单的通知》《关于印发〈医疗保障行政执法事项指导目录〉的通知》《关于建立医药价格和招采信用评价

制度的指导意见》《关于印发紧密型县域医疗卫生共同体建设评判标准和监测指标体系（试行）的通知》《关于积极推进“互联网+”医疗服务医保支付工作的指导意见》《关于深入推进“互联网+医疗健康”“五个一”服务行动的通知》《关于推介全国医疗保障经办精细化管理服务典型案例的通知》《关于坚持传统服务方式与智能化服务创新并行　优化医疗保障服务工作的实施意见》等一系列政策性文件，还与财政部等联合发布了《关于加强和改进基本医疗保险参保工作的指导意见》《关于推进门诊费用跨省直接结算试点工作的通知》。2021年1月、6月，国家医疗保障局先后颁布《医疗机构医疗保障定点管理暂行办法》《零售药店医疗保障定点管理暂行办法》《医疗保障行政处罚程序暂行规定》三部行政规章，发布了《关于印发加强网络安全和数据保护工作指导意见的通知》《关于建立完善国家医保谈判药品“双通道”管理机制的指导意见》《关于优化医保领域便民服务的意见》等政策性文件。这些行政规章与政策性文件为医疗保障经办管理服务走向规范化提供了具体的操作依据，从而使医疗保障公共服务规范化踏上了新的台阶。

2. 高起点推进医疗保障标准化、信息化建设

针对长期以来地区分割、部门分割条件下形成的医保经办服务标准不统一、信息不共享、系统分割、区域封闭格局，国家医疗保障局将医保标准化、信息化建设作为重要工作任务摆在优先推进的地位。2018年国家医疗保障局成立后即明确提出医保标准化、信息化建设“统一规划、统一分类、统一编码、统一发布、统一管理”的总体要求，并委托中国社会保障学会课题组在深入调研的基础上，制定了疾病诊断和手术操作、药品、医疗服务项目、医用耗材、医疗保障基金结算清单、定点医疗机构、医保医师、医保护士、定点零售药店、医保药师、医保系统单位、医保系统工作人员、医保门诊慢特病病种、医保按病种结算、医保日间手术病种等15项医保信息业务编码标准。2019年试运行这些编码标准，2020年建立了编码标准数据库和动态维护平台，2021年各种编码标准在广东、青海、河北等18个省份的多个地市落地应用，预计将在2021年底基本建成全国统一的医保信息平台。与此同时，国家医疗保障局还出台了《医疗保障信息平台建设指南》及配

套技术规范，并于2020年1月与重庆市人民政府签署合作备忘录，共建国家智慧医保实验室作为全国医保信息化建设的技术支撑单位。医保标准化、信息化建设工程的推进，不仅为全国医保经办服务标准与流程的统一提供了具体依据，也为医保治理走向智能化、精细化、高效化夯实了技术基础。

3. 实现了异地就医直接结算的升级与扩展

2019年以来，将不同投资主体举办的医保定点医疗机构统一纳入跨省定点医疗机构范围，同时建立了住院跨省异地就医直接结算业务协同管理工作机制，极大地方便了患者异地住院就医结算。到2020年底，全国住院费用跨省异地就医直接结算定点医疗机构数量为44413家；国家平台有效备案的跨省异地就医人数771万人。据统计，2020年全国职工医保参保人员异地就医4831万人次，异地就医费用1338亿元；居民医保参保人员异地就医3407万人次，异地就医费用2623亿元。其中，住院跨省异地就医585万人次，直接结算者达300.23万人次，直接结算医疗费用742.80亿元，基金支付达438.73亿元。[①] 不仅如此，普通门诊费用跨省直接结算试点亦取得了明显进展，继2020年在京津冀、长三角和西南五省份等12个省份先行先试的基础上，2021年1月又增加了山西、辽宁等15个省份作为普通门诊跨省异地就医直接结算试点省份。

从着力推进医疗保障公共服务规范化，到高起点地推进医保标准化、信息化建设，表明医疗保障公共管理服务正在得到全面优化，而异地就医直接结算的全面推进直接验证了上述举措的科学性与有效性。因此，我国的医保治理正在稳健地走向现代化。

（十一）医保药品目录动态调整更加优化

国家医保药品目录（简称医保药品目录）是指在国家基本药物基础上，根据疾病医疗需要纳入医保基金支付范围的药品清单，是医疗保障经办机构

---

① 《2020年全国医疗保障事业发展统计公报》，国家医疗保障局，http：//www.nhsa.gov.cn/art/2021/6/8/art_7_5232.html，2021年6月8日。

支付参保患者药品费用的依据。未纳入医保药品目录的药品只能由患者个人负担。因此，医保药品目录的调整与人民群众疾病医疗保障权益息息相关，同时也与药品企业的利益息息相关。由于经济社会的发展变化和疾病谱、药品生产等的发展变化，医保药品目录并不是完全固化的，在实践中需要适时加以调整，以确保满足参保人员的基本医疗需要。

国家医保局成立以来，立足于医疗保障基金的承受能力，适应基本医疗需求、临床技术进步的需要，连续三年调整了医保药品目录。通过这三次调整，一些临床价值高、患者获益明显、经济评价优良的药品以及符合条件的中药被纳入医疗保障基金支付的范围，一些疗效不明显的“神药”被淘汰出局，一批新药被纳入医保药品目录。目前，纳入医保药品目录的药品达2800多种，医保药品目录的结构得到了优化，不仅让人民群众享受到了多种新药好药的福利和药品疗效提升的实惠，而且对我国创新药品的研发与生产起到了支持与促进作用。

二　深化医疗保障制度改革红利正在持续释放

改革是为了发展，深化医疗保障制度改革更是为了促进我国医疗保障制度实现高质量发展、可持续发展，以为全体人民提供切实可靠的医疗保障。2020年由党中央、国务院直接启动全面深化医疗保障制度改革以来，因目标明确、方向正确、行动有力，事实上正在持续释放出巨大的改革红利。

（一）医疗保障发展理念、目标、路径更加清晰

在以往医疗保障制度改革进程中，由于发展理念与目标并不十分清晰，许多问题皆因涉及利益格局需要深刻调整而存在重大分歧，地区发展不平衡又使解决这些问题的难度加大，致使医疗保障制度改革难以走向深化，人民群众在医疗保障方面的获得感主要来自扩大公共投入和提高用人单位缴费带来的待遇提升，从而是“做加法”产生的效果。例如，在居民基本医疗保险中，政府财政补助标准从2003年每人每年20元起步，提高到了2021年

不低于580元，18年间增长了28倍；在职工基本医疗保险中，过去明确的缴费率是用人单位按6%、个人按2%缴费，现在许多地方用人单位的缴费率不断提升，北京提高至逾10%，上海处在9%以上的高位。筹资责任的日益失衡导致政府财政与用人单位的负担持续加重且难以持续，也直接影响到了医疗保障制度可持续发展与城乡居民医保待遇的持续改善。

2020年2月，中共中央、国务院发布《关于深化医疗保障制度改革的意见》首次明确提出了清晰的改革与发展理念、目标与行动路径。概括起来就是“坚持以人民健康为中心，加快建成覆盖全民、城乡统筹、权责清晰、保障适度、可持续的多层次医疗保障体系，通过统一制度、完善政策、健全机制、提升服务，增强医疗保障的公平性、协调性，发挥医保基金战略性购买作用，推进医疗保障和医药服务高质量协同发展，促进健康中国战略实施，使人民群众有更多获得感、幸福感、安全感”①。并设定到2030年时全面建成中国特色的医疗保障制度。在这一纲领性文件指导下，建立公平统一的医疗保障制度、逐步均衡各方筹资责任、改革乃至最终取消职工医保个人账户、通过集中带量采购来发挥医保战略性购买作用以及扎实推进商业健康保险发展等一系列存在分歧或者久拖不决的重大事项得以变成深化改革的共识和意志。因此，自2020年以来，深化改革取得的首要成效就是使整个医疗保障制度发展的理念、改革的目标与行动路径清晰化，不会再因利益失衡与意见分歧而影响改革进程，更不会因意见分歧而出现政策效果对冲或反复折腾的现象，而是沿着正确的方向走向系统集成、协同高效，进而持续释放出改革带来的医保红利。

（二）基本医疗保险制度的公平性明显提升

各地医保政策的差异性，导致不同地区、不同群体的医疗保障权益不公，这是公众诟病现行医疗保障制度的主要原因。全面深化改革以来，全面

① 《关于深化医疗保障制度改革的意见》，中华人民共和国中央人民政府，http://www.gov.cn/zhengce/2020－03/05/content_5487407.htm，2020年3月5日。

做实基本医疗保险市级统筹取得了明显的实质性进展，省级统筹在稳健推进，这使得市域范围乃至省域范围内的参保人员能够在统一的制度安排下参保并享受平等的医疗保障待遇，同时也大幅度地减少了统筹层次低的情形下异地就医现象。而伴随医保待遇清单制度的逐步建立，不同地区间的医保待遇不平等问题也必定随之弱化，医保待遇定制权上升到国家层级，意味着法定医疗保障待遇将走向全国统一。因此，我国医疗保障制度的公平性正在深化改革中得到明显提升，进而使待遇较低的地区或群体能够逐步享受到平等待遇，从而使整个医保制度的保障水平提升，这无疑是深化改革促使法定医疗保障制度稳步走向成熟、定型的重要标志。

（三）基本医疗保险制度的互助共济功能显著增强

医疗保险制度改革以来，个人账户的设置始终是损害基本医疗保险制度互助共济功能的根本因素。继 2019～2020 年全面清理居民医保个人账户后，按照 2020 年中共中央、国务院《关于深化医疗保障制度改革的意见》中明确提出的“改革职工基本医疗保险个人账户，建立健全门诊共济保障机制”的要求，2021 年 4 月国务院办公厅发布《关于建立健全职工基本医疗保险门诊共济保障机制的指导意见》，将职工医保个人账户改革付诸行动。根据这一政策性文件，职工医保个人账户只来源于个人缴费，单位缴纳的基本医疗保险费不再划入职工医保个人账户，全部计入医保统筹基金，这一新政将原来单位缴费中划入职工医保个人账户的 30% 份额直接转化为统筹基金并供参保人员共享，医保统筹基金的份额直接壮大了 30%，而职工医保个人账户规模直接缩小了 47%（1.8/3.8），从而极大地强化了职工基本医疗保险制度的互助共济功能。同时，医保个人账户计入方式的调整，又为健全职工门诊共济保障机制并提高参保人员的门诊待遇创造了条件。不仅如此，还对从医保统筹基金中划入退休人员医保个人账户的额度做出了明确规定，即逐步调整到统筹地区当年基本养老金平均水平的 2% 左右（目前各地普遍高于这一标准，如深圳市按当年社平缴费基数 60% 的 8.05% 按月划入个人账户，石家庄市、青岛市分别按本人月基本养老金的 6%、4.5% 记入个人账户），这意味着划入退休人员医保个人账户的额度明显削减，而门诊保障水平会相应提高；同时规定，职工医保个人账户基金可以用于家庭成员个人负担的医疗费用或者用于参加居民基本医疗保险缴费，这使得个人缴费形成的职工医保个人账户基金可以实现家庭成员之间的互济。经过这一改革，职工基本医疗保险制度的统筹保障能力得到大幅提高，患者门诊医疗费用的负担会同步减轻，进而为切实解除人民群众疾病医疗的后顾之忧创造了重要条件。

可见，职工医保个人账户改革是职工基本医疗保险制度筹资机制与支付机制的优化，它没有增加用人单位与个人的缴费负担，却直接减少了医保基金因个人账户带来的资金沉淀和低效、浪费现象，直接强化了医保制度的互助共济功能，提高了参保人的门诊医保待遇，从而是深化医疗保障制度改革直接释放出来的巨大红利。

（四）人民群众的重特大疾病负担得到实质性减轻

一方面，药品、医用耗材集中带量采购使用促使药价虚高现象得到抑制，在惠及普通患者的同时也减轻了大病患者的负担。数据显示，2020 年组织开展了三批药品集中带量采购，涉及的 112 个药品价格平均降幅达 54%，累计节省药品费用约 1500 亿元；同期组织实施冠脉支架集中带量采购，从均价 1. 3 万元左右降至 700 元左右，① 一大批需要安装冠状支架的患者享受到了这一巨大的降价实惠。

另一方面，组织开展药品谈判准入和完善医保报销制度，涉及癌症、罕见病等重特大疾病患者的医疗费用得以实质性降低。2018 年以来，谈判药品降价共计为患者节省费用达 825 亿元，② 重特大疾病患者的用药负担显著减轻。

国家医疗保障局还将高血压、糖尿病、肾透析等部分医疗费用较高的慢性病和特殊疾病纳入医保基金支付范围，医疗救助、医保扶贫及“惠民保”

① 《2020 年全国医疗保障事业发展统计公报》，国家医疗保障局，http：//www. nhsa. gov. cn/art/2021/6/8/art_ 7_ 5232. html，2021 年 6 月 8 日。

② 数据由国家医疗保障局提供。

亦对减轻重特大疾病医疗费用负担起到了越来越大的作用。2020 年中央财政投入医疗救助补助资金 260 亿元，另外安排 40 亿元补助资金专门用于提高“三区三州”等深度贫困地区农村贫困人口医疗保障水平，安排 15 亿元特殊转移支付医疗救助补助资金。全年各项医保扶贫政策累计惠及贫困人口就医 1.8 亿人次，减轻贫困人口医疗费用负担 1188.3 亿元，贫困人口的重特大疾病医疗费用报销率在 95% 以上。各地医保部门还向新冠肺炎患者定点收治医疗机构预拨专项资金 194 亿元，结算新冠肺炎患者医疗费用 28.4 亿元，其中医保基金支付 16.3 亿元。① 主要承保重特大疾病风险的“惠民保”的兴起，又为参保人员分散重特大疾病医疗风险提供了新的途径。

综上可见，多管齐下的改革措施和多层次保障体系建设的推进，正在使人民群众的重特大疾病风险得到化解。

（五）医疗保障治理能力提升进入新境界

一方面，长期以来，我国医保信息系统碎片化严重，业务编码不统一，数据不互认，参保人办事“多头跑、来回跑”“网上不能办、异地不能办”等问题十分突出，人民群众对医保公共服务的体验较差、满意度不高，经办机构也随着业务量的不断增长而陷入人手不足的困境。2019 年以来，通过强力推进医保经办服务规范化，医保经办服务的办事流程更加快捷，标准化、信息化建设的全面推进则使上下贯通、左右互通、信息共享逐渐变成现实。正是医保经办服务技术手段的不断进步，医保经办系统在人员编制有限的条件下，却能够提供更多、更好的经办服务。目前，全国统一的医保信息平台建设已进入冲刺阶段，建成后可满足全国几百个统筹地区各种医保支付、跨省异地就医结算、业务经办公共服务、药品和医用耗材联合招标采购的多样化业务需求。调查发现，北京、广州等市异地医保直接结算业务大幅度增加，服务对象由此增加百万人以上，但经办人员基本维持原有规模，医

① 《2020 年全国医疗保障事业发展统计公报》，国家医疗保障局，http：//www.nhsa.gov.cn/art/2021/6/8/art_7_5232.html，2021 年 6 月 8 日。

保制度运行的管理成本得到了有效控制。

另一方面，多部门协同机制与应急机制的逐步建立和医保法治化的进展，使医保治理开始走上了协同高效的现代化轨道。2020 年以来，国家医疗保障局与财政部、国家卫生健康委等相关部门联合制定有关政策，合力推进反医保欺诈、药品与医用耗材集中带量采购使用等重点工作，取得了显著的成效，基本形成了国家医疗保障行政部门主导的多部门协同机制。2020 年，全国深入开展打击欺诈骗保专项治理和飞行检查，共处理违法违规医药机构 39 万家，追回医保资金 223.1 亿元，即是多部门协同的成果。[①] 新冠肺炎疫情下的医疗保障应对新政，为迅速安定人心、有效抗击疫情起到了重大作用，表明我国医疗保障制度的应急反应机制开始走向制度化。而首部医疗保障行政法规与多部行政规章的颁行，又为医保公共服务的不断优化提供了具体依据，使医保治理水平与能力稳步提升。

综上可见，在没有显著增加公共投入和必须积极有效地应对新冠肺炎疫情严重冲击的条件下，我国医疗保障领域在过去一年多取得的成效是卓越的，不仅在制度优化和治理体系完善方面迈出了坚实步伐，而且显著地增强了人民群众的公平感、获得感、安全感与幸福感，这正是全面深化医疗保障制度改革释放出的巨大红利。

三　进一步深化医疗保障制度改革面临的挑战与建议

在充分肯定全面深化医疗保障制度改革已经取得巨大成效的同时，还必须清醒地看到，新一轮改革仍然处在初始阶段，目前面临的挑战意味着深化改革的任务还特别繁重，向纵深推进医保改革还需要进一步强化系统思维并采取更加有力、更加智慧的行动方案。

---

① 《全国医疗保障工作会议在京召开》，国家医疗保障局，http://www.nhsa.gov.cn/art/2021/1/13/art_14_4259.html，2021 年 1 月 13 日。

（一）持续深化医疗保障制度改革面临的主要挑战

进入“十四五”后，影响医疗保障发展的相关因素正在发生新变化，进一步深化医疗保障制度改革至少面临着如下挑战。

1. 利益格局深刻调整可能导致社会风险加剧

前已述及，以往的医疗保障改革主要是通过“做加法”来推进的，要解决的是普惠性问题，通过增加政府公共投入和提高用人单位缴费可以使参保人员普遍性地获得更好的医保待遇，从而得到广泛认同与支持。2020 年启动的全面深化改革，是要在巩固普惠性的同时真正解决制度的公平性、互助共济性与可持续性问题，核心是对存量结构进行优化，尽管最终目的是全面解除全体人民的疾病医疗后顾之忧，但不同地区、不同群体之间的现实利益必然存在损益差别，如果缺乏全局观、大局观与长远观，加之不时有精于个人现实利益得失算计的观点或舆论误导，既得利益地区和既得利益群体可能成为深化改革的阻力，进而可能引发社会风险。一方面，优化基本医疗保险制度可能遭遇阻力。例如，深化职工基本医疗保险改革必须全面取消医保个人账户以增强互助共济功能，必须确立退休人员缴费制以扩充筹资来源并实现所有老年人医保筹资责任分担的公平性，必须提高职工个人缴费占比以逐步走向用人单位与职工负担相对均衡等，这些改革都是优化现行基本医疗保险制度安排的合理取向，但均会对现有参保群体的个人利益和待遇较高、基金结余较多的地区产生较大影响，现实利益受损者可能反对。深化居民医疗保险改革的正确取向，是根据参保人收入状况来确定其应当承担的缴费义务，以取代现行的所有参保居民均按定额且等额缴费的政策，这有助于居民医保筹资责任的合理分担、有利于减轻低收入群体的负担并增加医保资金的来源，但对中高收入群体而言则意味着增加筹资责任，从而可能引发一部分人的不满。提高基本医疗保险统筹层次也必然涉及地区之间的基金余缺调剂，这对于负担偏重、基金结存少的地区是增量改革，对于负担偏轻、基金结存偏多的地区则必须放弃一部分既得利益，从而可能遭到部分地区的反对。推进药品、医用耗材价格合理确定、提升医疗服务质量和切实推行分组诊疗是深化改革中必须积极稳妥推进的重要改革内容，但会直接影响医药行业、医疗卫生机构的既有利益格局，从而同样会遇到既得利益方的抵触与不满。[①] 另一方面，医保治理体系建设的推进必然要进一步触及现行体制机制。例如，医疗保障管理体制虽然已经统一，但因医保涉及医疗、医药等行业，相关职责的划分仍然面临着分歧；建立全国统一的医保经办机制是确保医疗保障制度规范、有序且高效运行的必要条件，而要实现这一目标就需要打破各地现行的机构定性差异、干部人事体制以及相关的财物管理制度；医保信息系统建设同样需要从原来隶属人力资源社会保障部门的社会保险信息系统中剥离出来，此举未必能够得到现主管部门的认同等。事实上，一些地方在深化改革中遇到的阻力不小，亦出现了只从个人利益算计个人账户损失的论调。因此，全面深化医疗保障制度改革是从真正意义上进入了改革深水区，要啃的都是硬骨头，不可能一帆风顺，从而特别需要妥善应对和化解可能引发的社会风险。

2. 人口老龄化导致的医疗保障财务风险会加大

根据第七次人口普查数据，全国 60 岁及以上人口达 2. 64 亿人，占总人口的 18. 7%，较 2000 年进入老龄社会时增长了 8. 4 个百分点，与 2010 年第六次全国人口普查相比上升了 5. 44 个百分点，中国正在快速迈入“中度老龄化”社会。[②] 在这一背景下，作为医疗费用支出主体的老年人群体规模急剧扩大，而依据现行政策不再缴费的退休人员更会持续增长。据人力资源和社会保障部提供的数据，“十四五”期间我国新退休人数将超过 4000 万人（年均增加 800 万人以上），劳动年龄人口净减少 3500 万人（年均净减少约 700 万人），[③] 这必然导致医疗保险基金支出增加与筹资来源减少，基本医疗保险制度的财务可持续性面临重大挑战。

---

① 郑功成主编《中国医疗保障发展报告（2020）：新机构、新成就、新挑战与新前景》，社会科学文献出版社，2020，第 40 页。

② 熊丽：《我国人口继续保持低速增长态势》，《经济日报》2021 年 5 月 12 日，第 3 版。

③ 《人力资源社会保障部关于印发人力资源和社会保障事业发展“十四五”规划的通知》，人力资源和社会保障部，http：//www. mohrss. gov. cn/SYrlzyhshbzb/zwgk/ghcw/ghjh/202107/t20210702_ 417552. html，2021 年 6 月 29 日。

3. 人户分离现象常态化对医疗保障制度改革提出新要求

根据第七次人口普查数据，2020 年全国人户分离人口高达 4.93 亿人，占总人口的比重约为35%，其中流动人口达3.76 亿人，较2010 年第六次人口普查增长了近 70%；常住人口城镇化率较 2010 年提高了 14.21 个百分点。① 这一组数据表明，我国的人口具有高流动性特点，人户分离现象已经常态化且不可逆转。在这样的背景下，占基本医疗保险参保人数 3/4 的居民医保如果再延续过去的以户籍为依据的参保政策，势必造成许多人处于参保地与受益地分离的状态，既不利于医保经办服务，也不利于参保人员就近享受医疗服务。因此，让基本医疗保险制度覆盖常住人口应当是正确的改革取向，但此项改革牵涉政府财政责任重新配置，即目前由政府承担居民医保筹资 2/3 以上的责任将由户籍所在地政府改为常住地政府承担。调查中发现，无论是人口输出地区还是人口输入地区，都对按常住人口参保持消极态度，因为人口输出地区会因此项改革减少中央财政对当地户籍居民的医保财政补助，人口输入地区则会因覆盖户籍不在本地的常住人口而增加地方财政投入。因此，如何顺应人口流动规律，让户籍不在本地的常住人口平等地享受当地的医疗保险待遇，是全面深化居民医疗保险制度改革需要妥善解决的重大问题。

4. 人民群众诉求的发展变化需要不断得到满足

进入新时代后，人民群众不仅要求切实解除疾病医疗的后顾之忧，而且需要满足其多样性、个性化的健康保障需求，从而表现出诉求升级的趋势。如罕见病患者及其家庭期盼将罕见病医疗费用悉数纳入基本医疗保险，慢性病患者期盼能够将各种慢性病悉数纳入门诊统筹，用药方面则存在药品与医用耗材更加安全、可靠、低成本化诉求，中高收入阶层还希望有更好的健康管理服务，等等。人民群众对医疗保障诉求的发展变化，对进一步增强法定医疗保障制度的保障能力与水平、加快推动多层次医疗保障体系建设形成了

① 《人力资源社会保障部关于印发人力资源和社会保障事业发展“十四五”规划的通知》，人力资源和社会保障部，http：//www.mohrss.gov.cn/SYrlzyhshbzb/zwgk/ghcw/ghjh/202107/t20210702_417552.html，2021 年 6 月 29 日。

新的压力源，从而需要采取更加得力的措施和更加有效的手段才能不断满足。

5. “三医”之间良性互动与共同发展需要医疗保障发挥更大、更好的作用

从药品、医用耗材集中带量采购使用到医保药品目录准入谈判，再到医保基金支付方式改革与反医保欺诈，医疗保障制度事实上已经发挥了战略性购买作用，在有效抑制药品与医用耗材虚高的同时使医疗机构的医疗服务价值提升，从而更加紧密地将医保、医药、医疗结合在一起。然而，“三医”之间良性互动、协同发展的局面尚未真正形成，医保机构面临的压力在增加，而医疗机构、医药企业则因原有利益受损并不满意。在新的发展进程中，我国不仅需要医疗保障制度实现高质量发展与可持续发展，而且需要有高质量的医疗服务和能够成为国民经济新支柱的发达的医药工业，因此，如何真正形成“三医”良性互动、相得益彰、共同发展的新局面是全面深化医疗保障制度改革的又一挑战。

从上述分析可见，持续深化医疗保障制度改革的任务还异常艰巨，能否妥善应对上述挑战，客观上决定着中国特色医疗保障制度能否如期全面建成的进程。

（二）向纵深推进医疗保障制度改革的建议

如果将2020年定为中央推进全面深化医疗保障制度改革起始年，以2030年为中央明确的全面建成中国特色医疗保障体系实现年，10年必须完成医疗保障制度改革的目标任务。根据中共中央、国务院《关于深化医疗保障制度改革的意见》，2020～2025年是第一阶段，要求基本完成待遇保障、筹资运行、医保支付、基金监管等重要机制和医药服务供给、医保管理服务等关键领域的改革任务；2026～2030年是第二阶段，要求全面建成以基本医疗保险为主体，医疗救助为托底，补充医疗保险、商业健康保险、慈善捐赠、医疗互助共同发展的医疗保障制度体系。因此，全面深化医疗保障制度改革是一个持续10年时间的进程，在开局良好并开始释放巨大改革红利的基础上，必须持续强力推动医疗保障制度改革向纵深发展。

1. 进一步明确"十四五""十五五"时期的阶段性目标任务

立足现实，基于目标导向，急切需要牢固树立大局与全局意识，防止既得利益地区或相关群体阻碍改革推进或者拖延深化改革的时机，特别是要消除精致利己主义者只管自己不顾他人、只论当下不虑长远的错误言论，以免误导公众，营造有利于深化改革的社会氛围，确保中共中央、国务院制定的深化医疗保障制度改革的顶层设计得到全面贯彻落实。同时，将两个阶段的改革目标任务进一步具体化。在"十四五"期间，重点应当是进一步理清发展思路、矫正现行制度安排中的制度性缺陷、遏制路径依赖背景下的问题恶化势头、进一步完善相关体制机制，促使整个医疗保障制度朝着全面建成高质量、可持续的中国特色医疗保障制度阔步迈进。其中，理清发展思路的关键是厘清多层次医疗保障体系中不同层次的责任边界与功能定位，明确基本医疗保险制度统一公平的目标及推进路径与时间表等；需要矫正的制度性缺陷包括最终全面取消职工医保个人账户，逐步消除基本医疗保险待遇差异，积极稳妥有序地矫正筹资责任失衡，稳妥解决退休人员不缴费问题等；遏制问题恶化势头的关键是要真正明确"三医"之间的责任分工、行为规范及相互关系，对医保欺诈保持高压态势，增强主体各方的守法意识等；进一步完善相关体制机制的重点是全面理顺管理体制，建立健全统一、规范有序的经办服务机制，完善"三医"之间的联动机制等。进入"十五五"后，重点应当是在巩固优化后的法定医疗保障制度的同时，发展好商业健康保险与慈善医疗，使多层次医疗保障体系能够全面满足全体人民的医疗保障与健康提升的需要，并让整个医疗保障体系运行在法治的轨道上。因此，"十四五"时期是全面深化医疗保障制度改革的关键期，它决定着"十五五"期间能否如期实现全面建成中国特色医疗保障制度的目标。

2. 加快优化现行基本医疗保险制度安排

在我国医疗保障体系中，基本医疗保险制度是主体构成部分，承担着满足全体人民疾病医疗基本保障需要的法定责任，只有基本医疗保险制度真正成熟、定型，才能最终全面建成中国特色的医疗保障制度。因此，深化医疗保障制度改革的重点与关键无疑是加快优化基本医疗保险制度。基于目标导向，至少应当尽快努力完成如下改革任务。

（1）全面取消医保个人账户。在经历取消居民医保个人账户，全面落实职工医保个人账户已经出台的用人单位缴费不再计入、划入退休人员医保个人账户资金规模相对缩小后，尽早研究个人缴费也全部进入统筹基金并供全体参保人员共享的方案，此举将增加参保人员之间的互助共济，进而使基本医疗保险制度完整地发挥互助共济的功能。

（2）制定推进主体各方均衡承担筹资责任的行动方案。中央深化医疗保障制度改革的顶层设计已经明确提出“均衡个人、用人单位、政府三方筹资缴费责任，优化个人缴费和政府补助结构，研究应对老龄化医疗负担的多渠道筹资政策。”在筹资责任严重失衡的条件下，走向筹资均衡不可能一步到位，需要分步推进。对职工基本医疗保险，首先应当明确用人单位缴费与个人缴费之比统一回到最初的3∶1水平；再通过适当提高个人缴费和降低用人单位缴费，争取在“十四五”末前后能够调整到2∶1水平；到“十五五”期末实现双方均衡承担筹资责任即1∶1的最终目标。对居民基本医疗保险，首先需要尽快研究将按人头实行定额等额缴费制改为与个人或家庭可支配收入挂钩缴费的新方案，并在“十四五”期间开始付诸实施；再在“十五五”期末争取实现政府补助与居民个人缴费各半的目标。同时，尽快研究出台退休人员缴费政策，在“十四五”期间实行让新退休人员以基本养老金为缴费基数并参照在职职工的缴费率缴纳基本医疗保险费，对已退休人员则通过适当提高养老金水平的方式来助力其承担相应的缴费义务，争取在“十五五”期末实现所有退休人员均缴费的政策。

（3）着力推进基本医保待遇平等。“十四五”期间，应当建立并全面落实职工与居民两大群体的基本医保待遇清单制，通过提高居民医保待遇使两大群体的权益差距逐步缩小；“十五五”期末应当实现两大群体的基本医保待遇基本一致，为最终实现一个统一的基本医疗保险制度覆盖全民奠定扎实基础。

（4）尽快研究稳步推进居民医保覆盖常住人口的政策，在“十四五”期间可鼓励或选择部分省份开展试点。浙江省作为中央确定的共同富裕先行示范区应当先行一步，在全省范围内将居民基本医疗保险覆盖全部常住人口，并承担起相应的财政补助责任。其他省份逐渐跟进，争取在“十五五”期末全面实现这一目标。

（5）在全面做实市级统筹的基础上，“十四五”期间应当全面建立省级医保基金调剂制度，“十五五”期末全部实现省级统筹。

（6）分解生育保险的医疗服务与福利待遇，并分别纳入基本医疗保险与生育福利津贴。鉴于鼓励生育已经成为明确的政策取向，发展妇女福利与儿童福利事业势在必行，针对多数生育女性不能被现行生育保险制度覆盖的现实，我国应当建立能够覆盖非职业女性的普惠型生育津贴制度，这为分解生育保险制度创造了条件。在“十四五”期间，国家宜建立覆盖非职业女性的生育津贴制度，“十五五”期间正式将生育保险中的医疗服务直接纳入医疗保险制度，将生育保险中的福利待遇与生育津贴制度并轨，这是改革的正确取向。

（7）进一步完善医保支付制度。在坚持基本医疗保险基金总额预算制的条件下，全面推进按疾病诊断相关分组（DRG）付费和按病种分值（DIP）付费方式，同时健全门诊特别是慢特病的付费机制，确保“十五五”期间医保支付方式能够定型。经过上述改革，我国的基本医疗保险制度就会真正走向成熟，中国特色的医疗保障制度亦必定步入定型发展并能够给全体人民提供清晰、稳定、可靠的安全预期的新阶段。

3. 加快推进以商业健康保险为主攻方向的多层次医疗保障体系建设

在全面建成小康社会的新起点上，伴随国民经济持续发展和居民收入水平的不断提升，中等收入群体规模必定快速壮大，城乡居民对医疗保障与健康管理服务的需求也会持续高涨，这决定了借助市场力量促进商业健康保险发展应当成为多层次医疗保障体系建设的重要方向。目前，打上中国特色烙印的“惠民保”在全国各地快速发展的好势头，表明发展商业健康保险已经找到了突破口，政府、保险公司、个人及家庭等的有效合作将是使之持续发展并不断扩展的重要条件。国家应当引导企业职工补充医疗保险、公职人员医疗补助转化成为商业健康保险，使其覆盖人群成为商业健康保险稳定的主要客户来源，由此形成有较大规模的保险市场，进而向其他居民扩展，带动整个商业健康保险步入全面发展的轨道。同时，国家应当推动商业保险公司极大地增强服务功能和提升服务质量的内生动力。目前的“惠民保”只是在基本医疗保险基础上简单地补偿参保患者的重特大疾病医疗费用，这种做法短期内还可以吸引客户，长远来看显然不具足够吸引力，必须将提供有质量的健康管理和更高水平的医疗服务作为不可替代的增值内容，才能真正赢得保险客户的高度认可，进而使自身得到持续发展。此外，还有必要引导公众树立新的健康消费观，在享受法定医疗保障权益的同时真正认识到商业健康保险的必要性与重要性，进而通过市场机制获得个人及家庭需求的满足，再也不能发生让处于较高收入阶层的大学教授身患重疾向公众募捐以至于挤压低收入群体寻求外界援助空间的现象了。可以预期，伴随中等收入群体规模持续快速壮大，只要以“惠民保”为突破口增加健康管理服务，数以亿计的潜在客户完全可能成为现实中的健康保险消费者，它不仅能够促使医疗保险向健康保障转型升级，而且会促使商业保险进入全面发展、高质量发展的新发展阶段。

4. 加快推进医保经办服务机制改革步伐

经办服务机制是医疗保障制度真正落地的关键性环节，医疗保障制度实践的效果乃至成败，在很大程度上取决于医保经办服务机制是否健全、高效。调查发现，我国医疗保障经办服务的现状不容乐观，各地区的经办服务机构设置存在定性不一、职责不一、人员编制标准不一、信息系统不一、服务规程不一等问题。因此，深化医疗保障制度改革必须将完善医保经办服务机制摆到重要位置并优先着力推进。一方面，“十四五”期间国家层级应当尽快制定统一的医保经办服务机制政策，为各地医保经办服务机制改革提供统一的依据。其核心是对医保经办机构统一定性、统一标识、统一职责、统一人员编制标准、统一信息系统、统一服务规程等，以此确保全国医保经办机构上下一体、左右对接。另一方面，还需要理顺纵横之间的关系，完善内部治理。应当实行统筹区域内医保经办机构垂直管理，在基层面对公众实行“一窗办理”并提供相关服务；还应当对医保经办机构明确赋权定责，并对其内部治理进行统一规制，使其在接受医疗保障行政主管部门监督的条件下能够自主实施医疗保障制度并承担起应有的责任。

5. 加快推进医疗保障法治化进程

以法定制、依法实施是现代社会保障制度的内在要求，医疗保障制度因涉及关系最为复杂和业务链条长而对法治的要求更高，因此，加快推进医疗保障法治化不仅是全面医疗保障制度改革的重要内容，更是医疗保障制度及其治理现代化的必要条件。2021 年 1 月，国务院颁布的《医疗保障基金使用监督管理条例》是我国医疗保障制度走向法治化的良好开端，也是全面深化医疗保障制度改革取得的重要突破性进展，但仅一部行政法规是完全不可能使整个医疗保障制度步入法治化轨道的。“十四五”期间，必须全面加快医疗保障立法步伐，而制定一部综合性的《医疗保障法》势在必行。目前，第十三届全国人大常委会已将制定《医疗保障法》列为备选立法项目，国家医疗保障局起草的《医疗保障法》草案已向社会公开征求意见，这表明医疗保障法的立法步伐在加快。同时，基于多层次医疗保障体系建设与处理相关关系的需要，我国还应当制定包括医疗救助、商业健康保险、慈善医疗等在内的多部行政法规。这些立法任务均应当争取在“十四五”期间完成。

6. 加快建成全国统一的医保信息平台

在数字化时代，以互联网平台为依托的信息技术得到了广泛应用，正在全面、深刻、持久地影响着当今世界的生产方式、生活方式与治理方式，并以不可逆转的势头扩展到各个领域。医疗保障作为我国惠及 14 亿人口的最大规模社会保障项目，涉及医疗、医药等行业和特定技术标准与规程，需要及时满足人口高流动性下参保人群在全国范围内参保、就医和医疗费用结算的即时需要，因此，医疗保障制度对信息系统的依赖性明显超过其他制度安排。在中央制定的全面深化医疗保障制度改革顶层设计中，明确提出要“统一医疗保障业务标准和技术标准，建立全国统一、高效、兼容、便捷、安全的医疗保障信息系统，实现全国医疗保障信息互联互通，加强数据有序共享”。在国家医疗保障局的有力推动下，我国已经制定了 15 项医保信息业务编码标准并于2020年在广东、青海、河北等18个省份的多个地市落地应用，全国统一的医保信息平台主体工程已经完成，预计将在2021年底基本建成。目前需要做好如下工作。一是各地区医保机构需要从全局、大局出发，将以往各行其是的信息系统按照国家统一标准与规程纳入全国医保信息系统，对于超越国家标准与规程的信息进行妥善处理；二是国家医疗保障局还需要对现行编码标准及应用规程做进一步完善，使之能够全面涵盖医保业务发展的客观需要。经过统一行动和不断完善，争取在“十四五”期间能够全面实现全国统一的医保信息系统正常运行，并为推进医疗保障公共服务在全国范围内均等可及提供优良的技术支撑。特别需要指出的是，在推进全国统一的医保信息平台建设中，不能对《中华人民共和国国民经济和社会发展第十四个五年规划和2035年远景目标纲要》中“完善全国统一的社会保险公共服务平台”进行误读，以为国家要建立的是包括养老保险、失业保险、工伤保险和医疗保障等在内的统一信息平台。事实上，由于不同保险项目覆盖对象、责任范围与运行方式差异性大，加之业务管理的部门分割，不可能将所有保险业务归入一个信息平台运行；况且医疗保障超越了覆盖劳动者的社会保险范畴，是唯一覆盖全民的社会保障项目，业务经办的即时性、复杂性明显超过养老保险等对信息系统的要求。因此，建立独立的医疗保障信息平台具有必要性。

总之，2020年启动的全面深化医疗保障制度改革已经取得了重大进展，释放出了给人民群众带来真正实惠的改革红利，当前的任务就是在全面建成小康社会的新起点上，适应全面建设社会主义现代化强国和扎实推进共同富裕的新要求，将深化医疗保障制度改革向纵深推进。如果能够进一步排除阻力、避免部门利益与地方利益影响改革大局，在上述六个方面同时发力，就一定能够在2030年如期实现全面建成中国特色医疗保障制度并造福全体人民的改革与发展目标。

专 题 篇

Special Reports

B.2 中国医保扶贫发展评估报告（2021）

申曙光*

摘 要: 2020年底，我国脱贫攻坚取得了全面胜利，成为全球最早实现联合国千年发展目标中减贫目标的发展中国家，也为世界反贫困提供了中国的成功经验。其中，医疗保障作为扶贫的“主力”之一，在“防贫、脱贫”中发挥了关键性作用。进入新发展阶段后，医疗保障仍将是消除贫困、促进共同富裕的基础性工程，需要纳入正在推进的全面深化医疗保障制度改革中并加以完善。本报告回顾了医保扶贫事业的制度变迁，从医保扶贫的角度总结了医保制度发展的关键举措和显著成效，并选取了贵州省、湖北省和广东省珠海市三个各具特色的地方案例，分析了医保扶贫的发展情况。最后结合现状和时代背景，提出医保扶贫事业的未来发展建议，包括进一步

* 申曙光，博士，中山大学教授，研究领域为社会保障、金融保险、医药卫生体制改革与健康产业。

完善医保制度体系，全面巩固脱贫成果；积极推动社保商保协同发展，促进慈善捐助有机融合；结合乡村振兴战略，及时调整医保扶贫方向；引入健康管理模式，建立长效保障机制。

关键词： 医保扶贫 医疗保障 脱贫攻坚

贫困程度反映了国家的发展状况，也反映了社会的文明进步程度。反贫困是国家意志的体现，也是国家治理水平的客观反映。新中国成立以来的历史，就是一部反贫困并取得卓越成就的历史。尤其是党的十八大以来，贫困治理被纳入国家治理的战略目标，在习近平总书记的亲自部署和指挥下，到2020年圆满完成了脱贫攻坚的日标任务，将区域性整体性贫困现象送进了历史，近亿乡村贫困人口摆脱了绝对贫困，使全面建成小康社会成为现实，这是中国社会发展的历史性跨越，也是迈向社会公平和共同富裕伟大目标的一大进步。

在造成贫困的因素中，因病致贫、因病返贫是最主要的因素。因此，通过医疗保障制度安排解决疾病保障问题，对于根治贫困问题具有特别重大的意义。事实上，新中国成立以来，我国医疗保障在“防贫、脱贫”中起到了不可替代的重大作用。特别是党的十八大以来，我国从制度完善、待遇提升、经办优化等多个层面全面推进医疗保障体系建设，为脱贫攻坚如期完成做出了巨大贡献。基于脱贫攻坚针对的是农村地区的贫困现象，本报告聚焦农村医疗保障，首先对农村医保扶贫事业的制度发展进行纵向梳理，进而分析建立三重医疗保障制度的关键举措及其在脱贫工作中取得的显著成效，并通过贵州省、湖北省和广东省珠海市三个典型的地方案例分析医保扶贫的发展情况，最后提出医保扶贫在新的时代背景下的发展建议。

一　农村医保扶贫的制度发展

习近平总书记提出“要突出制度建设这条主线”。制度是国家之基、社会之规、治理之据，而医疗保障制度建设是医保扶贫发展的根基和主线。从其目标来看，医疗保障制度本身即直接具有反贫困的卓越功能。因此，我国农村医疗保障的发展进程，也可以说是反贫困的发展过程。2018 年至 2020 年，与国家脱贫攻坚战相适应，我国的医保扶贫也进入冲刺阶段。

（一）农村医保制度发展的简要历程

20 世纪 50 年代中期，我国建立了面向农村居民的农村合作医疗制度（以下简称“旧农合”）。“旧农合”是在农村普遍贫困、物质供给极度匮乏的背景下探索出的中国特色医疗保障模式。该项制度的建立，为广大农村居民提供了基本的医疗卫生保障，大幅改善了人民的健康指标。虽然“旧农合”尚不能算作严格意义上的减贫制度，但事实上达到了减轻农民医疗负担、缓解因病致贫问题的效果。改革开放后，由于“人民公社”大多取消，“旧农合”丧失了相应的经济、组织支撑，迅速走向衰落，农村居民处于缺乏医疗保障状态，疾病成为致贫、返贫的重要致因，亟须建立起新的农村医疗保障制度。

2003 年 1 月，国务院办公厅转发卫生部等部门联合起草的《关于建立新型农村合作医疗制度的意见》，为逐步建立新型农村合作医疗制度（以下简称“新农合”）提供了政策依据。随着“新农合”不断发展完善，政府逐步将扶贫计划嵌入医疗保障制度中。2011 年 12 月，中共中央、国务院印发《中国农村扶贫开发纲要（2011 ~ 2020 年）》，勾画了全国扶贫开发愿景，首次提出“一达标，两不愁，三保障”的扶贫标准，将实现基本医疗保障纳入扶贫事业的重要目标之一，体现了医疗保障制度承担着更加直接且重大的减贫责任。此后，“新农合”在全国范围内得到了快速发展。

党的十大后，“新农合”与城镇居民医保逐渐合并为城乡居民基本医疗保险，同时着力推动大病保险、医疗救助发展，商业健康保险也开始发展起来。同时，脱贫攻坚的任务被提升到治国理政的重要位置，国家高度重视并大力支持医保扶贫的发展，探索建立起多层次医疗保障体系。2015 年，医疗保障在脱贫攻坚战中的定位发生了重要转变，同年 11 月中共中央、国务院做出《关于打赢脱贫攻坚战的决定》，明确提出要“开展医疗保险和医疗救助脱贫”“努力防止因病致贫、因病返贫”，这是“十三五”时期指导脱贫攻坚的纲领性文件，体现了医保扶贫的重要价值，并受到中央政府的高度重视。在精准扶贫的战略背景下，“医保扶贫”成为一个专门性概念，并作为减贫的重要内容和主要手段之一。

（二）医保扶贫的最后冲刺

2018 ~2020 年是医保扶贫打赢脱贫攻坚战的最后冲刺阶段，政府为支持医保扶贫发展颁布了一系列政策文件（见表 1），对医保扶贫的各项工作进行决策、指导和协调，使多层次医疗保障制度体系建设不断完善，筹资标准不断提高、待遇保障机制不断健全、经办管理服务不断优化。

表 1　2018 ~2020 年我国医保扶贫发展的政策梳理

序号	发布时间	发布部门	文件名称
1	2018. 06. 15	中共中央、国务院	《关于打赢脱贫攻坚战三年行动的指导意见》
2	2018. 10. 19	国家医保局、财政部、国务院扶贫办	《医疗保障扶贫三年行动实施方案(2018 ~2020 年)》
3	2019. 05. 17	卫健委办公厅、民政部办公厅、国务院扶贫办综合司、医保局办公室	《关于做好 2019 年农村贫困人口大病专项救治工作的通知》
4	2019. 10. 17	国家医保局、财政部、卫健委、国务院扶贫办	《关于坚决完成医疗保障脱贫攻坚硬任务的指导意见》
5	2020. 04. 01	民政部、国务院扶贫办	《社会救助兜底脱贫行动方案》
6	2020. 05. 20	国家医保局、财政部、卫健委、国家税务总局办公厅,国务院扶贫办综合司	《关于高质量打赢医疗保障脱贫攻坚战的通知》
7	2020. 06. 10	国家医保局、财政部、国家税务总局	《关于做好 2020 年城乡居民基本医疗保障工作的通知》

资料来源：根据国家医保局、国务院扶贫办官方网站相关内容整理。

2018 年 6 月，中共中央、国务院印发《关于打赢脱贫攻坚战三年行动的指导意见》，我国进入脱贫攻坚战的冲刺期。这份重要的政策性文件明确要求坚持大扶贫工作格局，聚焦深度贫困地区和特殊贫困群体，优化政策供给。具体包括将贫困人口全部纳入城乡居民基本医疗保险、大病保险和医疗救助保障范围，以切实降低贫困人口疾病医疗负担为目标，对城乡居民中通过医疗保险支付后自负费用仍有困难的患者，加大医疗救助以及其他医疗保障措施的帮扶力度。同时，对农村贫困人口在县域内定点医疗机构住院治疗全面实施先诊疗、后付费政策，并在定点医院设立综合服务窗口，全面推进各项医疗保障政策“一站式”信息交换和即时结算。与此同时，国家医疗保障局的成立为医保扶贫建设带来了重大变革，也为有效推进医保扶贫提供了有力的组织保障。国家医疗保障局成立后，高度重视医保扶贫工作，牵头联合相关部门发布了一系列重要政策性文件，对贫困人口应保尽保、待遇享受、过度保障治理、脱贫攻坚问题整改等工作做出详细部署，为医保扶贫工作的展开提供了坚强的制度保障。特别是 2018 年 10 月国家医保局、财政部、国务院扶贫办联合印发的《医疗保障扶贫三年行动实施方案（2018 ~ 2020 年）》，明确要求聚焦深度贫困地区和特殊贫困群体，确保贫困群众应保尽保，充分发挥三重保障功能，建立防范和化解因病致贫、因病返贫的长效机制，为脱贫攻坚中全面落实医保扶贫政策做出了完整的部署。

2019 年 6 月，国务院扶贫开发领导小组发布《关于解决“两不愁三保障”突出问题的指导意见》，明确要求国家医保局等主管部门及各省区市切实履行脱贫攻坚的政治责任，强调坚持贫困人口基本医疗有保障的标准不动摇。2019 年 10 月，国家医保局会同财政部、国家卫生健康委、国务院扶贫办联合印发《关于坚决完成医疗保障脱贫攻坚硬任务的指导意见》，将医疗保障定为脱贫攻坚的硬任务，逐级压实医保扶贫的政治责任，从扶助贫困人口参保、确保医保政策待遇落实以及着力推进工作等方面提出了具体措施。

在 2020 年 2 月中共中央、国务院发布《关于深化医疗保障制度改革的意见》后，国家医保局迅速会同财政部、国家税务总局联合发布《关于做好 2020 年城乡居民基本医疗保障工作的通知》，围绕进一步贯彻落实党的十九大关于“完善统一的城乡居民基本医疗保险制度和大病保险制度”的决策部署，落实2020年《政府工作报告》任务要求，做好城乡居民基本医疗保障工作提出了相关工作要求。截至2020年底，城乡居民基本医疗保险和大病保险全面实现了城乡统筹，基本医疗保险基金市级统筹工作稳步推进，大病保险待遇保障水平要求全面落实。

实践证明，上述重大举措促使我国医疗保障制度在反贫困方面的功能得到显著增强，构成了提高人民群众获得感、安全感和幸福感的重要路径。国家医疗保障局等部门掀起的三年医保扶贫专项行动，进一步推进了多层次医疗保障体系，比此前更加强调体制机制建设，主要包括三个方面：一是针对基本医保，完善居民医保个人缴费与政府补助相结合的筹资机制，强调责任均衡、结构优化和制度可持续；二是针对大病医保和医疗救助，健全重特大疾病医疗保险和救助制度，研究医保扶贫长效机制；三是针对整个医保体系，完善医保总额管理和重大疫情医保综合保障机制。随着三重医疗保障制度的不断完善，制度红利逐渐凸显。得益于医保扶贫工作的大力推进，我国贫困人口的医疗保障水平得到了大幅度提升，为全面脱贫目标的实现做出了重要贡献。

二　医保扶贫发展的举措与成效

党的十八大以来，为解决基本医疗保障方面的薄弱环节，国家建立起了以基本医疗保险为主体、大病保险为补充、医疗救助兜底的“三重医疗保障制度体系”，为医保扶贫搭建起坚实有力的制度支撑。

（一）发展居民基本医疗保险

基本医疗保险制度是我国医疗保障体系的主体性制度安排，包括面向职工与居民两大群体的基本医疗保险，其共同特点是由政府主导，以覆盖全体人民为目标。面向城乡居民的居民基本医疗保险覆盖了农村所有贫困人口，因而在医保扶贫中发挥着主力作用。同时，居民基本医疗保险的缴费标准较低，保障水平也相对较低，主要目的是确保参保人得到基本医疗服务。

1. 居民基本医疗保险的发展状况

在进行城乡整合之前，新农合在我国农村地区推行，保障对象为参保的农村户籍居民，筹资方式以政府补贴为主，个人仅需少量缴费，其筹资水平和待遇水平都较低，主要补助农民的大额医疗费用或住院医疗费用。从扶贫角度来看，新农合存在两方面不足。一是保障不足，新农合给予农民群体尤其是贫困户的保障力度较弱。一方面表现为人群覆盖面不足，只有参与新农合的农民才能得到保障，而最需要保障的特殊群体和弱势群体被遗漏在制度之外。另一方面表现为保障水平较低，偿付范围较窄，大部分地区仅偿付农民的一部分大额医疗费用或住院医疗费用，仅在一些有条件的地方才能获得小额医疗费用补助。二是发展不足，新农合的筹资水平、基金管理体系和运行机制相对落后。一方面表现为统筹层次和筹资水平较低，大多停留在区县一级，因此参保人数有限，难以充分利用大数法则来分散风险，使得医保基金的抗风险能力较弱。另一方面表现为运行效率低下，资源浪费严重。管理资源和经办资源的分散，导致大量管理和运行成本重复投入，信息系统封闭分散，重复参保问题严重，造成了资源的浪费。这些问题的存在，使我国的社会医疗保障体系不能从根本上解决农民群众的医疗保障需求，从而限制了医保扶贫的发展。与此同时，我国城镇地区推行的职工医保和居民医保，保障对象面向参保城镇职工和城镇非从业居民，筹资方式以单位、家庭和个人缴费为主，政府仅予以适当补贴，其筹资水平和待遇水平都较高。虽然职工医保和居民医保的起付线较高，但其报销比例和最高支付限额都高于新农合。因此，整合城乡医保制度不仅有利于提高对农村地区的保障水平，也有利于促进城乡基本医保制度的整体发展。在这样的背景下，政府开始探索和实践整合城乡医保制度。2016 年 1 月，国务院印发《关于整合城乡居民基本医疗保险制度的意见》，要求全面整合城镇居民医保和新农合，建立统一的城乡居民基本医疗保险制度，同时明确提出了覆盖范围、统筹政策、保障待遇、医保目录、定点管理、基金管理“六统一”的要求，明确了整合城乡医保制度的改革目标和实施路径。此后，各地按照“筹资就低不就高、待遇就高不就低、目录就宽不就窄”的原则积极推进整合。到2020年，全国普遍实现了城乡居民基本医疗保险制度的整合。

除了制度整合外，基本医疗保险的管理机构和经办管理体系也逐步走向统一。2018年5月，国家正式组建医疗保障局，统一管理全国医疗保障事务。2020年2月，中共中央、国务院发布《关于深化医疗保障制度改革的意见》，对优化医疗保障公共服务、加强经办能力建设提出了要求，提出“构建全国统一的医疗保障经办管理体系，大力推进服务下沉，实现省、市、县、乡镇（街道）、村（社区）全覆盖”“政府合理安排预算，保证医疗保障公共服务机构正常运行”。

通过城乡居民的制度整合和管理体制与经办机制的统一，基本医疗保险制度的扶贫功能得到了更加全面的发挥。

2. 居民基本医疗保险的扶贫成效

概括起来，基本医疗保险在扶贫工作中取得的成效主要有以下几个方面。

第一，城乡居民医保整合放大了保障功能。截至2020年底，全国31个省、自治区、直辖市以及新疆建设兵团均已按照国家要求整合相互分割的城镇居民和农村居民医疗保险两项制度，城乡居民基本医疗保险制度得到统一。城乡居民医保的保障群体面向除参加职工医保之外的所有城乡居民，实行个人缴费与政府补助相结合的筹资方式，待遇包括住院医疗待遇、普通门诊待遇、特殊疾病门诊待遇、特殊慢性病门诊待遇、生育医疗待遇和意外伤害门诊医疗待遇。

第二，参保人数持续增加，全民医保目标基本实现。截至2020年底，全国基本医疗保险参保率稳定在95%以上，参保人数超过13.6亿人，其中贫困人口基本医疗保险参保率持续稳定在99.9%以上。[①] 由此可见，我国已经基本实现了全民医保，贫困群众“病有所医”问题得到有效保障。

第三，基金收支规模不断扩大，保障能力日益增强。在城乡居民医保整

① 数据由国家医疗保障局提供。

合的作用机制下，两种医保制度的参保群体和参保资金逐渐趋于一体，医疗保险基金池得以扩大，提高了贫困群众的医疗保障水平。2012 年到 2020 年，城乡居民医保基金收入规模逐年上升，从 877 亿元增长到 9115 亿元。同时，进一步提高对贫困人口参加基本医保的资助水平，在扩大基金收入规模的同时提高了贫困群众的医疗保障水平。2020 年全国医疗救助基金支出 546.84 亿元，资助贫困人口参加基本医疗保险 9984 万人，实施门诊和住院救助 8404 万人次，全国平均次均住院救助、门诊救助分别为 1056 元、93 元。①

第四，报销范围不断扩大，保障水平逐年提升。一方面体现在报销范围的扩大上。2016 年制度整合以来，人社部和国家医保局逐渐扩大医疗保险药品目录范围，在现行适用的 2020 年新版医保药品目录中，西药和中成药共计 2800 种。另一方面体现在报销比例的提升上。2020 年，城乡居民医保政策范围内住院费用报销比例达到 70% 左右，统筹基金最高支付限额达到居民可支配收入的 6 倍左右，建档立卡的贫困户报销率更高达 90% 以上。保障水平的提升，进一步缓解了贫困人口的就医困难，2020 年各项医保扶贫政策累计惠及就医贫困人口 1.8 亿人次，减轻贫困人口医疗费用负担 1188.3 亿元。②

（二）发展大病医疗保险

1. 大病医疗保险的发展状况

城乡居民大病保险制度（简称“大病保险”）是为补偿参保人因罹患重大疾病而产生的大额医疗费用而建立的一项医保制度。其特点是报销范围聚焦重大疾病，起付线相对较高，但报销比例也较高，与基本医疗保险相衔接，在多层次医疗保障体系中作为基本医疗保险的延伸部分，在医保扶贫中发挥补充作用，实现“保大病”的针对性目标。

① 《2020 年全国医疗保障事业发展统计公报》，国家医疗保障局，http://www.nhsa.gov.cn/art/2021/6/8/art_7_5232.html，2021 年 6 月 8 日。

② 《2020 年医疗保障事业发展统计快报》，国家医疗保障局，http://www.nhsa.gov.cn/art/2021/3/8/art_7_4590.html，2021 年 3 月 8 日。

大病保险的推出，是为了完善我国重特大疾病保障体系，缓解城乡居民因病致贫、因病返贫问题。重大疾病带来的大额医疗费用支出不仅会使贫困群体更加难以脱贫，还会极大地增加处在贫困边缘的低收入群体因病致贫、因病返贫的可能性，是实现全脱贫目标的一大威胁。尽管基本医疗保险制度在一定程度上降低了大额医疗费用的负担，但基本医疗保险仅能为参保人群提供基础性的保障，其保费偿付水平远远低于大病患者的医疗费用支出水平，难以满足群众对大病保障的需要。在此背景下，党和政府逐渐加强对大病保障的重视，开始引导大病保险在全国范围内推广。2012年，国家发改委等六部门联合印发了《关于开展城乡居民大病保险工作的指导意见》，要求在全国范围内开展大病保险试点，由政府利用基本医疗保险基金向商业保险公司购买大病保险服务，对大病患者的高额医疗费用给予进一步保障。2015 年，国务院办公厅印发《关于全面实施城乡居民大病保险的意见》，明确要求大病保险在 2015 年底前要覆盖所有城乡居民参保人群，在 2017 年发展成为完善的医保制度，标志着大病保险制度正式建立。此后，城乡居民大病保险工作全面推开，有效减轻了居民的大病负担，并逐渐向贫困人口倾斜。2018 年 10 月，国家医保局、财政部、国务院扶贫办联合印发《医疗保障扶贫三年行动实施方案（2018～2020 年）》，提出加大对农村贫困人口大病保险的倾斜支付力度。这意味着医疗保障在制度设计上进一步向贫困人口倾斜，保障贫困人口的就医权利，并减轻其医疗负担。

大病保险是我国政府通过制度创新减轻群众大病负担的生动实践，是基本医疗保障的必要补充。从保障范围方面来看，大病保险的支付范围包括参保居民发生的统筹支付范围内住院和特殊疾病门诊医疗费用，经基本医疗保险支付后，个人自付的医疗费用超过起付标准以上的部分，因此属于更高层次的医疗保障制度。从运作机制来看，大病保险采取政府主导、市场化运作的模式，其主要筹资来源是医保基金划拨，由政府从基本医疗保险基金中提取部分资金，为参加基本医疗保险的城乡居民购买大病医疗保险，交予以依法公开招投标方式选定的商业保险机构承办，并由其承担经营风险，自负盈亏，是一种社会保险与商业保险相结合的创新性医保制度，为商业保险参与社会保障提供了实践经验。

2. 大病医疗保险的扶贫成效

重大疾病带来的高昂医疗费用是导致贫困的重要因素，而基本医疗保险的保障水平难以覆盖大病费用支出。因此大病保险制度作为我国基本医疗保险制度的拓展和延伸，是缓解“因病致贫、因贫致病”问题的重要手段。自实施以来，大病保险在提高贫困群体覆盖范围、降低贫困群众缴费负担和提高保障水平等多方面取得了突破性进展。一是参保人群实现全覆盖。早在 2016 年，大病保险就已实现城乡居民医保参保人群的全面覆盖，为 10.6 亿城乡居民提供大病保障。① 截至 2020 年末，大病保险已覆盖 11.3 亿城乡居民，成为多层次医疗保障体系的重要组成部分。② 二是参保缴费标准逐年降低。2020 年，贫困人口大病保险的起付标准降低到了当地上年居民人均可支配收入的 25%。三是保障水平逐年提升。2020 年，大病保险政策范围内报销比例达到了 60%。③ 同时，各地进一步采取措施，起付线降为上年人均可支配收入的 50%，有条件的地区取消大病保险的封顶线。④ 在扶贫方面，近年来大病保险不断加大对贫困人口医疗费用支付的倾斜力度，建档立卡的贫困人口起付线较普通参保居民降低了 50%，医保基金支付比例提高了 5 个百分点，并且全面取消农村建档立卡人口的大病费用支付封顶线。

---

① 王琬、吴晨晨：《制度缘起、政策争议与发展对策——大病保险研究现状与思考》，《华中师范大学学报》（人文社会科学版）2019 年第 1 期。

② 《银保监会：大病保险已覆盖 11.3 亿城乡居民》，中国新闻网百度百家号，https://baijiahao.baidu.com/s?id=1693085065823499999&wfr=spider&for=pc，2021 年 3 月 2 日。

③ 《国务院新闻办就推进健康扶贫和医保扶贫、确保贫困人口基本医疗有保障有关情况举行发布会》，中华人民共和国中央人民政府，http://www.gov.cn/xinwen/2020-11/21/content_5563199.htm，2020 年 11 月 21 日。

④ 《国家医保局　财政部　国家税务总局关于做好 2020 年城乡居民基本医疗保障工作的通知》，http://www.nhsa.gov.cn/art/2020/6/17/art_37_3235.html，国家医疗保障局，2020 年 6 月 17 日。

（三）发展城乡居民医疗救助

1. 城乡居民医疗救助的发展状况

城乡医疗救助制度（简称“城乡医疗救助”）是对特殊困难群众给予医疗费用补助，或资助其参加城乡居民医保和大病保险的一项社会救助制度。其特点是由政府拨款和社会捐助等多渠道筹资；保障人群更聚焦困难群众，主要是罹患大病的农村五保户、贫困农民家庭、城市居民最低生活保障对象中未参加职工医保人员和已参加职工医保但个人负担仍然较重的人员等；救助形式多样，除了直接给予医疗费用补助以外，还可以资助救助对象参加基本医疗保险和大病保险。由此可见，城乡医疗救助制度在多层次医疗保障制度体系中作为兜底部分，通过资助救助对象参保与基本医疗保险和大病保险紧密联系，在扶贫工作中为困难程度更深的群众提供更加直接有力的救助，有助于实现“精准脱贫”的目标。

我国的城乡医疗救助体系是农村医疗救助先行，城市医疗救助跟进，最后二者融为一体的发展模式。在进行城乡整合之前，农村医疗救助是面向脱贫攻坚的专门性制度，早在 2003 年 11 月，为缓解农村贫困农民就医难问题，进一步配合新型农村合作医疗工作的开展，民政部、卫生部和财政部联合发布了第一个专门解决农民医疗救助问题的文件《关于实施农村医疗救助的意见》，首次提出建立农村医疗救助改革的具体实施意见，明确了农村医疗救助制度的目标原则、救助对象、救助办法、申请审批程序、基金筹集和管理等内容。2004 年初，《农村医疗救助基金管理试行办法》正式出台，对农村医疗救助基金的具体运作进行了规范。这两部行政文件的发布标志着农村医疗救助制度正式开始实施。之后，这一制度在全国各地农村逐步推进落实。2005 年底，我国所有含农业人口的县（市、区）基本都建立了农村医疗救助制度，覆盖全体农村贫困居民的医疗救助网初步形成。2008 年，全国实现全面建制。①

① 任玙、曾理斌、杨晓胜：《城乡医疗救助制度之现状、问题与对策》，《南京医科大学学报》（社会科学版）2015 年第 1 期。

2015 年，我国农村医疗救助和城市医疗救助走向合并。民政部等五部门联合发布了《关于进一步完善医疗救助制度　全面开展重特大疾病医疗救助工作的意见》，要求在 2015 年底前将城市医疗救助制度和农村医疗救助制度合并实施，实现城乡困难群众在医疗救助方面的权利公平、机会公平、规则公平和待遇公平，同时加大医疗救助力度，提高医疗救助报销水平。此后各地政府开始推进城乡医疗救助整合工作。2017 年，医疗救助与基本医疗保险和大病保险的联系进一步加深。民政部等部门联合印发了《关于进一步加强医疗救助与城乡居民大病保险有效衔接的通知》，要求各地全面实施重特大疾病医疗救助，资助低保对象、特困人员、建档立卡贫困人口等困难群众参加基本医疗保险，同时将建档立卡农村贫困人口全部纳入重特大疾病医疗救助。

由此可见，城乡医疗救助是多层次医疗保障制度体系中的重要组成部分，是政府一项重大的民生兜底保障工程。在这一制度下，经济水平不足以缴纳医保费用的贫困群众也能依靠医疗救助进行参保，大幅提升了基本医疗保险和大病保险中贫困群体的参保率。因此城乡医疗救助补足了基本医疗保险和大病保险在保障人群覆盖范围上的漏洞，兜住了贫困群众的最低医疗保障底线。

2. 城乡医疗救助的扶贫成效

我国医疗救助制度通过资助保费帮助贫困群众参保和直接救助门诊/住院医疗费用两种方式，不断增加救助人次，加大财政支出规模，着力提升救助水平，在扶贫方面取得了巨大成就，具体体现在以下四方面。一是全国医疗救助基金支出不断增加。2020 年，全国医疗救助基金支出 546.84 亿元，较上年增加 44.64 亿元，同比增长 8.89%；二是资助参保人数逐年增多。2020 年资助参加医疗保险人数达 9984 万人，较上年增加 1233 万人，同比增长 14.09%。三是全国门诊和住院医疗救助人次数逐年增加。2020 年全国门诊和住院医疗救助人次 8404 万人次，较上年增加 1354 万人次，同比增长 19.21%。此外，政府还设立了专项资金支持深度贫困地区。2020 年中央财政投入医疗救助补助资金 260 亿元，比上年增长 6%，另外安排 40 亿元补助资金专门用于提高“三区三州”等深度贫困地区农村贫困人口医疗保障水平，安排15亿元特殊转移支付医疗救助补助资金。①

（四）医保扶贫成效的综合分析

通过建设和发展以上三种医疗保障制度，我国形成了由基本医疗保险、大病保险和医疗救助构成的三重医疗保障制度体系，为医保扶贫工作的开展提供了多层次的制度支撑。其中，第一重保障是由国家政府主导的基本医疗保险，是医保制度体系的主体部分，为包括贫困群众在内的全体城乡居民提供最基本的医疗保障，从而编织出一张面积最大、覆盖范围最广的医疗保障网。第二重保障是由国家政府引导、商业保险机构承办的大病保险，作为医保制度体系的延伸部分，与基本医疗保险相衔接，针对重大疾病产生的大额医疗费用提供二次报销，为存在因病致贫、因病返贫隐患的困难群体消除后顾之忧，从而加强医疗保障网的密度和硬度。第三重保障是由政府出资和慈善机构捐助集资的城乡医疗救助制度，作为医保制度体系的兜底部分，为贫困群众提供兜底保障，并将最贫困的群众纳入基本医疗保险和大病保险的保障范围，从而弥补医疗保障网的漏洞。三重保障制度功能明确且联系紧密，形成一张覆盖范围广、保障力度大、兜底作用强的医疗保障网，为助力贫困群众脱贫，防范因病致贫、因病返贫做出了重要贡献。2020年，贫困人口经基本医疗保险、大病保险、医疗救助三重制度保障后住院和门诊慢特病费用实际报销比例稳定在80%左右。除此之外，商业医疗保险和慈善捐赠资助也是多层次医疗保障体系的重要组成部分，二者在特殊群体、特殊需求、特殊疾病保障等方面提供进一步补充，也在一定程度上助力了医保扶贫的发展和全面脱贫目标的实现。

在医保扶贫体系逐步建立的同时，医保制度的管理机制也在不断完善，其中以下三项重要举措是促进脱贫目标实现的关键。一是建档立卡。精准识

① 《国家医保局三周年：全民医保的高质量发展之路（上）》，https：//www. cn - healthcare. com/articlewm/20210531/content - 1226721. html。

别贫困群众是医保扶贫的重要基石。通过逐一排查、核实贫困人口，将其致贫原因和帮扶信息登记在册，医保部门能够根据因病致贫的不同程度，对贫困人口进行准确分层，从而分类救治，精准扶贫。二是动态监测。通过在建档立卡的基础上加强信息对称，实行“及时发现、精准救治、有效保障、动态监测”全过程管理，政府部门能对医疗保障不充分的群体进行及时干预，从而逐步实现应保尽保，同时化解因病致贫、因病返贫的潜在风险，防范医保扶贫进程倒退。三是严格清理重复参保、断保和漏保问题。对自查发现的应保未保人员落实补缴补救，并开通贫困人口参加居民医保“绿色通道”，对年度中途新增贫困对象办理中途参保，从而确保扶贫保障及时到位，提高扶贫效率。

此外，医保的经办管理体系也在不断优化，医保结算方式逐步打破空间和时间的限制，包括采取异地结算、一站式结算和“先诊疗，后付费”的制度。经办管理的优化为贫困群体降低了就医过程中无法报销的时间成本和交通费用，有效解决贫困人口垫资压力，使贫困群众的医疗费用报销结算程序更加方便快捷。经过多年改革，住院费用省内异地和跨省异地结算工作已在全国所有统筹地区普遍开展，门诊费用的跨省异地结算也在试点实施。截至2020年底，住院费用跨省直接结算定点医疗机构数量为4.44万家，比2019年底增加1.68万家，增长60.87%，① 并计划于2021年底在全国范围内基本实现。此外，目前我国多地已经针对建档贫困人口实行“先诊疗，后付费”，并实现市域内一站式结算。

总体来看，我国医保发展70余年，始终肩负着反贫困的使命；扶贫工作进行了30余年，也从未离开医保的贡献；三年脱贫攻坚战，更是依靠医保切断了因病致贫、因疾返贫的链条。经过多年的努力，我国医疗保障在制度建设、管理体系、经办服务等多个方面不断发展完善，啃下了脱贫攻坚的硬骨头，建成了世界上规模最大的医疗保障网，发挥了最大范围的防贫减贫

① 《2020年医疗保障事业发展统计快报》，国家医疗保障局，http：//www.nhsa.gov.cn/art/2021/3/8/art_7_4590.html，2021年3月8日。

作用。2018 年以来，医保扶贫政策累计惠及贫困人口就医 4.8 亿人次，帮助减轻医疗负担近 3300 亿元，助力近 1000 万户因病致贫群众精准脱贫，全国基本医疗保险、大病保险和医疗救助的农村建档立卡贫困人口参保率均达到了 99.9%。[①] 2020 年底，医保扶贫任务全面完成，贫困人口“基本医疗有保障”全面实现，因病致贫、返贫问题得到了有效解决。2021 年 2 月 25 日，习近平总书记在全国脱贫攻坚总结表彰大会上庄严宣告：我国脱贫攻坚战取得了全面胜利！从此，医保扶贫事业也将开启全新的征程。

三　医保扶贫发展的地方案例

为进一步检验医保扶贫的实践成效，本报告选取贵州省、湖北省和广东省珠海市三个地方案例，一方面回顾展现医保扶贫发展的历史成果，另一方面介绍医保扶贫发展的先进经验，为医保扶贫的未来发展提供参考。

（一）贵州省：落实三重保障制度，决胜脱贫攻坚主战场

贵州省是脱贫攻坚任务最重、贫困人口最多、贫困程度最深的省份之一，也是全国脱贫攻坚的主战场。资源条件差、发展底子薄、经济实力弱和人均收入低等问题使得贵州省的医保扶贫工作任务最重、难度最大。近年来，贵州省医保扶贫发展取得显著成效，助力全省成为中国脱贫攻坚的“省级样板”。2020 年 11 月 23 日，贵州省最后 9 个深度贫困县退出贫困县序列，全省剩余贫困人口 30.83 万人全部达到脱贫标准。[②] 至此，贵州 66 个贫困县全部脱贫摘帽，从“全国贫困人口数量最多的省份”成为“全国减贫人数最多的省份”。在实现全面脱贫的过程中，贵州省的医保扶贫建设做

① 《国务院新闻办就推进健康扶贫和医保扶贫、确保贫困人口基本医疗有保障有关情况举行发布会》，中华人民共和国中央人民政府，http：//www.gov.cn/xinwen/2020－11/21/content_5563199.htm，2020 年 11 月 21 日。

② 《全部摘帽！贵州宣布最后 9 个贫困县退出贫困县序列》，央视新闻，http：//m.news.cctv.com/2020/11/23/ARTIsLXjCPd04pDQI2nx8WzV201123.shtml，2020 年 11 月23 日。

出了卓越贡献。

贵州省在医保扶贫工作中采取多项举措，织牢织密“扶贫医疗保障网”。2014 年，贵州省开展建档立卡工作，通过对照扶贫部门提供的建档立卡贫困人口动态数据，逐一核实核准身份及相关情况，并通过基本医疗保险信息系统实行身份动态监测，动态标识参保状态，为医保扶贫奠定了基础。2015 年，贵州省进一步完善重大疾病救治政策。2016 年新农合实现了省内跨市州异地就医即时结报。2019 年 5 月，贵州出台医保扶贫政策，对建档立卡贫困户实施基本医疗保险、大病保险、医疗救助“三重医疗保障”。

“十三五”期间，贵州省严格落实基本医疗保险、大病保险、医疗救助“三重医疗保障”，做到应保尽保、应报尽报、应资尽资。参保人群方面，截至2020 年底，全省基本医保参保人数4200 万人，参保覆盖面稳定在95%以上，建档立卡贫困人口实现应参尽参、应资尽资、应报尽报。[①] 报销方面，截至 2020 年 11 月底，全省看病就医报销受益共计 1529. 97 万人次，报销资金共计 60. 39 亿元，实现应报尽报。资助参保方面，截至 2020 年 11 月底，全省累计资助参保缴费 796. 06 万人，资助资金 10. 12 亿元，做到了应助尽助。[②] 此外，贵州省将医保资源逐步向贫困人口倾斜。对于全省建档立卡贫困人口，在基本医疗保险上 2020 年参保个人缴费部分按照每人 120 元的标准定额资助，对特困供养人员参保给予全额资助；在大病保险上予以降低起付线 50%、提高报销比例 10% 等重点倾斜；在医疗救助上加大力度，将符合条件的农村贫困人口全部纳入扶贫医疗救助和民政部门重特大疾病医疗救助范围，进一步提高救助水平。与此同时，贵州省不断完善医保经办管理。为减少患者在“门诊科室/住院病区——医院医保部门——社保经办部门”之间来回奔波，贵州省实现了基本医疗保险、大病保险和医疗救助结

① 《贵州举行深化医疗保障制度改革新闻发布会》，中华人民共和国国务院新闻办公室，http：//www. scio. gov. cn/m/xwfbh/gssxwfbh/xwfbh/guizhou/Document/1697243/1697243. htm，2021 年 1 月 15 日。

② 王光莉：《确保高质量、打好收官战——访省医疗保障局党组书记、局长吕劲松》，《贵州日报》2020 年 10 月 28 日，第 2 版。

算“一站式”，出院结账单“一单清”，实现了县域内定点医疗机构“先诊疗，后付费”制度，并且相关报销费用由医疗机构和医保机构直接对接，免去了患者垫资压力大、报销周期长的困扰。

党的十八大以来，贵州省以脱贫攻坚统揽经济社会发展全局，完善医疗保障机制，优化经办管理，不断提升贫困人口的医疗保障水平，从根本上有效遏制因病致贫、因病返贫，减贫人数全国第一，推动了绝对贫困“见底清零”。

（二）湖北省：严格抓好疫情防控，统筹兼顾医保扶贫

近年来，湖北医保部门积极贯彻落实国家和省委、省政府有关医保扶贫政策要求，从差异化参保补贴、提高基本医疗保险报销比例、降低大病保险起付线、取消大病保险封顶线和提高医疗救助比例等多个层面规范提高农村贫困人口医疗保障水平。在医保经办方面，湖北在全省范围内实现贫困人口市域内基本医疗保险、大病保险、医疗救助和补充医疗保险“四位一体”一站式即时结算服务，极大地方便了贫困人口享受医保待遇服务。

2020 年是脱贫攻坚战决胜之年，作为全国受新冠肺炎疫情影响最严重的地区，湖北省的医保扶贫工作进程受到冲击。疫情防控期间，人员流动受限，企业停工停产，居民收入大幅下滑，再加上医疗资源紧缺、医疗服务供给不足，基础相对薄弱的农村贫困人口因疫情或其他因素致贫返贫的风险陡增。面对疫情带来的重大考验，湖北省相关部门以战时状态迅速调整医疗保障措施，在抓好疫情防控的同时，统筹兼顾医保扶贫工作。

2020 年新冠肺炎疫情发生初期，作为疫情重灾区，湖北省的新冠肺炎患者数量不断攀升。对于大多数确诊患者来说，新冠肺炎的治疗费用不菲（根据国家医保局公布的数据，新冠肺炎确诊患者的平均治疗费用达到 1.7 万元，而危重症患者的治疗费用甚至可以达到百万元以上[①]）。如果缺乏医

① 《抗击新冠肺炎疫情的中国行动》，中华人民共和国中央人民政府，http：//www. gov. cn/zhengce/2020 - 06/07/content_ 5517737. htm，2020 年 6 月 7 日。

保政策的及时救助，将产生大量因新冠肺炎致贫返贫的贫困人口。但湖北省在应对疫情过程中反应迅速，在全国率先将非新冠肺炎人员核酸、抗体检测项目纳入医保支付范围，并迅速制定疫情防控期间医保报销政策，对新冠肺炎确诊和疑似患者全部实行“先救治、后结算”，打消了患者和疑似患者的后顾之忧。此外，对于湖北省所有新冠肺炎确诊贫困人口，按每人 1 万元帮扶资金的标准补贴，减少了新冠肺炎贫困患者的经济负担，极大地降低了新冠肺炎疫情对脱贫攻坚成果造成的不利影响。

在疫情防控特殊时期，为防止贫困人口在疫情期间因收入减少、失业、丧失劳动能力等原因导致医保断缴、因疫致贫、因疫返贫的发生，湖北省医保部门配合扶贫部门认真排查，及时对接，全面做好贫困人口职工医保和城乡居民医保参保关系转移接续衔接工作，确保贫困人口 100% 参保。2020 年，全省贫困人口住院费用实际报销比例由 2015 年的 55% 左右提高到 87.12%。截至 2020 年 11 月，湖北全省 581 万贫困人口全部脱贫，37 个贫困县全部摘帽，4821 个贫困村全部出列，消除了绝对贫困和区域性整体贫困。[①] 这其中，医保扶贫做出了重要的贡献。

尽管受到疫情灾情重创，湖北省仍然在脱贫攻坚战中交出了满意的“答卷”。湖北省医保部门在新冠肺炎疫情的突然袭击下迅速应对，灵活施策，夺取脱贫攻坚全面胜利，这是我国医保扶贫的精彩缩影。

（三）广东省珠海市：创新补充医疗保险，完善五重医保体系

珠海市医保部门积极探索推动与商业保险和慈善机构的合作，完善五重医疗保障制度，推出附加补充医疗保险，为全国医疗保障制度体系向更高层次发展提供了先进经验。

2019 年 1 月 1 日，为了解决重大疾病参保群众因大额医疗费用、自费药物等导致个人负担重、因病致贫、因病返贫的现实问题，珠海市医保局联

① 《湖北脱贫成绩单》，湖北省人民政府，http://www.hubei.gov.cn/hbfb/bmdt/202102/t20210226_3364084.shtml，2021 年 2 月 26 日。

合珠海社保基金管理中心、珠海社保卡中心、中国人寿保险珠海分公司，合作推出了“大爱无疆”项目，该项目受到了广大市民、社会各界的积极关注和高度认可，被评为珠海市2019年度行政服务创新奖、2020年省直机关“先锋杯”工作创新大赛优秀作品，并入围了第三届（2020年）健康产业公共政策创新奇璞奖。“大爱无疆”项目的特点是由政府鼓励和引导，商业保险公司开发，与基本医疗保险、补充医疗保险互补衔接，目的是为重特大疾病的医疗费用负担进一步兜底。在运营模式上，项目采取团购方式由参保人自愿购买，可使用医保个人账户（家庭共济）或现金投保，按非营利方式运行，承办机构只可提取维持项目运营的基本经办费用，结余资金滚存至次年使用。项目对投保人群实行终身“三不排除”原则，即不排除老人、不排除病人、不排除已享受重大疾病待遇人员，每人每年只需缴纳190元，即可获得医疗费用补偿或定额现金补偿，年度内最高支付可达100万元。除了与商业保险公司合作外，项目还将有慈善援助的抗肿瘤自费药纳入支付范围，通过与慈善赠药叠加保障模式，为患恶性肿瘤的投保人提供精准保障，进一步减轻其看病就医负担。

在助力脱贫攻坚方面，“大爱无疆”项目做出了应有的贡献。从2019年起，珠海市政府民政部门和残联均出台为低保、特困人员及符合条件的残疾人统一购买“大爱无疆”的政策。2020年，珠海市政府职能部门为9116名残疾人和4503名低保对象（含特困人员）投保了“大爱无疆”项目，截至2020年底，两个集体投保的受惠人群中已有114人获得赔付，其中低保对象26人、残疾人群体88人；按所患疾病统计，其中患恶性肿瘤74人、患其他重特大疾病40人，单个获赔金额最高达29.6万元。[①] 政府职能部门相继为各类困难群体统一购买“大爱无疆”项目，大幅度减轻了困难群体看病就医的经济负担，也为进一步实现困难群体医保精准帮扶打造了新平台、提供了新思路。

随着“大爱无疆”项目的推出，珠海市率先在全国构建了“基本医疗

① 数据由珠海市医疗保障局提供。

保险+大病保险+医疗救助+附加补充医保+慈善捐助”的五重医疗保障体系，开创了政府主导或引导，医疗保险、商业保险和慈善捐助深度融合的社会治理新模式。这是政府引进社会力量完善医疗保障体系的有益探索。以“大爱无疆”项目为代表的政商合作的普惠型医疗保险，契合了医保扶贫的一个重要理念，即医保扶贫不仅要助力脱贫，也要防止因病致贫、因病返贫；不仅要保障建档立卡的绝对贫困人口，也要保障存在贫困风险的相对贫困人群。广东省珠海市的这一经验为新时期全国进一步巩固医保扶贫成果提供了经验与借鉴。

四　医保扶贫发展的建议

得益于国家医保局、卫健委和扶贫办等中央政府部门的精准施策和各地区人民政府对相关政策的严格落实，医保扶贫取得了重要成果。脱贫攻坚战的胜利标志着我国翻开了全新的历史篇章，医保扶贫的发展也进入了全新阶段。在全面建成小康社会的新起点上，扎实推进共同富裕已经成为新时代的国家发展主题，如何巩固医保扶贫的成果并使医疗保障制度成为扎实推进共同富裕的更加有效的制度安排，客观上已经成为当前全面深化医疗保障制度改革中必须引起高度重视并采取新举措的重要方面。

（一）进一步完善医保制度体系，全面巩固脱贫成果

尽管我国已经建立了较为成熟的多重医疗保障制度体系，但仍然存在很多遗留问题亟待解决。因此，在未来的发展中，还要继续完善医疗保障制度体系，全面巩固脱贫成果。

第一，进一步提升基本医保统筹层次。近年来，各地按照国家要求稳步提升统筹层次，已经取得了阶段性成果。截至2019年，我国基本医保在大多数地方已经实现地市级统筹，京津沪渝和宁夏、海南等省份已经实现省级统筹，但部分地区仍处于县（市、区）级统筹状态。从长远来看，提高基

本医保统筹层次有利于加强医保基金的抗风险能力，促进医保制度稳定持续发展。因此，各地应该继续提升基本医保统筹层次，做实市地级统筹，探索推进省级统筹。

第二，进一步加强医保基金监管工作。当前，医保基金的监督管理中还存在过度兜底、欺诈骗保和医保控费不到位等问题，给基金运行造成了过大的经济支出压力，全国许多贫困县的医保基金相继面临“入不敷出”的困境。针对这些问题，需要加强对医保基金的监督管理，提高医保基金的稳定性。一是针对过度兜底，要优化支付结构，加强对门诊就医费用的补偿，避免不必要的住院治疗费用。同时，还要加强对贫困患者的引导，杜绝医保资源浪费。二是针对欺诈骗保，要多措并举健全完善监管体系建设，持续严厉打击骗保行为。需要开展医保基金监管信用体系建设，实施守法联合激励和失信联合惩戒，或发动社会力量，鼓励群众对欺诈骗保行为进行举报。三是针对医保控费不到位问题，要结合基金收支预算管理加强总额控制，推动信息交流共享，协同治理医药领域商业贿赂现象。

（二）积极推动社保商保协同发展，促进慈善捐助有机融合

尽管目前我国已经建立起多重保障的医保扶贫体系，能够为贫困群众的医疗费用支出实现“梯次减负”。但事实上，由政府出资主办的三重保障承担了超过90%的报销比例，使基本医疗保险承担了过重的责任，而商业保险和慈善捐助在医保扶贫中发挥的补充功能过弱。近年来，基本医疗保险针对贫困群众的起付线一降再降，封顶线大幅提高甚至取消，同时还承担着为大病保险供款的责任，这导致基本医疗保险的负担过重，而商业健康保险的赔付支出和慈善组织捐助在医疗卫生总费用中的占比过低，2019年占比仅为3.61%，[①] 远远低于发达国家水平。这说明我国医保制度层次之间分工失衡，而这既给政府的财政支出带来了巨大压力，又影响了商业健康保险和慈善捐助机构充分发挥自身价值。

---

① 华山：《全面推动健康保险高质量发展》，《中国金融》2020年第16期。

对此，政府应该积极探索与商业健康保险和医疗慈善组织的合作，提升第四重保障制度的功能地位。各地政府可以参考广东省珠海市经验，推动社会保险与商业保险协同发展，鼓励商业保险公司在承办大病保险业务的基础上，探索推出附加补充医疗保险，从而完善医保扶贫体系，增加医保基金融资渠道和风险共担主体，减轻基本医疗保险、大病保险和医疗救助的承保压力。同时，要充分发挥红十字会、基金会等慈善组织和各类企事业单位等社会力量，支持、引导慈善组织和专业社会工作者广泛参与医保扶贫建设。通过完善多层次多主体医疗保障制度体系，形成政府力量和社会力量的有机结合，推动医保扶贫的长远发展。

（三）结合乡村振兴战略，及时调整医保扶贫方向

当前，医保扶贫事业正处在发展的转折点。2020 年底，我国已经实现了“现行标准”下的全面脱贫，这意味着医保扶贫也将迈向新的发展阶段。在此背景下，随着反贫困战略的转换升级，医保扶贫未来也应该结合乡村振兴战略转变工作重心，巩固拓展脱贫攻坚成果。基于相对贫困现象长期存在和低收入群体规模过大的现实，医疗保障仍然需要继续发挥反贫困功能，工作重心应从扶持脱贫转向防止返贫，从消除绝对贫困转向缓解相对贫困，进而切实化解低收入群体的疾病医疗风险。为此，应当建立长短结合、标本兼治的体制机制，推进脱贫攻坚与乡村振兴的有效衔接。

进入“十四五”后，医保扶贫的工作还要全面贯彻落实中央关于扶贫战略的“四个不摘”（摘帽不摘责任、摘帽不摘政策、摘帽不摘帮扶、摘帽不摘监管）要求，做到“两个稳定”（即保持帮扶政策总体稳定；保持现有帮扶政策、资金支持、帮扶力量总体稳定），继续完善医疗保障制度体系。同时，要加强顶层设计，加快制定全国统一的相对贫困群体的标准。因此，在制定相对贫困标准时，除考虑收入因素以外，还应该将健康、社会保障、就业和教育等方面纳入其中。在此基础上，对脱贫不稳定户和边缘易致贫户建立动态监测和帮扶机制，从而及时消除因病返贫风险，避免绝对贫困重现。

（四）引入健康管理模式，建立长效保障机制

罹患重大疾病一直是因病致贫、因病返贫的主要原因。特别是在老龄化快速发展进程中，老年人更是成了重大疾病的高发群体。进入21世纪特别是近10年来，我国老龄化趋势不断加深。根据第七次人口普查资料，2020年全国60岁及以上人口为26402万人，占总人口的比重为18.7%，其中65岁及以上人口为19064万人，占总人口的比重达13.5%，[①] 人口老龄化正在从轻度向中度快速迈进，重大疾病的患病概率也会伴随老龄化程度的不断加深大幅提升。如果全社会重病患者数量不断增加，将给医保基金造成巨大的偿付压力，这不仅给巩固全面脱贫成果带来较大困难，也不利于医保制度体系的可持续发展。因此，为了应对人口老龄化问题，减少重大疾病医疗费用支出，我国医保扶贫建设应该引入健康管理模式，防范化解大病患病风险，从而有效控制医保基金支出，建立起长效的医疗保障机制。

基于对新时代人民群众期盼的回应，党的十九大把保障人民健康提到新的高度，明确提出了“健康中国”战略，要求医疗服务从“治疗为主”逐渐向“预防为主”转变。在这一背景下，医保扶贫建设也应顺应时代趋势，将“健康中国”战略纳入发展规划，在做好医后救助保障的基础上，积极探索医前救助的过程中如何更好地发挥医保的作用。对此，医保应该与医疗、医药进行“三医联动”。一是要大力推进医保经办服务下沉基层，打造基层医疗保障队伍，提高基层医疗和医保服务水平，并加强对农村地区的健康管理意识普及，提高群众的主动性。二是要与医疗和医药部门协同建立健康管理信息系统，实现对保障群体健康状况的实时动态监测。三是要逐步将定期体检、早期筛查等项目费用纳入医保支付范围，鼓励群众积极参与健康管理。在全面深化医疗保障制度改革的背景下，部分地区在积极探索医保改革中亦积累了一些先进经验。例如，广东省珠海市于2021年推出健康管理

① 《第七次全国人口普查主要数据情况》，国家统计局，http：//www.stats.gov.cn/ztjc/zdtjgz/zgrkpc/dqcrkpc/ggl/202105/t20210519_1817693.html，2021年5月11日。

项目“爱健康”行动之一“癌症早筛早查早治行动”，探索将医疗保险工作向“治未病”前端延伸，以期有效控制疾病的发生或发展，提升投保人健康水平，显著降低医疗费用支出的目的。总体而言，引入健康管理模式是建立长效医疗保障机制的重要途径。

B.3

中国医保支付改革报告（2021）

翟绍果*

摘 要： 医保支付改革是全面深化医疗保障制度改革的重要内容。2020年以来，在以往改革的基础上，以DRG为主的多元复合型支付方式在全国30个试点城市实施，医保支出控制成效显著，但也暴露出医保支付方式改革进展不一、配套政策不完善、基础欠佳等问题。就医保支付方式改革的实践来看，DRG付费是主流，部分先行试点地区已提供大量经验，但由于我国医保发展不均衡和改革涉及多方博弈，要全面实施还面临一些困难。因此，为突破改革瓶颈，实现DRG付费全覆盖，应认识到医保支付方式改革是一项渐进的、螺旋式上升的持久工程。未来，我国医保支付方式改革应在DRG试点经验的基础上适当调整改革节奏，创新医保支付政策，打好改革基础，逐步从DIP付费向DRG付费过渡。

关键词： 医疗保险支付方式　DRG付费　改革试点　逐步过渡

随着我国医疗保障体制进入深化改革阶段，医疗保险支付方式在优化医疗资源配置、调节医疗服务行为和控制医疗费用支出中的作用日益突出。我国医保支付方式改革从探索到政策落地的过程是渐进性的，作为一种支付工具，近年来以DRG（疾病诊断相关分组）为主的多元复合型支付方式在实践中成为主

* 翟绍果，博士，西北大学教授，研究领域为医疗保障。

流，在试点中取得了较好的成效。考虑到我国各省区市医保发展的实际情况和医保支付改革的复杂性，为了更好地发挥支付工具的科学性，要总结试点地区的经验模式，同时，因地制宜地展开改革，从实际出发，明确目标、需求和问题，逐步落实改革方案，以实现医保支付方式改革的有效性和协同性。

本报告首先分析我国医保支付改革背景及政策目标，并对我国医保支付方式改革（DRG 付费试点）进展、成效及存在问题进行梳理，基于对浙江金华、广西柳州和宁夏银川三个先行试点地区的分析，总结改革经验，提出了医保支付方式改革的建议，以期为医保支付方式改革向纵深推进提供新思路。

一　医保支付改革背景及政策目标

在愈来愈复杂的健康风险挑战下，考虑到医保基金的使用结构与使用效率，在外部需求和内部优化的推动下，医保支付方式改革显得十分紧迫和必要。我国进行 DRG 支付改革的主要目标在于结合当下国情与人民疾病医疗的需求，优化医保基金的支付效率和结构，提升临床医疗服务质量，提高人民群众的健康水平，实现质量管理和价值医疗。

（一）改革背景：紧迫需求和必要调整

1. 医保基金支付效率及结构有待优化

基金支付效率不高。我国医保支付经历了从单一的按项目付费到多元复合型支付模式的转变，逐渐由后付制向预付制发展。相比于以往按项目付费下按“固定金额”或“固定比例”支付的标准，目前较为流行的是以按疾病诊断相关分组和按病种分值付费为主的复合支付方式，更加侧重于对病种资源消耗和医疗工作的价值付费，医保支付方式更为精细化，对于过去非理性增长的医保支出有了明显的控制和改善。但由于我国各统筹区医保发展水平不均衡，加之医疗信息化基础薄弱，且改革涉及多方利益，医保支付方式改革的推广具有一定的难度，目前部分地区仍以按项目付费为主，医保基金的支付效率仍需通过探索精细化支付机制来释放和提高。同时，受限于个人医保基金缴费为个人所有的潜在惯性思维，个人可能会不合理、非理性地使用医疗卫生资源，不但加重了基金的支付压力，也加深了医疗健康服务系统的资源消耗；而过度、不恰当地使用医疗资源和接受治疗服务，在影响个人健康的同时也会堵塞就医渠道，导致真正需要接受医疗救治的人群易陷入看病更难更贵的处境。换言之，不合理的医保基金使用导致整体支付效率不高，亟须以科学精准的支付工具在源头甄别、过滤非理性医疗行为，引导参保人和医疗机构合理使用医保基金来保障个人医疗健康权益，从而为医保基金腾出更多空间，使有限基金用于更广范围和更难群体的保障，亦可用于提高支付标准，提高医疗保险化解全社会疾病风险的能力。

基金支付结构不合理。在以往的医保支付实践中，虽然基金支付在常见病方面取得了一些成就，总体水平不断提高，但对大病的救助作用有待加强。常见病的保障是普遍广泛的，单次支付费用虽不高，但整体支付总额则较高，相比之下，大病救助虽然覆盖面不及前者广泛，但其对于获得救助的个体而言，边际效用非常显著，对于受助者个人及其家庭有防止因病致贫返贫的作用；对于社会而言，也有减贫和巩固扶贫成效等作用。为最大限度克服因病致贫返贫，特别是在脱贫攻坚的深水区，要攻克因病致贫返贫和深度贫困的硬骨头，就必须提高对大病的救助力度。因此，医保支付方式需要从疾病治疗本身入手，针对大病重病及其并发症引起的较为复杂的病例，完善病例分组、入组的设计，更为精准科学地展开付费，强调治愈效果，从而在健康和资金层面增强患病个体的抗风险能力，实现促进医保基金支付结构优化的目标。

2. 健康新挑战对医保支付提出新要求

疾病谱变化要求医保支付提高实用性。医保支付的逻辑策略需要与疾病谱构成相匹配进而提高基金使用效率，目前，心脑血管疾病、恶性肿瘤等慢性非传染性疾病多发，而这也正是威胁居民健康和导致医疗费用快速增长的主要因素，对这类疾病的医疗成本进行分析能够为设计医保支付方式提供思路，这就对病组划分、点数赋值提出了更高要求，并且要随疾病构成、疾病负担、治疗技术的变化而变化，随着疾病谱的变化和地区病例变化情况动态调整病种目录和分类，提高医保支付政策在临床应用中的实用性。

老龄化加剧要求医保支付提高针对性。“十四五”时期，我国将步入中度老龄化，在人口结构变动的影响下，医保支付将呈现三个主要变化：一是高年龄段就医、住院比例将随之升高；二是病种构成会向老年多发疾病发展；三是老年人就医费用整体偏高会造成医保支付总额持续扩张。为有效应对这三个变化，应结合老年群体就医费用、疾病构成等有针对性地对医保基金支付总额、限额做出预判，既增强医保支付政策在老龄化社会的适用度，又确保基金平衡、可持续、可负担。同时，也应针对老年人就医、住院的需求和困难，优化医保支付环境，便利老年人就医，避免老年人因不熟悉网络和支付流程而耽误就医和病情加重。

公共卫生应急治理要求医保支付需提高灵活性。在全球新冠肺炎疫情的影响下，各国均注意到，公共卫生应急成了各国政府需要特别加强建设的常态化治理机制。特别是在全球化背景下，以传染性疾病为主要因素的健康风险随着经济贸易、物流运输、人口流动加快加深而被放大，若防范治理不当，对地区甚至全球的医疗、经济、政治、社会、教育会形成巨大威胁，而医保作为在卫生健康治理中起资金保障和资源调控作用的重要制度，能在公共卫生应急中及时并持续地发挥作用。在2020年抗击新冠肺炎疫情过程中，国家医保局采取了一系列突破常规的举措：向定点医院提前拨付救治专项资金，将诊疗方案中的药品临时纳入医保支付范围，湖北等患者较多地区采取“医院记账、医保预付”方式，确保不让一个患者因费用问题影响就医、确保不让一家收治医院因支付政策影响救治，及时调整医保政策，对确诊和疑似患者实行“先救治，后结算”，根据疫情期间的群众医疗健康需要，将符合条件的“互联网+”医疗服务费用纳入医保支付范围，打通互联网医疗的医保支付通道，将符合条件的心理治疗按规定纳入医保支付范围，同时，新冠肺炎患者出院后在门诊所发生的康复费用，符合相关规定的也纳入门诊慢特病管理。这一系列的资金拨付方式、政策调整和模式创新，有效地缓解了疫情期间医疗机构的资金压力，保障了救治患者等工作的有序衔接和开展，为疫情防控做出了不可替代的重大贡献。因此，在公共卫生事件与群众健康、社会稳定愈来愈紧密的时代，为增强医疗保障在应对重大公共卫生事件时的治理能力和稳定作用，首先，应充分认识到医保支付是支持健康治理的一项重要工具；其次，在固有的医保支付预算上应考虑设计可增强支付结算灵活性的预留空间，或在制度安排上加入可随应急等级切换的应急模式，特殊情况下可依据规范的工作方案迅速组织落实；最后，还应优化医保支付环境，确保非常态环境下医保支付工作可连续、群众办事可操作。

（二）改革目标：质量管理与价值医疗

1. 以判别优势释放医保基金实效

借助技术优势保障医保基金安全，通过转变支付逻辑使有限基金发挥最大实效。我国长期以来的医保支付方式是按服务项目收费，但这种传统的支付方式对医保基金使用的监督不够，存在大量骗保、过度医疗等浪费医保基金的现象，给医保基金的运行和监管埋下了安全隐患，造成了医保基金收支不平衡、医疗服务水平不高等问题。针对此类问题，医保支付改革需要从支付方式上堵住医保基金浪费的漏洞。因此，不仅需要通过实施预算管理从医院方限制医疗资源和医保基金的滥用，还需要结合按疾病诊断相关分组付费的方式，减少医院不必要处方的开出，激励医院和医生回归医疗服务本质，并通过提升医疗服务技术水平增加经营效益，从而优化医院收入结构，降低患者诊疗成本。

2. 以支付激励实现临床医疗服务质量提升

强调疾病治愈和健康质量，通过支付激励实现临床医疗服务提质增效。DRG 作为医改过程中重要的控费手段，对提升临床医疗服务质量、推动价值医疗体系发展具有积极作用。DRG 付费的开展，开启了按照服务质量付费（FFD）的时代，[①] 在医保基金预算管理和预付制改革下，对医疗服务机构提出质量要求，只有提供能力范围内更高价值的医疗服务才能获得更大的收益，DRG 付费直接推动了医院运营管理的变革，要求医院提供更加精细、

① 杨燕绥：《DRG + DIP 可以扬长避短推进中国价值医疗发展》，《第一财经日报》2020 年 9 月 17 日，第 A11 版。

质量更高的医疗服务。医院可以参照国家行业标准，结合自身临床特点，制定临床路径，实行路径运行过程监测及效果分析，建立临床规范，并利用DRG预分组，预测并优化诊疗方案。[①]

3. 以精准测度保障人民健康

引导医疗服务多元供给主体达成协同联动机制，更好地分担和执行从健康守门到末端治疗过程中的不同责任和服务。借助DRG对疾病所消耗资源的测度进行结算，实现促进医疗机构绩效评价和精细化管理改革，从而降低患者的诊疗成本。同时，通过医保支付方式的改革倒逼分级诊疗落实，让广大人民群众享有公平可及、系统连续的健康服务，解决医疗资源地区分布不均衡、医疗服务价格虚高等问题，以便更好地应对人口老龄化，让人民群众获得覆盖全生命周期和包含健康全过程的医疗保障。

二　全国30个DRG付费改革试点城市进展、成效与问题

我国医保支付方式改革从探索到政策落地的过程是渐进性的。2018年国家医疗保障局成立后，全面开启DRG付费试点，并根据试点情况完善改革基础，以DIP付费试点协助推进DRG改革全面推广。总体上，我国医保支付改革分“顶层设计、模拟运行、实际付费”三步走，目前已完成了“顶层设计”并进行“模拟运行”，部分省份率先进入“实际付费”阶段。改革过程中，出现了统筹区、医疗机构间的不充分发展及改革“碎片化”等问题，仍需调整改革节奏和思路。

（一）总体情况：顶层设计与试点探索

1. 长期探索积累DRG付费，国家医保局推动完成“顶层设计”

我国关于按病种付费的探索已有20余年历史，经历了从初期探索到现

① 潘春燕：《DRG支付方式的实践探讨——以JH市试点情况为例》，《卫生经济研究》2019年第8期。

阶段全面推广实践两个阶段。在 20 世纪 80 年代，国内开始探讨建立适合我国国情的诊断相关分组及研究制定各组病症的基本诊疗收费标准、成本核算方式等，初步形成了利用 DRG 改革医疗费用消费结构的思路，但由于缺乏能够应用于 DRG 和开展相关分析的电子数据，一直没有出现大规模的 DRG 相关研究，遑论形成成熟的方案。

2009 年，在医药卫生体制深化改革与医疗保险扩面的大背景下，我国 DRG 研究及其应用进入初期探索阶段，并形成了多个 DRG 版本，其中有 4 个主流版本：BJ－DRG、CN－DRG、CR－DRG 和 C－DRG。为进一步深化医保支付方式改革，国务院提出，所有医疗机构和医疗服务到 2020 年需全部实现支付方式改革，并实行以按病种付费为主的多元复合型支付方式。

2018 年，国家医疗保障局正式启动了疾病诊断相关分组（DRG）付费试点。2019 年，国家医保局确定了 30 个试点城市，发布《关于印发疾病诊断相关分组（DRG）付费国家试点技术规范和分组方案的通知》（医保办发〔2019〕36 号）、《国家医疗保障 DRG 分组与付费技术规范》和《国家医疗保障 DRG（CHS－DRG）分组方案》。2020 年，《国家医疗保障局办公室关于印发医疗保障疾病诊断相关分组（CHS－DRG）细分组方案（1.0 版）的通知》（医保办发〔2020〕29 号）正式公布，确立了统一的 CHS－DRG 体系，在支付原理、疾病分组、操作规范、细化分组、数据标准等方面做出了国家方案，这是 DRG 版本从分散走向统一、从无序走向规范的重要一步，从而构建起了完整的支付体系框架。

历经 20 多年，我国对按疾病诊断相关分组的探索逐步由理论分析向实操应用过渡，并经历了由地方自主探索到国家统一规划的转型，标志着中国特色的按病种付费方式雏形形成，我国医保支付方式改革完成了“顶层设计”。

2. 30个试点城市“模拟运行”进展不一，依据实际进行本地化改造

在国家医疗保障局公布了 30 个试点城市后，各地的响应速度、执行设计和运行实效呈现进展不一的特点。鉴于 DRG 支付方式改革具有一定难度，对技术、硬件条件、责权划分等方面有一定要求，总体上，基础较好的城市在试点阶段推进进度靠前，为其他城市提供了可借鉴的经验。国家医疗保障研

究院发布的《2020年三季度疾病诊断相关分组（DRG）付费国家试点监测评估报告》显示，截至2020年第三季度，在30个试点城市中，29个城市进度基本符合国家部署要求，具备了模拟运行条件。其中7个城市在试点前已实际付费；22个城市在试点启动后经筹备已具备模拟运行的条件，包括试点后已实际付费的2个城市、已进入模拟运行阶段的4个城市和已具备条件但还未进入模拟运行的16个城市。由于各试点城市的基础建设情况不同，进展情况仍存在较大差异，因此各试点城市应充分结合当地情况，开展下一步工作。

2021年3月，国家医疗保障局发布的《2020年医疗保障事业发展统计快报》显示，30个试点城市现已全部进入模拟运行阶段，① 各城市依据实际情况开展DRG或CHS－DRG细分组本地化改造等工作。

3. 部分符合条件省份率先试行"实际付费"

2020年10月，《国家医疗保障局办公室关于印发区域点数法总额预算和按病种分值付费试点工作方案的通知》（医保办发〔2020〕45号）正式发布，提出此次试点的目的是用1～2年的时间将统筹地区医保总额预算与点数法相结合，实现住院以按病种分值付费为主的多元复合支付方式；11月3日，71个城市参与试点改革的城市名单公布，文件还要求，各试点城市12月使用实时数据和本地化的分组方案实行预分组，做好付费技术准备工作；自2021年3月起，根据试点地区技术准备和配套政策制定情况，具备条件的地区备案后可以先行启动实际付费，2021年底前，全部试点地区进入实际付费阶段。②

（二）改革进展：政策出台到落地实施

1. 综合医改推动试点探索

2015年，《国务院深化医药卫生体制改革领导小组关于在江苏等省开展

---

① 《2020年医疗保障事业发展统计快报》，国家医疗保障局，http：//www.nhsa.gov.cn/art/2021/3/8/art_7_4590.html，2021年3月8日。

② 武多先：《国家医疗保障局：推进实现住院以按病种分值付费为主的多元复合支付方式》，《中华医学信息导报》2020年第20期。

综合医改试点的函》（国医改函〔2015〕1 号）确定了江苏、安徽、福建、青海 4 个省份作为省级综合医改试点；2016 年 5 月，上海、重庆、浙江、湖南、四川、陕西、宁夏也加入试点，综合医改试点省份数量达 11 个。这些省份作为进一步解决“看病贵”“看病难”问题的“先遣队”，对我国进入“深水区”后的医药卫生体制改革进行更加深入的探索。

2016 年，《人力资源社会保障部关于积极推动医疗、医保、医药联动改革的指导意见》（人社部发〔2016〕56 号）发布，要求“全面推进付费总额控制，加快推进按病种、按人头等付费方式，积极推动 DRGs 应用，探索总额控制与点数法的结合应用，建立复合式付费方式”。2017 年，《国务院办公厅关于进一步深化基本医疗保险支付方式改革的指导意见》（国办发〔2017〕55 号）发布，明确指出要深化“三医联动”改革，要推行按病种付费为主的多元复合支付方式，但推进速度总体偏慢。

在医保支付方式改革进程中，信息技术的发展让我国医疗保障体系的运行变得更加简便。在“互联网＋”时代背景下，我国开始了医保支付方式新的探索，信息平台的加入让病例档案更好分类，因此，DRGs 付费体系开始在全国各省份推行开来。2018 年 12 月，《国家医疗保障局办公室关于申报按疾病诊断相关分组付费国家试点的通知》（医保办发〔2018〕23 号）发布，提出“加快推进按疾病诊断相关分组（DRGs）付费国家试点，探索建立 DRGs 付费体系”。

2. 公布 DRG 付费国家30个试点城市

2019 年 5 月，30 个试点城市名单公布，分别是：北京市、天津市、河北省邯郸市、山西省临汾市、内蒙古自治区乌海市、辽宁省沈阳市、吉林省吉林市、黑龙江省哈尔滨市、上海市、江苏省无锡市、浙江省金华市、安徽省合肥市、福建省南平市、江西省上饶市、山东省青岛市、河南省安阳市、湖北省武汉市、湖南省湘潭市、广东省佛山市、广西壮族自治区梧州市、海南省儋州市、重庆市、四川省攀枝花市、贵州省六盘水市、云南省昆明市、陕西省西安市、甘肃省庆阳市、青海省西宁市，新疆维吾尔自治区和新疆生产建设兵团均指定乌鲁木齐市为试点城市。[①] 这些试点城市肩负着 DRG 付费先行先试的任务。

3. 印发 DRG 付费国家试点技术规范和分组方案

2019 年 10 月，国家医疗保障局发布了《关于印发疾病诊断相关分组（DRG）付费国家试点技术规范和分组方案的通知》（医保办发〔2019〕36 号）。其中，“技术规范”对疾病诊断相关分组的基本原理、适用范围、名词定义做了说明界定，并对数据要求、数据质控、标准化上传规范、分组策略与原则、权重与费率确定方法等进行了规范，“分组方案”明确了国家医疗保障疾病诊断相关分组（China Healthcare Security Diagnosis Related Groups，CHS－DRG），是全国医疗保障部门开展 DRG 付费工作的统一标准，包括 26 个主要诊断大类（Major Diagnosis Category，MDC）、376 个核心 DRG（Adjacent Diagnosis Related Groups，ADRG），其中 167 个外科手术操作 ADRG 组、22 个非手术操作 ADRG 组和 187 个内科诊断 ADRG 组，[②] 这为 DRG 付费改革提供了基本依据。

4. 印发 CHS－DRG 细分组方案

2020 年 6 月，《国家医疗保障局办公室关于印发医疗保障疾病诊断相关分组（CHS－DRG）细分组方案（1.0 版）的通知》（医保办发〔2020〕29 号）发布，方案以 10 个试点城市 3319 万份病例数据为基础，对前期发布的核心 DRG（ADRG）进一步细分，形成了 618 个细分组，其中 229 个外科手术操作组，26 个非手术室操作组，363 个内科诊断组。CHS－DRG 的编制基于以往研究开发的 BJ－DRG、CN－DRG、CR－DRG、C－DRG，会同各路专家共同制定完成，兼具权威性、兼容性和实用性，是目前唯一一个能在全国范围内进行付费的版本，为医保支付方式设定“参考标准”，打破了各地主流版本 DRG“群雄争霸”的局面。

---

① 《国家医保局召开疾病诊断相关分组（DRG）付费国家试点工作启动视频会议》，国家医疗保障局，http：//www. nhsa. gov. cn/art/2019/5/24/art_ 14_ 1334. html，2019 年 5 月 24 日。

② 庞涛：《令枪已响！DRG 付费国家试点技术规范和分组方案出炉》，《科技新时代》2019 年第 4 期。

5. 印发区域点数法总额预算和按病种分值（DIP）付费试点工作方案

2020 年 10 月，《国家医疗保障局办公室关于印发区域点数法总额预算和按病种分值付费试点工作方案的通知》（医保办发〔2020〕45 号）发布，提出用 1 ~ 2 年的时间，将统筹地区医保总额预算与点数法相结合，实现住院以按病种分值付费为主的多元复合支付方式，建立起现代化的数据治理机制，形成数据采集、存储、使用的规范和标准，逐步建立以病种为基本单元，以结果为导向的医疗服务付费体系，完善医保与医疗机构的沟通谈判机制，加强基于病种的量化评估，使医疗行为可量化、可比较，形成可借鉴、可复制、可推广的经验，为下一步在更大范围内推广打好基础。2020 年 12 月，各试点城市使用实时数据和本地化的分组方案实行预分组，做好付费技术准备工作，自 2021 年 3 月起，根据试点地区技术准备和配套政策制定情况，具备条件的地区备案后可以先行启动实际付费，2021 年底前，全部试点地区进入实际付费阶段。[①]

6. 公布 DIP 付费试点城市及技术标准规范

2020 年 11 月，《国家医疗保障局办公室关于印发区域点数法总额预算和按病种分值付费试点城市名单的通知》（医保办发〔2020〕49 号）发布，27 个省份的 71 个城市（见表 1）列入试点城市，目前所有试点城市均已完成培训。同期，《国家医疗保障局办公室关于印发国家医疗保障按病种分值付费（DIP）技术规范和 DIP 病种目录库（1.0 版）的通知》（医保办发〔2020〕50 号）（以下简称《技术规范》和《病种库》）发布，《技术规范》对按病种付费实施条件、数据准备、数据变量及审核治理进行了统一规范。《病种库》制定核心组和综合组分组标准，形成国家级目录库，主目录分为核心病种 11553 组，综合病种 2499 组，各试点城市在试点过程中需按照国家统一的分组规则完善本地病种目录库。

① 谢欣：《“按病种付费”将在全国扩大试点，它将有效降低医疗费用?》，新浪科技，https：//finance. sina. com. cn/tech/2020 - 10 - 21/doc - iiznezxr7149354. shtml，2020 年 10 月 21 日。

表 1　区域点数法总额预算和按病种分值付费试点城市名单

省份	试点城市
天津市	天津市
河北省	邢台市、唐山市、廊坊市、保定市
山西省	阳泉市
内蒙古自治区	呼伦贝尔市、赤峰市、鄂尔多斯市
辽宁省	抚顺市、营口市
吉林省	辽源市
黑龙江省	佳木斯市、伊春市、鹤岗市
上海市	上海市
江苏省	淮安市、镇江市、宿迁市
安徽省	宿州市、淮南市、芜湖市、阜阳市、宣城市、黄山市
福建省	厦门市、宁德市、莆田市、龙岩市
江西省	赣州市、宜春市、鹰潭市
山东省	东营市、淄博市、潍坊市、德州市、济宁市、泰安市、滨州市
河南省	焦作市、商丘市
湖北省	宜昌市、荆州市
湖南省	常德市、益阳市、邵阳市
广东省	广州市、深圳市、珠海市、汕头市、河源市
海南省	三亚市
四川省	泸州市、德阳市、南充市
贵州省	遵义市、毕节市、黔南自治州
云南省	文山州、昭通市
西藏自治区	拉萨市、日喀则市
陕西省	韩城市
甘肃省	定西市、武威市、陇南市
青海省	海东市
宁夏回族自治区	固原市、石嘴山市
新疆维吾尔自治区	阿克苏地区、哈密市

（三）改革成效：总量控制与精细治理同步推进

1. DRGs 方案更符合国情

从借鉴西方标准到出台国家方案，具备了符合宏观国情的模板。我国关于医保支付方式的研究是一个经过长期探索、实践和沉淀的过程，当前全面推广DRG支付改革，既有理论基础，也有先行实践。因此，在基金支付效率待提高、医疗质量待精进、疾病风险待缓解、资源配置待优化的背景下，在国家医疗保障局的全面部署和分步推进下，DRG支付改革恰逢其时。纵观世界，20世纪80年代DRG付费改革在欧美大范围兴起，我国也开始了DRG的早期摸索式研究。[①] 与西方各国不同的是，我国所面临的主要问题不是控费，而是推动医疗资源消费结构合理、医疗机构运营有效、医疗服务质量提升，并进一步加强医院管理、促进卫生事业改革。[②] 这一时期的DRG探索纠正了医疗考核指标中的某些不足，加强了对医疗机构的监督与约束，对调整卫生机构消费具有积极意义，[③] 但总体上仍然停留在纸上谈兵的状态。进入21世纪后，在医药卫生体制深化改革与医疗保险扩面的大背景下，结合医疗卫生大数据技术的普及应用，我国DRG付费开始进入具体实践阶段，但由于当时各地仍处于独立探索的阶段，缺少统一的顶层设计，既有的地方性DRG改革经验难以推广至全国，对控制费用和改善管理的作用有限。2018年以来，在我国庞大的全民医保体系覆盖下，随着医保基金支出持续增长、医保结算规范化等问题的涌现，医保基金收支平衡的重大安全问题和健康保障的重大民生问题更加受到关注，医保支付机制急需改革，在已有地方实践的基础上，国家层面推进DRG支付制度改革成为现实，国家医疗保障局的成立也为DRG支付改革带来了重大转机。随后，国家医疗保障局制定颁布了一系列政策性文件与技术标准，确保在全国范围内保持主要诊断分类与核心DRG一致，要求各试点城市按照统一的分组操作指南操作，且各试点城市根据地方实际制定的地方DRG体系最终都要统一在CHS－DRG下。[④] 国家方案确保了试点“一盘棋”，解决了国内DRG

---

① 于保荣：《DRG与DIP的改革实践及发展内涵》，《卫生经济研究》2021年第1期。

② 易银沙：《DRG与我国卫生事业发展和改革》，《河南预防医学杂志》1999年第5期。

③ 张音、徐勇勇：《病例组合的统计分类——医疗卫生管理的一项基础研究》，《中国卫生统计》1998年第3期。

④ 《关于印发疾病诊断相关分组（DRG）付费国家试点技术规范和分组方案的通知》，国家医疗保障局，http：//www.nhsa.gov.cn/art/2019/10/24/art_37_1878.html，2019年10月24日。

方案版本众多、相互排斥、互不承认的混乱问题，避免地方分组碎片化，确保国家医保 DRG（CHS－DRG）是全国医保部门实行 DRG 付费的唯一基础和开展标准。

2. 改革试点提升方案实操性

从国家统一方案到地方细化分组，制定了更符合地方试点的可操作方案。在国家统一方案的基础上，各地结合实际及时适当调整，进行持续分析和有效评估以避免信息不对称，DRG 专家团队在学习借鉴发达国家病种分组技术的基础上，搭建问题反馈机制，通过广泛分析病例信息、详细评估实际疗效，建立分组模型，同时不断调整和修订，避免 DRG 与临床实际之间的偏差。通过以上调整，使得 DRG 更加符合我国目前医疗市场规律、临床治疗的特点和技术发展的需要，推动 DRG 不断优化升级，增强方案的可行性和可靠性，实现各地疾病分组具体化和权重费率测算本土化，保证历史发生的病例顺利纳入分组方案的管理体系。此外，对分组情况进行付费效果评价，通过修正分组方案满足实际需要。

3. 医保基金支出得以理性约束

实行区域总额预算，结合历史数据与现实运行数据，理性约束医保基金支出。DRG 付费实行收付一体的打包付费模式和病组包干方式，区别于长期沿用的项目付费方式，在总额预算的前提下，同时控制服务量，将预算放在一起用，而不是把预算分开到具体的医院，通过科学确定区域预算总额来促进良性竞争。经办机构与定点医疗机构按照“年度预算、月度预拨、季度考核结算、年终清算”的方式进行结算，促进医院进行战略规划、预算管理，实现精细化管理，有效引导医疗行为转变。在制定预算时，还需综合考虑医学科技发展和社会经济水平提高等因素的影响，在预测下一年的费用时，考虑医疗费用的总体增长趋势，预留出合理的医疗费用增长空间，根据预测的住院人次变化因素进行模拟测算。科学预算当年住院医保基金预算总额，保证 DRG 费用和付费标准与本地区医疗费用增长速度和刚性需求相适应。从宏观数据来看，全国医疗保障基金的支出增长速度得到了有效控制，从 2018 年至 2020 年，全国基本医保基金总支出分别为 17822 亿元、20854

亿元、21032 亿元，同比增速分别为 23.6%、12.2%、0.9%，医保支出更为理性。①

4. 基础数据治理促进运行结算

基础代码统一为分组和付费正确提供了基础保障。按时按质按量完成疾病操作编码，规范疾病诊断分类与编码，对提升医保业务信息化水平、落实分类管理、提升医保业务管理效能意义重大。截至目前，国家医保局已发布 15 项全国统一的医保信息业务编码标准，此外，为确保各项工作顺利运行，还建立了编码标准数据库和动态维护平台保驾护航，公布了 4 项主要标准数据库信息，其中，疾病诊断代码约 3.3 万条，手术操作代码约 1.3 万条，医疗服务项目代码 11190 条，医保药品代码 9.3 万余条，医用耗材代码 3.6 万余条，实际规格型号超过 1000 万个。医保信息业务编码工作为实现医保系统一码通提供了信息基础，有利于异地就医结算、项目费用分析、公众查询、资源共享、支付方式改革和医保政策完善，通过编码全兼容实现医保结算不受影响。

5. 激励医疗机构加强运行管理

强调节余留用、超支合理分担，促进医疗机构实事求是做好预算，科学调控运行成本。DRG 付费的原则是结余部分医院留用，超支部分由医院和医保中心合理分担，激励医院和医务人员在充分考虑医学规律的前提下，选择效益高、费用低的治疗方式，从而实现医保基金合理配置，保证医疗资源的有效利用。医院可根据上年度住院统筹基金实际支出情况，调整自身的控费策略以实现不同程度的结余，从而优化医院收入和支出结构。

（四）存在问题：支付改革实施基础尚不完善

1. 统筹区医保发展不均衡影响了 DRGs 有效覆盖

我国各统筹区医保发展不均衡，医保支付方式改革推广基础薄弱。由于

---

① 《2018 年全国基本医疗保障事业发展统计公报》，国家医疗保障局，http：//www.nhsa.gov.cn/art/2019/6/30/art_7_1477.html，2019 年 6 月 30 日；《2019 年全国基本医疗保障事业发展统计公报》，国家医疗保障局，http：//www.nhsa.gov.cn/art/2020/6/24/art_7_3268.html，2020 年 6 月 24 日；《2020 年全国医疗保障事业发展统计公报》，国家医疗保障局，http：//www.nhsa.gov.cn/art/2021/6/8/art_7_5232. html，2021 年 6 月 8 日。

DRGs 付费操作和管理具有一定难度，对于部分基金紧张地区而言，不易于实现基金收支平衡，因此，影响了改革的整体进度和推广深度。DRGs 付费对病案的质量要求较高，对各地区医疗、医保系统信息化建设有一定要求，需要对医疗机构进行使用病案系统的培训、考核；但是，目前我国各统筹区医疗、医保信息化建设水平不一，影响了 DRGs 的有效推进。同时，鉴于病例样本情况、治疗技术等方面在我国各省份均有较大差异，统一的分组技术方案在实地应用中需做本地化改良，并结合实际进一步细化完善分组方案，但是客观存在的地方治理水平和治理难度差异，一定程度上拉长了改革周期，导致 DRGs 覆盖面不够广且推广具有难度。

2. 分级诊疗基础弱影响费用管控

分级诊疗基础薄弱难以推进，费用管控目标难落实。当前的分级诊疗虽有体系框架设置，但基层难以保证人力匹配，基层无人可用、无人可留的现象仍较为突出。因此，在“家门前”治病尚不是人民群众的首选，无论是“大病”还是“小病”，人们往往会选择去大医院就医，从而呈现与政策设计相违背的“回流”现象。由于基层的诊疗能力差，因此支付率也较低，基层的资金就更少。在大医院的“虹吸”效应下，就出现了就医拥堵和资金不畅两项恶性循环，这不仅与分级诊疗引导有序就医、合理付费的目标不符，也和以支付工具撬动不同层次医疗资源合理发挥作用的目标相偏离。

3. 促进控费与提升质量“双目标”尚未协调统一

地方过于强调控费目标，忽视医疗服务质量隐患。当前我国医保支付方式改革的进程快于相关配套改革，尤其是监管与激励机制改革，医疗服务质量与患者满意度尚未全面与医院绩效考核相挂钩，影响医保支付改革的综合效果。此外，当前的支付方式对医疗资源的配置能力不足，未能充分引导各级医疗机构之间达成合理、高效、理性的合作。因此，医疗服务体系呈现两极分化的断裂状态，推动分级诊疗、基层健康管理等目标难以有效落实。

4. 支付改革协同联动不足

“三医”联动不足，阻碍医保支付制度改革进程。目前医药卫生改革仍是小范围的内部改革行为，尚未形成强有力的改革合力，各项改革举措在实施范围、体系结构、技术支持等方面不同程度地有所受限。不可否认的是，我国目前医疗资源分布不均的问题在某些地区仍然突出，大量优质的医疗服务资源仍聚集在少数医疗机构，一方面，这类机构承担的诊疗压力较大，另一方面，这一既有现象并不利于改变基层医疗薄弱的局面；同时，重流通、轻研发的问题在医药行业未得到有效根治，医药行业的研发投入长期以来被流通环节过度占用，影响了医药行业的健康发展；此外，重复检查、过度用药等不科学、不理性的诊疗行为和就医行为导致医疗、医保资源严重浪费，医保基金承担较高运行风险，制度实效有所折损。当前我国地区之间、城乡之间、不同级别医院之间医疗资源配置结构失衡，医疗服务体系、经办体系衔接度不高，在基本药物制度尚不完善的情况下，医疗安全也受到影响，医保支付改革受到阻碍。

三　先行地区的医保支付改革实践及经验

按疾病诊断相关分组付费和按病种分值付费是我国目前两种主流改革思路。在早期按疾病诊断相关分组付费的探索和试点中，浙江金华市和广西柳州市将点数法与按疾病诊断相关分组付费相结合，形成的格局是：主要住院医疗服务按疾病诊断相关分组付费、长期慢性病住院服务按床日付费、复杂住院病例按项目付费，通过点数体现以上服务的价值，于年底进行费用结算，基金预算总额和服务总点数是重要的结算依据。宁夏银川先行探索按病种分值付费，因地制宜形成了总额控制下按病种分值付费为主，按人头、按床日和按服务项目包干付费等为辅的复合型住院费用医保支付方式。以上先行探索地区的经验和模式在促进医疗机构间分工协作、有序竞争和资源合理配置方面具有借鉴意义和推广价值。

（一）先行地区的医保支付改革实践

1. 预算谈判：浙江金华市医保支付改革实践

根据《关于确定第四批公立医院改革国家联系试点城市及有关工作的

通知》（国卫体改发〔2016〕20 号），浙江省金华市成为第四批公立医院新医改的城市之一，并在 2019 年入选全国医保支付方式改革以及 DRGs 付费国家试点城市名单。金华市为响应国家政策、提高医疗服务质量，开始实行以谈判和测算为主要特征的"病组点数法"。2016 年 7 月，金华市"病组点数法"定价与预付制上线并开始运行，参与试点的医疗主体包括三级、二级医疗机构和乡镇卫生院，医疗服务涵盖综合专科和中医。金华市实施"病组点数法"付费改革以来，不断探索医保精细化管理路径，从少数公立医院起步，逐步实现了全市所有定点医疗机构住院全部按"病组点数法"进行医保支付，以及全市住院病种的全覆盖。

总额预算、疾病分组、点数记分等多手段相结合，形成具有金华特色的病组点数法。在金华市的具体实践中，以总额预算为控制，不同病种、病例采用不同的付费方式，确定点数并对病组、床日、项目等各种医疗服务的价值进行计分，再根据医保年度预算总额以及医疗服务的总点数确定每个点数的实际价值。考虑到医疗机构之间收费标准和运行成本等方面差异的客观存在，金华"病组点数法"引入了"成本系数"这一概念，即医院医保总额 = 收治患者的点数总量 × 点数费用 × 成本系数。①

科学编制年度预算总额，合理控制基金支出增长率水平。综合考虑 GDP、CPI、收入预算以及医疗服务的数量、质量、能力等多方面因素，结合省医疗费用增长控制指标，经利益相关方协商谈判后确定统筹区医保基金支出增长率，再根据统筹区上年度医保基金支出总额和医保基金年度支出增长率确定统筹区医保基金支出预算，具体计算公式为：基金支出预算 = 上年住院医保基金支出总额 ×（1 + 医保基金支出增长率）。

市场化谈判制定疾病分组，确保病组划分科学合理。除了使用单纯的行政手段外，金华市还采用了更加市场化的谈判分组方式来推进病种的分组划分。在引入 DGRs 分组方法的同时，金华市将美国的 MS－DRGs 经验、北京的

① 《关于印发〈浙江省基本医疗保险住院费用 DRGs 点数付费暂行办法〉的通知》，浙江省医疗保障局，http：//ybj. zj. gov. cn/art/2019/11/21/art_ 1615796_ 40422468. html，2019 年 11 月 21 日。

DRGs 经验和临床专家团队的经验本土化，根据医保结算数据和病案数据，结合临床特点，与临床专家合作研究，先制定初步的疾病分组，再与医院进行多轮谈判，最终形成 595 个疾病分组。到 2018 年时，金华全市所有定点医疗机构住院全部采用“病组点数法”医保支付方式，形成疾病分组 634 个。

建立医保信息化管理系统，实现医保支付信息化、标准化、技术化、便利化。该系统由分组器、病案信息填报、病组反馈、基金结算等子系统构成。根据国际标准建立分组器，收集住院医保结算数据、病案数据，并将之划分为手术组（采用 ICD9 - CM - 3 编码）和非手术组（采用 ICD9 - 10 编码）两组进行统计，确定每个样本病例的病种。建立电子病历档案，进行网上病案信息填报。建立医疗服务智能监控系统，对事前信息查阅、事中诊间审核、事后智能审核等内容进行动态的病组反馈。2019 年，金华市全面开展全市统一的医保结算系统上线工作，提高了医保结算效率。

建立医保基金合理增长控制机制和“结余留用、超支承担”的激励约束机制，从数量付费向质量付费转变。金华市通过年初预算与全市医院总点数确定点数分值以及医保资金总额，并测算出每家医疗机构所分得的医保资金，结余医保基金的 85% 可留用，超过预算资金的部分则由医疗机构自行承担超支金额的 85%，由此各级医疗机构会主动降低实际发生的医疗成本，从数量付费向质量付费转变，优化定点医疗机构收入 - 成本结构。

建立医保费用月度预付与年度结算机制，实现弹性结算与精准付费。DRGs 付费管理实行医保基金月度预付与年度结算，本地和市内跨县域结算的医保基金月度预付比例为 90%，省内异地结算的医保基金按月全额预付。同时，采取了对新技术包容度较高的单独结算制度，通过专家联席评审和沟通谈判，对特殊病例进行必要的弹性单独结算，从而实现制度设计不限制治疗技术进步，提高定点医疗机构提质增效的积极性。①

① 邵一忠、陈翔：《推进金华市区医保支付方式改革》，婺城新闻网，http://jhwcw.zjol.com.cn/wcnews/system/2016/06/21/020526917.shtml，2016 年 6 月 21 日。

2. 精细管理：广西柳州市医保支付改革实践

广西柳州市从2002年开始到2015年基本完成了以总额控制为主的付费方式向按人头付费、按床日付费、按病种付费、DRGs付费等复合式付费方式的转变。在取得初步成效后，柳州市于2017年开始实行社会医疗保险付费总额控制，结合一系列配套措施，加强精细化管理、建立医疗保险智能审核平台、建立完善定点医疗机构医保医师数据库，将DRGs付费方式从三级医院逐渐延伸到二级、一级医院。柳州市的经验就在于科学分组并精准确定基准点数，此外将中医落实纳入DRGs付费系统，打破了中西医之间的诊疗壁垒，刺激中医的发展热情。

基于总额控制下实施DRGs相关分组的点数付费，逐步形成了针对不同医疗服务特点的基金点数化分配模式。参照各疾病诊断相关分组权重标准，建立不同疾病组医疗费用与权重之间的相对比价关系，换算出每个DRG组的点数，区域内医保基金按照病组点数进行分配，每月按照定点医疗机构服务点数预付住院医疗费用，年终根据全年统筹基金的实际收入，在扣除异地就医、门诊慢性病等支出后按照各机构全年所得点数结算，[①] 结余留用，超支自负。从2017年7月1日起，柳州市在职工医保所有住院定点医疗机构正式实施DRG点数管理；自2018年1月1日起，城乡居民基本医疗保险也纳入DRGs点数法管理。

加强总额预算管理，坚持“区域总额控制、分块预算、因势调整”的原则。柳州实行了区域总额预算，不再沿用针对某个单独机构的总额控制，提高了基金的使用效率，同时，对城乡居民和城镇职工的住院费用分为两个板块进行管理，从而确保各系统统筹基金支付结算和实际付费的安全稳定。[②] 考虑到医疗需求的不稳定性，柳州市建立预算调整规则来应对医疗需求的重大变化，即如果产生非常规医疗需求暴增或暴减，则向市人民政府申请增加预算或采用实际医疗总费用进行结算。

---

① 卢羡婷：《广西柳州探索医保DRGs点数法付费改革　半数医疗机构实现结余》，新华网，http：//www. xinhuanet. com/local/2017 -11/28/c_ 1122025083. htm，2017年11月28日。

② 廖藏宜、蓝志成：《柳州DRG - 点数法的政策机制、改革效果与核心经验》，《中国医疗保险》2020年第9期。

科学确定病组、基准点数与点数调整系数。柳州市根据每个病组的历史成本系数，参照国际通行标准，兼顾参保人员住院就医实际情况、技术难度、资源消耗等因素，同时也考虑不同级别医疗机构的医疗服务能力和收治病人的难度，完成疾病分组并确定点数，以此作为 DRG 打包定价的标杆均值，逐步实现“同城同病同治同价”。在 DRG 试点初期，柳州共确定了 603 个 CHS－DRG 细分组，到 2020 年时进一步优化为 955 个细分组。同时，为了更好地实现支付激励效果，柳州市在相同级别医疗机构和病组间设定统一的成本系数，因此医院之间形成了清晰的横向总点数和费用比较，通过支付工具的经济杠杆作用撬动各级医疗机构回归各自服务功能定位。①

合理确定支付标准，实行差异化支付方式，精准付费。柳州市根据年末清算的点值以及病例权重确定各个医院某 DRG 组的付费标准，同时还实行奖励支付、创新支付、疗效价值支付、倾斜支付、同病同价支付以及精细化支付等差异化支付方式，特病单议则应用于病例数少于 5 例的非稳定病组，以及无法入组和高倍率的病例，通过专家科学甄别、核准为合理部分的医疗费用予以点数追加。①

探索中医技术按疗效价值付费。自 2018 年 6 月 1 日起，柳州市在全国率先执行按病组分别付费、疗效价值付费的付费模式。随后新增 7 个病种按疗效价值付费，总共涵盖 13 个病组。对于传统中医治疗方法（技术）成熟、诊断明确、疗效评估简易、疗效与其他手术治疗相似的病种，柳州市将其疗法的点数调整为与相应手术组中点数相对应的组别，实现中医领域按病种分值、疗效价值付费。

建立医疗保险智能审核平台与医疗服务监督管理机制，保障改革成效。柳州市通过建立完善市定点医疗机构医保医师库和加强智慧医保建设，一方面，将监控从医疗机构服务行为延长到了医务人员服务行为，另一方面，进一步加强了事前事中和事后监控，从监控内容和监控主体两方面延长了监控

① 卢羡婷：《广西柳州探索医保 DRGs 点数法付费改革　半数医疗机构实现结余》，新华网，http：//www. xinhuanet. com/local/2017－11/28/c_ 1122025083. htm，2017 年 11 月 28 日。

链，监控体系覆盖更加全面。[①] 在智能审核、病案校验、DRG 分组、质量监控、政策改革效果评估方面，柳州市通过与第三方专业团队合作，用专业技术提高政策优化能力。[②]

3. 病种分值：宁夏银川市医保支付改革实践

宁夏银川市于 2015 年 1 月在全市各级各类医保定点医疗机构正式展开了以总额控制为基础、以病种分值付费为主的多元复合型住院费用支付方式改革。

进行病种编码与病种分值，全面推行按病种付费。银川市按病种分值付费的工作思路是逐步推进、逐步扩大。首先选择长期以来诊疗方案和出入院标准比较明确、诊疗技术相对成熟的病种作为基准病种并确定其分值，为全面展开改革奠定执行基础；[②] 使用 WHO 统一的 ICD－10 对病种进行编码，2015 年共确定了 1340 个病种，2016 年调整了 45 个病种分值，增加了 301 个病种及分值，对于费用异常病例及未列入《病种分值表》的病种也制定了病种分值标准。[③]

加强和规范医保基金预算管理，月预结算与年终决算相结合。按照“以收定支、收支平衡、略有结余”的原则，科学测算年度可供分配的统筹基金总额，住院可分配的统筹基金额度是在扣除风险储备金和特定支付方式的基金总额后的剩余资金，住院医疗费用可分配总额确定后，各医院的月度预结算则按照当月出院的参保病人分值总和及相应的等级系数计算，[①] 各医疗机构在年底将各自的总分值加起来除以年初预算的总金额即为每一分值所对应的价值，将这一价值乘以医院得分，再结合医院等级系数则可计算出年

① 《柳州市基本医疗保险支付方式改革实施方案（征求公众意见稿）》，广西柳州人力资源和社会保障局网站，http：//rsj. liuzhou. gov. cn/xwzx/tzgg/zhgg/202008/t20200820_ 1943465. html，2018 年 7 月 6 日。

② 《银川市人民政府办公厅关于印发〈银川市进一步深化基本医疗保险支付方式改革实施方案〉的通知》，银川市人民政府，http：//www. yinchuan. gov. cn/xxgk/bmxxgkml/szfbgt/xxgkml_ 1841/zfwj/yzbf/201807/t20180706_ 875529. html，2018 年 7 月 5 日。

③ 张博、刘涛、龚福玲：《总额控制下的按病种分值付费评价——基于银川市的实践》，《中国医疗保险》2016 年第 7 期。

终决算额。

建立支付比例激励机制并制定考核系数，促进定点医疗机构提质控费。建立支付比例激励机制，以住院分值达到病种分值的80%、100%、150%为划分数值，达到80%～100%视为服务较足，可按照100%计算分值、支付费用，存在结余留用；不足80%的，发生的费用由医保据实支付；费用在1.5倍以上的病例，其100%～150%的费用，由定点医院自负，超过病种分值150%以上的，经审核属于重大、疑难的因病施治费用，[①] 按实际情况补偿；未列入《病种分值表》的病例依据病历资料、诊断情况核定合理费用，再比照基准系数确定病种分值并折价90%，切实保障参保人群的权益。制定与医疗机构年度决算分值相关联的考核系数，定点医疗机构年度考核系数为所有考核指标的均值。

（二）地区医保支付改革的经验

总体而言，医保支付改革在各地的推进已经取得了相应的成效，也积累了宝贵的经验。

1. 多元协商：利益相关方协商制定总额预算确保基金可持续

我国医保支付体系已逐步从单一支付模式发展为复合式支付模式，部分地区已逐步实现总额预付制和按病种付费。针对技术上较为复杂、理念上区别于传统付费理念的按病种分值付费或按疾病诊断相关分组付费改革，需要利益相关方通过协商制定总额预算，通过科学测算确定年度基金预算，在保障人民群众就医需求的前提下，确保统筹基金安全可持续。

协商主体考虑多方需求，确定预算科学合理。在医保支付改革过程中，主要涉及医保经办机构、定点医疗机构和参保人等。医保经办机构的主要目标是控制医疗费用的不合理增长，保障基金安全，同时不断提高基金的使用效率；定点医疗机构则追求的是增加医疗机构的收入、提高医务人员的收入

① 张博、刘涛、龚福玲：《总额控制下的按病种分值付费评价——基于银川市的实践》，《中国医疗保险》2016年第7期。

水平以及保证医疗机构正常运营；而参保人则是在患病时，希望医疗费用能够得到合理报销。从三方的需求看，医保经办机构与参保人的目标基本一致，但定点医疗机构与医保经办机构之间存在一定的利益冲突，所以通过二者的协商沟通，充分考虑多方因素，对年度总额预算等关键指标达成一致认可，并签订医保费用结算协议，从而保证预算科学合理、服务执行有效。

协商内容涵盖医疗全过程，强化预算实践可行。协商内容涵盖诊疗、用药等医疗全过程，医保经办机构与定点医疗机构谈判协商决定病种的确定、医疗服务价格的确定方法、变异系数以及在诊疗过程中需要使用特殊耗材等方面的内容，让定点医疗机构主动控制成本，主动规避不规范用药等情况，强化支出预算在实际操作中的可行性，规范服务行为，提高医保基金的有效使用率。

建立协商谈判机制，制定科学付费标准。为了使有限的资金合理有序的得到应用，定点医疗机构和医保经办机构应建立具有包容性和科学性的谈判协商机制，加强有效沟通，激发改革合力。通过协商谈判确定不同环节的分配比例、各个部分的支出预算以及各种定额标准。除此之外，通过协商确定风险分担机制，对双方的责任进行沟通落实。医保经办机构和定点医疗机构通过对支出预算和支出标准等进行协商谈判，提升总额预算管理的科学性，以实现对医疗费用增长的整体控制，确保医保基金的安全和可持续。

2. 发展创新：因地制宜采用多元支付方式确保实际付费合理

“因地制宜”“从实际出发”“实行符合本地实际的医保支付方式”是《国务院办公厅关于进一步深化基本医疗保险支付方式改革的指导意见》（国办发〔2017〕55 号）中提出的总要求和基本原则。[①] 不同的医保支付方式适用于不同的医疗服务类型，各个支付方式的操作和技术有不同的要求和特点，因此，必须充分考虑各省份各统筹区的医保基金运行情况、管理服务能力、病例样本特点和治疗技术因素，积极探索适合本地区的支付方式，积

① 熊茂友：《改革要因地制宜》，《中国卫生》2017 年第 8 期。

极应用创新技术，推行符合本地区实际的医保支付方式。[①]

结合当地病例实际情况持续调整支付方案，实现多元、精准付费。由于各地病例的实际情况不同，需要根据病例以及医疗服务的特点，调整支付方案。例如，对主要的住院医疗服务按照病种、按疾病诊断分组付费，长期性、慢性病的医疗服务可按床日付费，创造性地设计本地支付组合，因“医”制宜地采用多元支付方式，做到合理、多元、灵活、精准付费。

特殊病例做独立付费方案，增强支付方案实用性。对于急重症入院、在医保经办机构备案的新技术项目、住院费用极高、住院时间长、均以手术为主要治疗手段的转科患者、其他治疗复杂和事先申请经医保机构核准的其他情形及病例，做单独的付费方案来增强支付方式的实用性。地方试点要加强特病单议机制的构建，对治疗复杂的特殊病例及时展开分析，避免对医院的补偿成本不合理，避免损伤人民群众的人身健康和经济财产。同时要建立健全的特病申报流程和审核规则，确保超支费用是应由医保分担的合理诊疗费用。

3. 监督考核：医疗质量与医保付费双监管确保改革方向统一

支付方式的顺利运行，除了要有适合的医保支付制度外，还需要有效的监管制度，通过明确支付改革的监管规则、监管内容以及监管目标，确保医保制度的可持续发展。

完善监督考核制度体系，加强医保费用和医疗行为双监管。随着 DRGs 的推进，通过引入第三方评估机构和单独设立评估机构，完善监督评估体系，可有效监督医院、医生的医疗行为，同时，建立绩效考核制度，对医务人员的服务质量进行考评，并将考核结果与绩效挂钩。监管内容扩展为对医保费用和医疗行为的双监管，通过重点查处医疗机构分解收费、超标准收费、重复收费、套用项目收费、不合理诊疗及其他违法违规行为，加强对医疗机构的行为监控以及医务人员医疗服务行为的监管，对出现推诿危重疑难

---

① 《国务院办公厅关于进一步深化基本医疗保险支付方式改革的指导意见》，中华人民共和国中央人民政府，http：//www. gov. cn/zhengce/content/2017 - 06/28/content_ 5206315. htm，2017 年 6 月 28 日。

病患等不合理现象的医疗机构进行惩处，并在支付体系完善的过程中对此类问题做针对性整改。

监管目标遵循效率和质量导向，提升支付改革监管效果。监管重点从单纯的粗放式费用控制逐步转向“科学控费”，即同时实现控制医疗费用不合理增长和促进医疗服务质量提升的双重目标。单一的总额预算在一定程度上控制了医疗费用的不合理增长，但医疗机构在预算超标后可能会被动采取推诿病人和降低服务质量等对策，而随着医保支付从总额预算向多元复合支付方式转变，尤其是 DRGs 的推广，通过对病组打包付费规范医疗业务、树立医务人员成本理念、避免过度诊疗、大检查、大处方等，调动医疗机构主动控费的积极性。① 同时，提高医保基金的使用效率，形成合理的支出结构，而 DRGs 付费方式也催生了临床路径、全面质量管理等一些先进的医疗质量管理方法，实现了在控制医疗费用的同时保证医疗质量。

四　医保支付改革完善与优化建议

医保支付方式改革不是一蹴而就的，我国医保支付方式改革经历了政策扩散与政策创新的渐进式探索、螺旋式上升的过程。面对新时代的新发展环境，医保支付方式还需要通过总结改革规律，结合客观实际，探索适宜国情的改革节奏，加强各统筹区基础建设，均衡医保发展，并完善配套政策体系，实现付费效率和结构优化的同时，也要保证医疗服务质量，既要创新改革政策，也要创新技术应用，提升改革效能。

（一）因地制宜推进各统筹区试点，渐进式对接 DRG 付费

由于我国各统筹区医保基础不同，在基金分布和技术管理上具有不均衡性和发展不充分性，且各地区改革进展不一，部分统筹区先行探索 DRG 付

① 胡京：《着力构建“四大体系”推进医保法治建设》，《中国医疗保险》2018 年第 10 期。

费和 DIP 付费试点已有成效和本地经验，部分统筹区初步进入 DIP 付费试点，部分地区还未正式进入改革试点。因此，各统筹区应结合本地实际情况，因地制宜地开展医保支付方式改革。先行试点地区可在试点基础上根据国家方案的要求，进一步完善支付标准、分组方案、技术监管等内容，符合条件的统筹区可直接步入 DRG－PPS 付费；已探索并实施多年按病种分值付费的统筹区在基础完善的情况下可对接 DRG 点数法付费；经验不足、技术不够完善的统筹区仍需积累基础，逐步展开按病种分值付费，并完善配套政策体系，打好基础，逐步向 DRG 付费过渡。①

（二）注重医保－医院协商谈判，完善医保支付体系建设

医保支付方式的设计应由医院和医保部门共同参与，建立平等公开的协商谈判机制，基于历史数据和客观情况，就病种目录、病种分组、病种分值、权重系数等方面进行充分沟通，咨询专业人士及医疗专家意见，确保实施方案的科学性和有效性，考虑各方真实、迫切需求，并协调利益，统一对医保支付体系的认识。各地试点过程中，要特别注意地区特殊病例，完善特病单议机制，医院和医保部门需要科学、及时地对特殊病例展开研究，精确治疗成本，真实反映资源消耗水平，真实补偿医疗机构成本。

（三）完善支付方式改革配套政策体系，协同推动改革深化

目前，要突破医保支付方式改革推进过程中的瓶颈，需要更加注重通过支付激励来促成医疗机构的竞争与合作。实行区域基金总额预算管理，基于医保基金预算总额，对区域内医共体进行打包支付，基于利益联合，倒逼医疗机构提高医疗服务能力。落实分级诊疗推进中的各项资源配置，切实提高基层医疗服务能力，同时也要弱化医疗机构分级定价，避免基层机构随着达标升级而带来医保支出被动增长，确保医保基金的安全、平衡、可控。②

① 廖藏宜：《统筹地区试点病种分值付费必读》，《医药经济报》2020 年 10 月 29 日，第 F03 版。

② 秦永方：《DRG DIP“双雄逐鹿”大趋势》，中国网医疗频道，http：//med. china. com. cn/content/pid/203192/tid/1026/iswap/1，2020 年 9 月 14 日。

同时，要依据最新出台的《医疗保障基金使用监督管理条例》，明确各机构、各主体、各环节的法律责任，对违法违规行为进行规制，合法合规地使用医保基金，从而更精准更合理地在各地区和各级医疗机构间配置医保资金和监管资源。

（四）加强大数据人工智能技术应用转化，提升支付方式改革精细化水平

通过大数据、流程再造形成医保支付和临床医疗情况、满意度情况挂钩的自反馈系统，不断校正支付制度中细节过程的设计，利用行政数据和临床数据审核医保行为、评估医疗服务质量，提升医疗水平，确保基金安全，优化医疗资源在部门、地域、层级、病种等方面的分配，对患者就医的医疗片段展开细化分析，调整医保报销目录，完善医保支付方式，控制医疗成本，借助大数据技术的自动化、智能化弥补现有经办力量不足的短板，创新支付方式，提升医保精细化管理，深入挖掘医保数据，对纵向变化和横向差异进行可视化输出，对医保历年数据变化情况与基金筹资、基金结余、基金支付流向、就医总人次、住院就医流向等数据进行结合，评估医保改革实施绩效，根据医院级别，对各经办分中心的支付情况进行排名公示，督促各经办机构加强对辖区内定点医疗机构的有效管控。①②③

（五）基于价值医保，推动支付改革因应性

就卫生资源投入产出、医疗费用、医疗服务效率、医疗质量等方面所暴露出的问题做以价值为导向的分析，才能真正促进医保支付方式在医疗服务体系的评价、奖惩、激励作用，从而提高服务质量、改善患者体验、控制医

① 翟绍果、陈兴怡：《大数据在医疗服务与医保治理中的应用——基于数据技术、网络形态和政策支持的向度》，《江汉学术》2018 年第 3 期。

② 黄德斌、秦佳佳、毛勇全：《发挥医保数据监测和警示作用的创新之路——基于成都市医保大数据挖掘的实践》，《中国医疗保险》2017 年第 5 期。

③ 克瑞莎·泰勒：《医疗革命：大数据与分析如何改变医疗模式》，刘雁译，机械工业出版社，2016。

疗费用，即发挥医保的经济杠杆作用，医疗服务供给方根据业绩和健康结果产出获得服务报酬，[①] 形成以价值为导向的医保支付模式。

医保的价值支付直接体现为按绩效付费，绩效付费既体现了服务价值和公平合理，也能控制医疗费用不合理增长。而实践中，二者互为因果、互相成就，因此，应强化提升医疗服务质量和控制医疗费用的双重目标。在我国各省份现有的多元复合支付的基础上，应避免只控费而忽视医疗服务质量的问题，将价值考量纳入支付体系。但是，目前我国按价值付费还尚在启蒙阶段，正在试点的按价值付费项目大多存在医疗质量评价体系不完整的缺陷，[②] 科学的质量评价指标和绩效考核方法能全面完整地反映医疗服务体系的质量和绩效。因此，应以患者为中心，从多领域、多层次设置医保按价值付费的考核体系，在治疗环节的指标选择上应强调治愈情况，设置体现医疗服务增进的创新、成就等指标，鼓励医疗服务机构自我提升。基于医保价值付费推动支付改革因应性，还需要专业、专门机构的引导和管理，因而应设置专项部门负责、统筹医保价值付费模式的构建、推广和更新。具体来看，如何评估医疗服务模式，如何衡量按价值支付方式及模型的有效性，如何进行测试和监督，如何进行支付方式的识别和更新，以及如何促进成功模式的传播等，均需要具体部门进行规划来实现落地。

---

① Gosfield, A. G. , and Reinertsen, J. L. , "Paying Physicians for High - Quality Care," *The New England Journal of Medicine*350 (18), 2004.

② 王思敏、徐伟、崔子丹等：《价值医疗导向的医保支付方式初探——以中美典型按价值付费项目为例》，《卫生经济研究》2019 年第 2 期。

B.4
中国医保异地就医直接结算发展报告（2021）

王　琬*

摘　要： 在基本医疗保险制度处于地区分割统筹且统筹层次偏低，同时医疗卫生资源分布不合理的情形下，由于人员流动及疾病治疗的需要，一部分患者往往需要到超出统筹区域的外地就医，而医保结算的不便直接影响了患者的异地就医行为，成为损害其医保权益的重要因素，因此，推进基本医保异地就医直接结算服务是全面深化医疗保障制度改革的重要目标。本文分析了异地就医直接结算的形成背景与发展历程，异地就医直接结算的政策体系、运作方式、实施现状和实践效果，并提出进一步调整、优化和完善的建议，包括不断提高医保经办服务水平，持续深化医疗保障制度改革，积极推进医疗服务体系改革，加快医保标准化、信息化建设。

关键词： 医疗保险　异地就医　直接结算

一　导语

长期以来，我国基本医疗保险制度处于地方分割统筹状态（目前国家

* 王琬，博士，对外经济贸易大学副教授，研究领域为医疗保障与卫生经济；肖文禧、秦碧柔协助整理资料。

医疗保障局明确表示到2022年全面做实市级统筹），但城乡之间、地区之间的医疗卫生资源布局极不均衡。一方面，人员的高流动性使一部分患者不得不在参保地之外的地区就医或购药；另一方面，因疾病治疗的需要，一些患者不得不到统筹区域外的城市看病、购药。这些异地就医往往因治疗行为发生地超越了医保统筹区域而存在医疗费用直接结算难的现象，并因各地医保政策不统一、信息系统不共享而直接影响着患者的医保权益落实。因此，人民群众一直期盼着切实解决好异地就医的医保直接结算问题。党的十八大以来，国家日益重视异地就医直接结算问题的解决，虽然初期进展不大，但2018年以来特别是2020年以来，国家明显加快了推进异地就医直接结算步伐，并在政策与技术方面采取了有效行动，成为全面深化医疗保障制度改革中的一项重要进展。

表1反映了国家对异地就医直接结算的关注与推进情况，由于这一改革在《政府工作报告》和国务院常务会议中被多次提及，因而又被称为“总理工程”。

表1　异地就医直接结算改革的推进情况

时间	会议/事件	相关内容
2014.03.25	国务院常务会议	提出建立医疗信息化系统，推动异地就医即时结算。
2015.03.05	第十二届全国人民代表大会第三次会议《政府工作报告》	基本实现居民医疗费用省内直接结算，稳步推行退休人员医疗费用跨省直接结算。
2016.03.05	第十二届全国人民代表大会第四次会议《政府工作报告》	加快推进基本医保全国联网和异地就医结算，并要求要用两年时间建立异地就医全国联网工程。
2016.04.06	国务院常务会议	明确要推进基本医保全国联网和异地就医结算。
2017.03.05	第十二届全国人民代表大会第五次会议《政府工作报告》	符合规定的省内异地就医住院费用可直接结算。
2017.03.28	全国医改工作电视电话会议	进一步深化医疗、医保、医药联动改革，办好全国医保信息联网、异地就医住院费用直接结算等惠民实事。

续表

时间	会议/事件	相关内容
2017. 10. 09	国务院常务会议	继续扩大联网定点医疗机构范围，逐步纳入更多基层医疗机构，加快研究解决外出农民工和“双创”人员跨省异地住院费用结算问题；加快医疗保险信息系统对接共享和整合，推行医保智能审核和实时监控，严格异地就医费用监管，引入商业保险，提高异地就医集中地区医保经办服务能力；运用移动终端、互联网等，加大对异地结算政策规定和办理流程的解读力度。
2018. 03. 05	第十三届全国人民代表大会第一次会议《政府工作报告》	进一步扩大跨省异地就医直接结算范围，把基层医院和外出农民工、外来就业创业人员等全部纳入。
2018. 08. 22	国务院常务会议	将跨省异地就医直接结算定点医疗机构的重点放在基层，确保2018年底前每个县级行政区至少有1家定点医疗机构，加快推动网上直接结算。
2019. 03. 05	第十三届全国人民代表大会第二次会议《政府工作报告》	抓紧落实和完善跨省异地就医直接结算政策，尽快使异地就医患者在所有定点医院能持卡看病、即时结算，切实便利流动人口和随迁老人。
2019. 05. 22	国务院常务会议	对社会办医在基本医保定点、跨省异地就医直接结算上与公立医疗机构一视同仁，使更多社会办医进入基本医保和异地结算定点。
2020. 05. 22	第十三届全国人民代表大会第三次会议《政府工作报告》	明确2020年将开展门诊费用跨省直接结算试点工作。
2020. 09. 17	国务院常务会议	确定就医备案结算等事项的异地办理在2021年底前实现。

资料来源：根据公开政务资料整理。

从表1可以看出，2014年以来，国务院对异地就医结算难问题高度重视，2018年后更明确了适用人群与医疗机构范围，特别是2020年将门诊费用跨省直接结算列入政策目标，并将就医备案结算等事项实现异地办理的完成时间表定在2021年底前，无疑是对人民群众高度关注的异地就医问题做出的直接政策回应。因此，在全面深化医疗保障制度改革中，将实现医保异地就医直接结算作为政府公共服务均等化的体现，不仅直接关系到人民群众的就医权与医保权的全面落实，也是倒逼医疗保障制度改革、推动城乡一体化的重要政策工具，因而具有重要的民生意义乃至政治意义。

二 异地就医直接结算的形成背景与发展历程

（一）异地就医直接结算的形成背景

异地就医难这一问题的长期存在，是多种因素造成的结果，而基本医疗保险长期处于地方分割统筹状态且统筹层次偏低，同时医疗卫生资源分布不均衡是直接原因；人口流动的常态化，特别是老龄化背景下异地养老需求的增加，则使解决这一问题的重要性进一步提高。

1. 基本医保统筹层次偏低

异地就医结算难是基本医疗保险地区分割且统筹层次低的必然结果。由于自1990年代启动的医疗保险改革是地区试点先行，再逐渐推广，因而形成了各地医疗保险以县（市、区）为单位进行管理的状况。各统筹地区在经济水平、人口结构、基金运行以及医疗资源等方面均存在较大的差异，从而导致各地医保目录不统一，也导致各地医保筹资和报销政策不尽相同。当参保人在其本人所在统筹地区内的定点医疗机构就诊时，只需向医疗机构支付个人自付费用，医保统筹范围内的费用则由当地医保经办机构与医疗机构定期结算；而当参保人到参保地区之外就诊时，则需要先行垫付所有医疗费用，再回到其参保地区内的医保经办机构报销。在这一过程中，参保人不仅面临着烦琐且耗时较长的各项手续，更承受着较大的资金垫付压力。

以县为统筹单位时，出县看病即为异地就医；市级统筹时，出市看病为异地就医；省级统筹时，跨省看病为异地就医。由此可见，统筹层次越低，异地就医现象就会越普遍。当做实市级统筹或者实现省级统筹后，异地就医现象虽然会大幅度减少，但总归会有一部分群体存在异地就医需要，因此，为全面落实医疗保障制度的保障目标和实现参保人的医保权益，必须解决好异地就医费用的直接结算问题。

2. 医疗卫生资源配置失衡

医疗卫生资源配置失衡，城乡之间、地区之间差距甚大是一个客观事实，而基本医疗保险的地区分割统筹格局又将参保人的医保权益局限在了所属统筹区域内，具体表现为医疗卫生资源匮乏地区的居民很难以更低的就医成本、更便利的就医形式享受到统筹区域外更优质的医疗卫生资源。换言之，医疗卫生资源配置失衡导致的异地就医行为，进一步突出显现了基本医保地区分割统筹且统筹层次偏低的局限性。

我国医疗卫生资源存在区域之间配置失衡的状况。近年来，虽然随着全国医疗卫生资源的供给持续增加，医疗服务能力和医疗服务效率不断提高，但区域间经济发展的不平衡及城市行政等级差异等因素所引致的医疗卫生资源分布不均衡的问题仍影响着患者的就医选择。截至 2020 年 6 月底，全国医疗卫生机构总数为 101.6 万家，其中医院数量为 3.4 万所。按医院级别划分，东部地区的三级医院数量为 1097 所，中部和西部仅为 602 所和 705 所。① 2019 年，全国异地就医患者跨省流出比例最高的前 5 个省份依次为西藏、安徽、内蒙古、河北、甘肃；而患者流入前 5 位分别为上海、北京、江苏、浙江、广东。② 可以看到，异地就医患者的流出地区主要集中在中西部，而流入地区则主要集中在东部。在同一个省份内，不同地市的医疗卫生资源分布也极不均衡，省会城市及其他大城市通常拥有更好的医疗卫生资源，而落后地区则鲜有高水平的医疗卫生服务，这使得省内跨地市就医现象更加普遍。

3. 人口流动规模大且已呈常态化

基本医疗保险地区分割统筹背后隐藏着的逻辑之一是人口的固化管理，但改革开放后形成的人口高流动性必然极大地催生异地就医服务的需求。20 世纪 80 年代户籍制度放松后，随着城镇化进程的推进和经济发展

---

① 国家卫生健康委员会编《中国卫生健康统计年鉴 2020》，中国协和医科大学出版社，2020，第 11 页。

② 国家卫生健康委员会编《2019 年国家医疗服务与质量安全报告》，科学技术文献出版社，2020，第 5 ~ 13 页。

水平的提高，经济发展重心不断转移，社会人口迁移流动加剧，省际人口交互愈发频繁，人口流动与人户分离现象日益常态化。第七次全国人口普查数据显示，全国流动人口达3.76亿人，占全国总人口的26.03%，人户分离人口近5亿人。[①] 伴随着人口流动的大规模化、常态化，相应的，异地就医需求也日益增加。以农民工群体为例，2020年，全国农民工总量为28560万人，其中，外出农民工数量高达16959万人。[②] 此外，城市间的流动人口也日益增长。这些群体往往会前往经济更发达的地区工作生活，生病时通常都会在其工作生活所在地区就近就诊，但由于基本医疗保险的地区分割统筹，且居民医疗保险以户籍为参保依据，他们的医疗费用一般需要返回到参保地才能报销。可见，当人口高流动性与人户分离现象常态化且不可逆转时，不解决好医保异地就医费用直接结算问题，便不可能切实保障患者的医疗保障权益。

4. 老年流动人口增多

第七次全国人口普查结果显示，我国65岁及以上人口为19064万人，约占全国总人口的13.5%，[③] 老年抚养比上升至19.7%。老年人口与异地就医的关系主要涉及养老模式的转变和老年人群医疗服务需求的变化。当前，我国仍以家庭养老为主，主要由子女等家庭成员承担对老年人的赡养义务，如果子女在异地工作，有些老年人会前往子女工作地区与其一起生活，因此老年群体逐渐成为流动人口中的一个特殊群体。相较于年轻人，老年人的患病率通常更高，对医疗服务的需求相对也更大，这就要求我国医疗保障和卫生服务体系保障能力的相应提高。目前，这一群体仍主要在其户籍所在地参保，但生病时一般选择就近就医，而他们的就医费用还要回到原参保地报销。异地生活的老年人数量快速增加，再加上其相应的疾病导致的经济负担

---

① 《第七次全国人口普查公报（第七号）》，国家统计局，http://www.stats.gov.cn/xxgk/sjfb/zxfb2020/202105/t20210511_1817202.html，2021年5月11日。

② 《中华人民共和国2020年国民经济和社会发展统计公报》，国家统计局，http://www.stats.gov.cn/tjsj/zxfb/202102/t20210227_1814154.html，2021年2月28日。

③ 《第七次全国人口普查主要数据情况》，国家统计局，http://www.stats.gov.cn/ztjc/zdtjgz/zgrkpc/dqcrkpc/ggl/202105/t20210519_1817693.html，2021年5月11日。

较大，异地就医直接结算的需求更加强烈。因此，养老模式的转变和医疗服务需求的变化，也对异地就医直接结算服务提出了要求。

（二）异地就医直接结算的发展历程

我国异地就医直接结算政策从地方自发探索到中央全面推进，结算范围从住院逐渐覆盖到门诊，结算区域从省内逐渐扩展到省间，经历了一个渐进的过程，近年来取得了实质性进展。

1. 异地就医直接结算服务的地方探索阶段（2016年之前）

在全国性异地就医直接结算政策实施之前，各地主要通过垫付报销方式解决异地就医费用结算问题。经过1994年“两江医改”到1998年全面建立城镇职工基本医疗保险制度，我国户籍制度放松引致的大量流动人口异地就医需求增大。1999年，劳动和社会保障部发布《关于印发加强城镇职工基本医疗保险费用结算管理意见的通知》，首次明确异地就医费用采取垫付报销制，以解决异地就医结算问题。2009年，国务院针对异地就医结算难引发的社会热议，在医改方案中提出了“以异地安置的退休人员为重点”的若干指导意见，以改进异地就医结算服务。[①] 此后，各地在医改方案的指导下开始探索改善异地就医服务的方向。2010年到2013年，各省份主要围绕“异地安置退休人员”异地就医即时结算的问题，通过统收统支或调剂金的方式推动地市级统筹，基本解决了市内异地就医的结算问题。2014年到2015年是省内异地就医直接结算服务的探索时期。[②] 2014年，为加快解决省内异地就医即时结算问题，人力资源和社会保障部等三部门发布《关于进一步做好基本医疗保险异地就医医疗费用结算工作的指导意见》，并设定了异地结算服务工作的短期目标，要求在“2015年，基本实现省内异地住

① 《关于深化医药卫生体制改革的意见》，中华人民共和国中央人民政府，http://www.gov.cn/test/2009-04/08/content_1280069.htm，2009年3月17日；《国务院关于印发医药卫生体制改革近期重点实施方案（2009~2011年）的通知》，中华人民共和国中央人民政府，http://www.gov.cn/zwgk/2009-04/07/content_1279256.htm，2009年4月7日。

② 福建省早在2006年2月就率先设立了全省医保系统异地结算中心，是国内最早实现省内异地就医联网结算的省份。

院费用直接结算，建立国家级异地就医结算平台”。这一时期，各地积极推进省内异地就医直接结算服务工作，在此期间建设的省内医保联网系统为以后的跨省异地就医直接结算工作奠定了一定的信息技术基础。

2. 政策形成阶段：跨省异地就医直接结算起航（2016～2018年）

跨省异地就医直接结算经历了地方自发探索到中央全面推进的发展过程。异地就医结算难的问题不仅在省内存在，更发生在省份之间，推进跨省异地就医直接结算是解决异地就医难的必然步骤。地方自发探索跨省直接结算的时间可以追溯到2009年，部分省份在积极推动省内医保信息系统联网结算的同时，开始探索建立跨省（区域）协作机制。其中较为典型的有海南、山西等6省份于2009年签订的《异地就医结算合作协议》，以及同年上海、浙江7市、江苏8市共同签署的《长江三角洲城市合作（湖州）协议》中相关的异地就医合作专题。2015年起，中央决定以农民工、退休职工等群体为重点，选择部分省份进行跨省异地就医直接结算试点。此外，新农合跨省就医费用核查和结报试点工作也开始在部分统筹地区展开。

2016年，跨省异地就医直接结算工作在全国范围内启动，国家异地就医结算平台建设也进入到快速发展阶段。2016年初，国家“十三五”规划发布，明确提出要加快推进基本医保全国联网和异地就医直接结算；2016年12月，国家异地就医结算平台结算子系统进入试运行；2017年1月，全国异地就医结算平台在海南实现首例结算；2017年9月，全国所有统筹地区全部接入国家异地就医结算系统并实现联网运行，符合规定的省内和跨省异地住院费用实现直接结算；2018年国家医疗保障局组建后，异地就医工作在人群的覆盖面、经办手续的简化等方面都得到了进一步推进。这一阶段，跨省异地就医直接结算主要以住院费用为对象，经历了地区间自发合作、国家小范围试点到中央全面推动快速发展的过程，在覆盖范围、覆盖人群、经办流程简化等方面都取得了一定的成果。特别是异地就医直接结算系统的建成，标志着全国范围内的直接结算工作迈上新的台阶。

3. 政策推进阶段：门诊异地就医直接结算工作启动（2018年至今）

在住院部分异地就医费用直接结算服务工作体系逐渐成熟之后，门诊直接结算工作也从2018年开始推进。流动人口中特殊慢性病患者的门诊就诊频次远高于住院，因此，在住院费用异地就医直接结算得到满足后，门诊异地就医直接结算的呼声渐起。然而，与住院直接结算不同，门诊直接结算工作的难度更大。除了统筹区域间政策、保障水平、“三大目录”的不一致，门诊与住院最大的区别是就医结算频次高、结算量大、次均费用较低，将其纳入直接结算服务范畴会大幅增加医保经办机构的结算工作量。在全国异地就医结算平台未投入使用之前，难以突破门诊异地就医直接结算工作的技术瓶颈。直到2018年，在国家跨省异地就医住院医疗费用直接结算系统实现全国覆盖的基础上，长三角地区于2018年9月开始试运行门诊跨省就医联网结算。随后，西南五省份、京津冀地区门诊费用直接结算试点工作也于2019年12月先后启动。

2020年9月30日，国家医疗保障局、财政部发布《关于推进门诊费用跨省直接结算试点工作的通知》，提出要在京津冀、长三角地区、西南五省份异地就医门诊费用直接结算的试点经验上，进一步拓展试点地区范围，探索建立全国统一的门诊费用跨省直接结算机制。2021年2月1日，国家医疗保障局再次发文，决定联通上述12个先行试点地区的普通门诊费用跨省直接结算服务，并新增山西等15个试点省份。至此，以全面覆盖住院医疗服务与门诊医疗服务为目标，跨省就医费用直接结算在全国范围内进入了全面推进阶段。

三 异地就医直接结算的实施情况

（一）异地就医直接结算的政策体系

我国已经初步形成了异地就医直接结算的政策体系，即以2010年颁布的《中华人民共和国社会保险法》为基本依据，各相关部门据此制定具体政策（见表2），各统筹区域部署开展异地就医直接结算服务的具体工作。法律层面，《中华人民共和国社会保险法》第三章第二十九条规定“社会保险行政部门和卫生行政部门应当建立异地就医医疗费用结算制度，方便参保人员享受基本医疗保险待遇”，从法律角度明确了要建立参保人员异地就医即时结算制度。2016 年是异地就医直接结算政策发布的密集期，异地就医直接结算成为“总理工程”。2016 年 10 月发布的《“健康中国 2030”规划纲要》及其后各相关部门出台的具体政策，推动了异地就医费用直接结算的进程。2020 年 2 月，中共中央、国务院发布《关于深化医疗保障制度改革的意见》，这一深化医改的纲领性文件提出，要适应人口流动需要，加快完善异地就医直接结算服务。随后，国家医疗保障局出台多项政策性文件，使异地就医直接结算政策不断完善，各统筹区域间的待遇保障差异逐渐缩小，参保人的基本医疗保障权益得到进一步满足。

表 2　异地就医直接结算相关政策列表

层级	发文时间	文件名称（及发文号）	发文部门
法律	2010. 10. 28	《中华人民共和国社会保险法》	全国人大常委会
法规	2009. 03. 17	《关于深化医药卫生体制改革的意见》（中发〔2009〕6 号）	中共中央、国务院
	2013. 07. 18	《深化医药卫生体制改革 2013 年主要工作安排》（国办发〔2013〕80 号）	国务院办公厅
	2016. 01. 12	《关于整合城乡居民基本医疗保险制度的意见》（国发〔2016〕3 号）	国务院
	2016. 10. 25	《“健康中国 2030”规划纲要》	中共中央、国务院
	2017. 01. 09	《“十三五”深化医药卫生体制改革规划》（国发〔2016〕78 号）	国务院
	2020. 02. 25	《关于深化医疗保障制度改革的意见》（中发〔2020〕5 号）	中共中央、国务院
部门规章	2009. 12. 31	《关于基本医疗保险异地就医结算服务工作的意见》（人社部发〔2009〕190 号）	人力资源和社会保障部、财政部
	2014. 11. 18	《关于进一步做好基本医疗保险异地就医医疗费用结算工作的指导意见》（人社部发〔2014〕93 号）	国家卫生计生委、人力资源和社会保障部、财政部

续表

层级	发文时间	文件名称(及发文号)	发文部门
部门规章	2015.01.09	《关于做好新型农村合作医疗跨省就医费用核查和结报工作的指导意见》(国卫基层发〔2015〕46号)	国家卫生计生委、财政部
	2016.05.26	《全国新型农村合作医疗异地就医联网结报实施方案》(国卫基层发〔2016〕23号)	国家卫生计生委、财政部
	2016.12.08	《关于做好基本医疗保险跨省异地就医住院医疗费用直接结算工作的通知》(人社部发〔2016〕120号)	人力资源和社会保障部、财政部
	2016.12.08	《基本医疗保险跨省异地就医住院医疗费用直接结算经办规程(试行)》	人力资源和社会保障部、财政部
	2016.12.13	《关于做好基本医疗保险跨省异地安置退休人员备案工作的通知》(人社厅函〔2016〕478号)	人力资源和社会保障部办公厅
	2016.12.16	《关于加快推进跨省异地就医结算系统建设的通知》(人社厅发〔2016〕185号)	人力资源和社会保障部办公厅
	2016.12.19	《关于进一步加强基本医疗保险异地就医监管的通知》(人社厅函〔2016〕488号)	人力资源和社会保障部办公厅
	2017.02.13	《关于开展城乡居民基本医疗保险(新型农村合作医疗)跨省就医结报服务框架协议签署工作的通知》(国卫办基层发〔2017〕6号)	国家卫生计生委办公厅
	2017.12.29	《关于规范跨省异地就医住院费用直接结算有关事项的通知》(人社厅发〔2017〕162号)	人力资源社会保障部办公厅、财政部办公厅
	2018.07.06	《关于做好2018年城乡居民基本医疗保险工作的通知》(医保发〔2018〕2号)	国家医疗保障局、财政部、人力资源和社会保障部、国家卫生健康委
	2018.09.30	《医疗保障扶贫三年行动实施方案(2018~2020年)》(医保发〔2018〕18号)	国家医疗保障局、财政部、国务院扶贫办
	2019.04.26	《关于做好2019年城乡居民基本医疗保障工作的通知》(医保发〔2019〕30号)	国家医疗保障局、财政部

续表

层级	发文时间	文件名称(及发文号)	发文部门
部门规章	2019. 05. 20	《关于切实做好2019年跨省异地就医住院费用直接结算工作的通知》(医保发〔2019〕33号)	国家医疗保障局、财政部
	2019. 09. 05	《关于加强医疗保障系统行风建设的通知》(医保发〔2019〕50号)	国家医疗保障局
	2020. 04. 23	《关于高质量打赢医疗保障脱贫攻坚战的通知》(医保办发〔2020〕19号)	国家医疗保障局办公室、财政部办公厅、国家卫生健康委办公厅、国家税务总局办公厅、国务院扶贫办综合司
	2020. 06. 10	《关于做好2020年城乡居民基本医疗保障工作的通知》(医保发〔2020〕24号)	国家医疗保障局、财政部、国家税务总局
	2020. 09. 30	《关于推进门诊费用跨省直接结算试点工作的通知》(医保发〔2020〕40号)	国家医疗保障局、财政部

资料来源：根据公开政务资料整理。

（二）异地就医直接结算的运作方式

异地就医直接结算分为住院医疗费用直接结算和门诊医疗费用直接结算，本小节主要从保障对象、备案管理、就医流程、费用结算及费用清算等五个方面对异地就医直接结算的运作方式进行介绍。[①] 其流程和相互之间的关系可参见图1。

1. 保障对象

住院异地就医直接结算的保障对象包含四类人群：退休后在异地定居并且户籍迁入定居地的异地安置退休人员、符合参保地转诊转院规定的转诊转院人员、在异地居住生活且符合参保地有关规定的异地长期居住人员、用人单位派驻异地工作且符合参保地有关规定的常驻异地工作人员。与住院不

① 本部分参考人力资源和社会保障部、财政部2016年联合印发的《关于做好基本医疗保险跨省异地就医住院医疗费用直接结算工作的通知》（人社部发〔2016〕120号），2020年9月28日国家医疗保障局、财政部联合印发的《关于推进门诊费用跨省直接结算试点工作的通知》（医保发〔2020〕40号）。

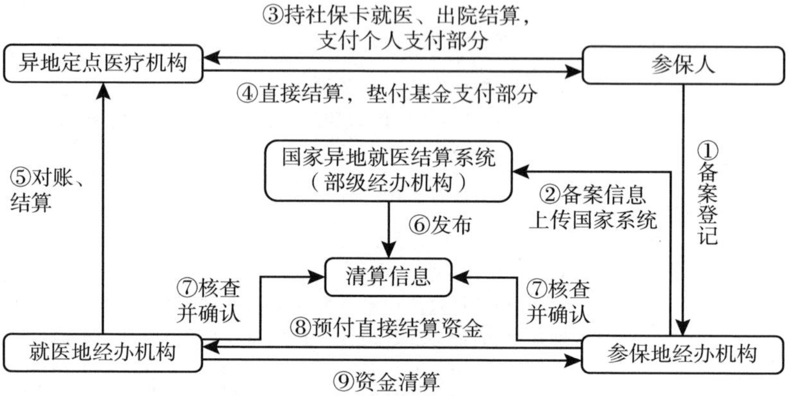

图1　跨省异地就医直接结算流程

同，门诊异地就医直接结算除了包含上述四类人员外，还包括了其他符合参保地规定的异地门诊就医及药店购药人员。

2. 备案管理

备案登记是参保人员进行异地就医的第一步。按照规定，符合异地就医规定的参保人员在进行异地就医之前，需先向参保地经办机构提出申请，经办人员收到申请后，引导申请人填写生成《xx省（区、市）跨省异地就医登记备案表》，备案信息主要包括申请人的个人基本信息、备案原因和就医地点等。备案完成后，相关资料即上传国家医疗保障局，形成全国异地就医人员库，以供全国联网的定点异地结算医疗机构实时共享信息。对于门诊跨省异地就医直接结算，如果患者已办理异地就医住院费用直接结算相关手续，可直接开通异地普通门诊直接结算服务，无须另行备案；但需要进行异地门诊慢特病就医的患者，仍需提前办理备案登记。建立全国统一的异地就医备案管理系统，将备案作为跨省异地就医直接结算的前置条件，目的是提高患者异地就医的便捷性和成功率。

3. 就医流程

备案完成后，异地就医参保人员可持社会保障卡前往定点医疗机构就医和购药。对于异地住院人员，定点医疗机构在对住院人员的信息进行审核后，直接为其办理入院手续。在就医流程的办理上，异地就医和本地就医无太大差别，基本流程都是“办理入院、支付押金、办理出院、即时结清医保费用”，异地就医参保人员在治疗期间可享受与本地参保人员相同的待遇。对于门诊异地就医，参保人员除使用社会保障卡以外，还可以凭借定点机构的电子凭证、居民身份证享受就医与购药服务。需要指出的是，无论是住院异地就医还是门诊异地就医，参保人员均需前往定点医疗机构。定点医疗机构由各省份按规定开通并接入国家系统，实现全国联网，以保证参保人员在就医过程中，就诊与结算信息能得到及时的上传、审核与反馈。定点医疗机构的新增、取消或服务中止等备案工作，由部级经办机构统一负责。

4. 费用结算

费用结算是指就医地医保经办机构按协议向就医地医疗机构支付费用的行为。按照规定，异地就医参保人员出院时只需要结清个人应支付部分，基金支付部分由定点医疗机构与就医地医保经办机构协议结算。具体流程如下。参保人员异地就医出院时，由就医地定点医疗机构将其医疗费用信息通过国家异地就医结算系统传送至参保地医保经办机构，再由参保地医保经办机构依据当地报销政策进行计算，区分个人支付费用与基金支付费用，并将计算结果传送回就医地定点医疗机构。就医地定点医疗机构根据传送回来的信息，替异地就医参保人员办理直接结算手续，参保人员在结清个人应缴纳部分后即可出院，基金缴纳部分由定点医疗机构进行垫付，再按月与就医地医保经办机构协议结算。为提高结算信息的准确度，国家异地就医结算系统每日生成三方对账信息，确保参保地、就医地和国家异地就医结算系统的数据保持一致，若不相符，则可及时查明原因。

5. 费用清算

费用清算是指参保地医保经办机构与就医地医保经办机构之间的费用支付行为。一般的医保报销只涉及三方，即参保人、定点医疗机构和医保经办机构。但异地就医由于参保地与就医地分离，因此其涉及的主体范围更广，包括参保人、就医地定点医疗机构、就医地医保经办机构和参保地医保经办机构四方。与一般的基本医疗保险报销相比，异地就医的资金结算工作更为复杂，除了就医地医保经办机构与就医地定点医疗机构之间的费用结算工作外，还涉及参保地医保经办机构与就医地医保经办机构之间的费用清算工作。目前，费用清算工作存在两种模式，即省内“国家账户模式”和省际“预付金模式”。国家账户模式是指由省级医保经办平台负责汇总省内各统筹地区的资金信息，并由省级医保经办机构统一对各地市当月外出就医和接收到本地就医的费用直接进行归集、拨付和对账，最后轧差结算。对于异地就医流入较多的地市，每月只需从省级经办平台接收一笔汇款，对于异地就医流出较多的地市，则每月向省级经办平台汇入最终差额。预付金模式下，省级经办机构之间各自建立资金清算专户，参保地医保经办机构以预付款的形式，向就医地医保经办机构汇入一笔资金，就医地医保经办机构用这笔钱支付异地就医人员的医疗费用。原则上，这笔资金可以覆盖未来两个月内产生的结算款。跨省异地就医清算工作按月全额清算，采取部级统一清分，省、市两级清算的方式进行。为了保证跨省异地就医结算工作的顺利进行，各省份按规定建立预付金预警和调增机制，根据要求，若当月的异地结算资金达到预付金的90%以上，就医地医保经办机构有权向参保地医保经办机构发出调增通知，督促其尽快增加预付金。

（三）异地就医直接结算实施现状

本小节主要从覆盖对象与范围、定点医疗机构、异地就医平台、基金支付情况四方面对当前异地就医直接结算工作的实施现状进行总结。

1. 覆盖对象与范围

住院医疗服务方面，覆盖人群由初期的异地安置人员扩展到异地定居退休人员、异地长期居住人员、转诊转院人员和常驻异地工作人员等四类人员，并于2018年将外来农民工和外来就业创业人员也全部纳入了结算范围。至2020年，无论是城镇职工还是城乡居民均可同等享受到异地就医直接结算政策带来的便利。

门诊医疗服务方面，自2018年9月28日起，上海、江苏、浙江、安徽“三省一市”签订区域合作协议，首先开通了异地就医门诊医疗费用跨省直接结算系统，实现了门诊费用跨省联网实时结算。其后，四川、重庆、云南、贵州、西藏等西南五省份和京津冀地区也相继展开门诊跨省直接结算试点工作，并于2021年2月1日全部接入国家异地就医结算系统。同时，新增了山西等15个试点省份，进一步扩大了门诊跨省异地就医直接结算的试点范围。

2. 定点医疗机构

2016年底，全国跨省异地就医直接结算工程正式启动，国家异地就医结算系统正式上线。截至2019年底，全国跨省异地就医直接结算定点医疗机构共计27608家，其中，二级定点医疗机构为24720家，覆盖率达到89.5%。[①] 2020年，定点医疗机构的接入速度进一步加快。2020年底，全国跨省异地就医直接结算定点医疗机构已有44413家，[②] 其中，跨省住院患者超过500人次的定点医疗机构全部接入了异地就医结算平台。

门诊方面，随着跨省异地就医直接结算试点工作的推进，定点医疗机构的接入数量逐年增长。截至2020年10月底，长三角地区门诊费用跨省直接结算定点医疗机构已达7741家，京津冀地区开通112家，西南五省份累计开通822家定点医疗机构和1638家定点零售药店。[③]

3. 异地就医平台

结算系统平台。异地就医直接结算系统试行之初，由于主管部门、缴费政策和给付标准等方面的差异，异地就医结算系统被划分为基本医疗保险异地就医结算信息系统（简称“基本医疗保险国家平台”）和新农合跨省异地就医结算信息系统（简称“新农合国家平台”）两个子系统。基本医疗保险国家平台依托于“金保工程”，构建了国家、省（区、市）、市三级平台，

① 《2019年医疗保障事业发展统计快报》，国家医疗保障局，http://www.nhsa.gov.cn/art/2020/3/30/art_7_2930.html，2020年3月30日。

② 《2020年医疗保障事业发展统计快报》，国家医疗保障局，http://www.nhsa.gov.cn/art/2021/3/8/art_7_4590.html，2021年3月8日

③ 《基本医疗保险跨省异地就医直接结算公共服务信息发布（第二十八期）——当月住院费用跨省直接结算人次首次突破30万》，国家医疗保障局，http://www.nhsa.gov.cn/art/2020/10/30/art_54_3797.html，2020年10月30日。

采用“预付金模式”实现住院医疗费用跨省直接结算。新农合国家平台依托专网，构建了国家、省（区、市）、县三级平台，由中国人寿保险股份有限公司提供周转金，进行资金转结。这两个平台共同搭建了国家、省（区、市）、市、县四级异地就医直接结算体系。2017 年 8 月，全国所有省级平台和统筹地区全部接入国家结算系统，基本实现了全覆盖。伴随着城乡居民基本医疗保险的全面整合，建立并完善全国统一的异地就医结算系统迫在眉睫。2019 年 5 月，国家医疗保障局和财政部联合印发《关于切实做好 2019 年跨省异地就医住院费用直接结算工作的通知》，明确提出要尽快统一跨省异地就医管理服务制度，“对于仍利用国家新农合跨省就医结算信息系统的地区，要简化新农合申报材料，优化转诊流程，切实方便群众就医”。2020 年 6 月，国家税务总局发布《关于做好 2020 年城乡居民基本医疗保障工作的通知》，对异地就医结算系统整合提出了进一步要求。目前，我国大部分地区已经实现了基本医疗保险国家平台与新农合国家平台的整合。

备案平台。异地就医备案人员数量与日俱增，2018 年底，国家平台备案人数为 354 万人次；2019 年底，备案人数达到 539.3 万人次；截至 2020 年 12 月底，全国总备案人数已达 771 万人次。[①] 为了推进异地结算信息化、智能化建设，2019 年 12 月 19 日，国家异地就医备案小程序正式上线，参保人员足不出户，只需 5 分钟，就能替自己或他人办理异地就医直接结算在线登记，极大地简化了办理流程，提高了备案效率。截至 2021 年 3 月底，全国 22 个省（区、市）的 199 个统筹地区开通国家统一线上备案服务；天津、浙江、江西、重庆、云南和陕西 6 个省市 22 个统筹地区实现自助备案。通过国家统一的线上备案渠道累计成功办理备案 14.29 万人次。[②]

① 《基本医疗保险跨省异地就医直接结算公共服务信息发布（第三十一期）——普通门诊费用跨省直接结算累计突破 300 万人次》，国家医疗保障局，http://www.nhsa.gov.cn/art/2021/1/22/art_54_4322.html，2021 年 1 月 22 日。

② 《全国医疗保障跨省异地就医直接结算公共服务信息发布（第三十四期）——跨省异地就医月度直接结算人次破百万》，国家医疗保障局，http://www.nhsa.gov.cn/art/2021/4/12/art_54_4840.html，2021 年 4 月 12 日。

4. 基金支付情况

住院医疗费用方面，截至 2020 年 12 月底，全国跨省异地就医直接结算系统累计服务人次 724.83 万（见表 3），医疗费用支出共计 1759.00 亿元，其中医保基金支付 1038.43 亿元；① 异地就医次均住院费用约为 2.5 万元，基金支付比例稳定在 60%左右。门诊医疗费用方面，截至 2020 年 12 月底，开通门诊跨省异地就医直接结算的 12 个试点地区累计服务人次 302 万，医疗费用支出共计 7.46 亿元，其中医保基金支付 4.29 亿元。②

表 3　跨省异地就医直接结算住院费用情况

时间	累计住院费用结算人次(万人次)	次均住院费用(万元)
2019.08	318	—
2019.09	343	—
2019.10	367	—
2019.11	395	—
2019.12	425	—
2020.01	447	2.3
2020.02	454	2.6
2020.03	467	2.3
2020.04	488	2.4
2020.05	509	2.5
2020.06	535	2.6
2020.07	562	2.5
2020.08	591	2.5
2020.09	625	2.5
2020.10	653	2.4
2020.11	687	2.5
2020.12	725	—
2021.01	755	2.5
2021.02	777	2.44
2021.03	817	2.38

数据来源：国家医疗保障局（2019 年 8 月至 2021 年 4 月）。

① 《基本医疗保险跨省异地就医直接结算公共服务信息发布（第三十一期）——普通门诊费用跨省直接结算累计突破 300 万人次》，国家医疗保障局，http://www.nhsa.gov.cn/art/2021/1/22/art_54_4322.html，2021 年 1 月 22 日。

② 《基本医疗保险跨省异地就医直接结算公共服务信息发布（第三十一期）——普通门诊费用跨省直接结算累计突破 300 万人次》，国家医疗保障局，http://www.nhsa.gov.cn/art/2021/1/22/art_54_4322.html，2021 年 1 月 22 日。

四　异地就医直接结算的实践效果

《中共中央、国务院关于深化医疗保障制度的改革意见》指出，“要增强医疗保障的公平性、协调性，使人民群众有更多的获得感、幸福感、安全感”。异地就医直接结算就是增强公平性、适应流动性、保证可持续性，切实保障人民群众基本医疗保险权益，提高人民健康水平，进一步提升人民群众获得感和幸福感的重要政策措施。异地就医直接结算自推行以来，取得了诸多成就，但也存在一定的不足。本节从公平性、流动性、可及性和可持续性四个维度对异地就医直接结算的实践效果进行了评估。

（一）公平性

公平性指参保人平等获得医疗卫生服务与资源的能力。异地就医直接结算政策对公平性的促进主要体现为提高医疗费用的可负担性和促进公共服务的均等化两个方面。

首先，异地就医直接结算提高了患者医疗费用的经济可负担性。在实行异地就医事后报销时期，患者不仅要承担垫付资金的直接经济负担，还要承担往返于两地的路费、食宿费等间接费用。异地就医直接结算推行后，患者出院时只需结清个人自付费用，有效减轻了其经济负担。至 2020 年底，异地就医直接结算已累计服务异地就医住院参保人员 724. 83 万人次，异地就医门诊参保人员 302 万人次，为广大人民群众带来了切实便利；医保基金累计支付住院费用 1038. 43 亿元，支付门诊费用 4. 29 亿元，相当于缓解了参保人员方面总计约 1042. 72 亿元的资金垫付压力。[①] 研究表明，对于经济条件较差或医疗费用支出较高的参保人员而言，异地就医直接结算的减负效应更加明显。

---

① 《基本医疗保险跨省异地就医直接结算公共服务信息发布（第三十一期）——普通门诊费用跨省直接结算累计突破 300 万人次》，国家医疗保障局，http：//www. nhsa. gov. cn/art/2021/1/22/art_54_4322. html，2021 年 1 月 22 日。

其次，异地就医直接结算促进了医疗服务均等化。长期以来，我国的医疗卫生资源配置呈现需求“正三角”与分配“倒三角”的矛盾，80%以上的医疗卫生资源和资金向少数大城市和大医院集中，而广大的基层医疗机构却面临着医疗卫生资源供给不足的窘境，造成城乡居民的医疗服务需求得不到有效响应。为了享有更好的医疗卫生资源，不少患者选择异地就医，但异地就医结算产生的不便大大降低了患者的获得感，此外，由于属地化管理，异地就医患者也难以享受与本地患者相同的待遇。异地就医直接结算为城乡居民跨地区就医提供了保障。一方面，直接结算解决了“垫资＋跑腿”问题，提高了患者就医的便捷性，降低了就医成本；另一方面，实行异地就医直接结算后，异地就医患者将统一纳入本地管理，并享受与本地患者相同的待遇。由此可见，异地就医直接结算提高了城乡居民对医疗卫生资源的可及性，促进了社会公平，有利于缩小城乡居民基本医疗服务的差距，推动医疗服务均等化发展。尤其是2018年之后，异地就医直接结算的覆盖范畴进一步扩展到了广大农民工与“双创人员”，这一积极作用得到了更突出的体现。

（二）流动性

流动人口带来了巨大的异地就医需求，使得现行基本医疗保险关系中参保地相对固定性与人口流动性之间的矛盾日益突出。异地就医直接结算系统的开通，很大程度上适应了人口流动背景下的基本医保关系。

异地就医直接结算适应了老龄人口流动特征。老龄人口就医往往呈现频次高、单次花费少的特点，在无法进行异地就医直接结算的情况下，频繁的就医次数带来的频繁报销奔波无疑降低了老龄人口晚年生活的幸福感。实现异地就医直接结算之后，居住在异地的老龄人口在当地就可以方便地解决看病和报销问题，较好地适应了老龄人口流动的特征。

异地就医直接结算减少了流动就业导致的异地就医结算难问题。例如，江苏省采用双管齐下的方案，一方面，通过提高统筹层次的方式来减少异地就医结算的数量，由市到省，逐步推进医保省级统筹；另一方面，进一步完善基本医保关系转移接续等相关政策，以减少因人员流动就业而导致的异地就医结算问题。从实践效果看，这样的方式有效地减少了人员流动的频次，用“政府多跑腿”换来了“人民群众少跑腿”，极大地提升了人民的幸福感与获得感。

异地就医直接结算提升了转外就诊的便利性。转外就诊的主要原因是医疗卫生资源分布失衡。以长三角地区为例，截至 2019 年 4 月 15 日，上海市作为参保地，其参保人员在江浙皖三地门诊跨省就医共发生 2928 人次，总医疗费用 45.4 万元；上海作为就医地，共接收转入就医 30347 人次，总医疗费用 915 万余元。[①] 从人次上看，转入上海就医的人次是转出人次的 10 倍以上；费用方面，转入上海就医的费用是转出就医的 20 倍以上。这一情况的产生与上海市发达的医疗卫生条件是分不开的。随着人民生活水平的日益提高，越来越多的患者要求享有更优质的医疗服务，转诊转院行为将更加频繁，异地就医直接结算简化了报销程序，对转外就诊人员来说，大大提升了其就医的便利性。

异地就医直接结算提升了农民工和“双创人员”的就医质量。农民工和“双创”人员的就医需求集中于门诊和基层医疗机构，因此，门诊覆盖率和基层医疗机构占比率两项指标可以在一定程度上体现出农民工和“双创人员”的异地就医质量。截至 2020 年 12 月底，全国二级及以下定点医疗机构的覆盖率已达到 90% 以上。门诊跨省异地就医直接结算虽然尚处于试点期，但在长三角、西南 5 省份以及京津冀等 12 个先行试点省份，已经开通了 1.02 万家联网定点医疗机构，1.18 万家联网定点药店。[②]

（三）可及性

可及性主要指政策的普及程度以及参保对象获得相关服务的便利程度，可以分为政策知晓程度、备案可及性和就医可及性三个方面。

---

① 廖祖达、滕晓梅、朱丽莉等：《上海市在长三角门诊跨省异地就医直接结算中的转出与转入情况分析》，《现代医院》2020 年第 3 期。

② 《2020 年医疗保障事业发展统计快报》，国家医疗保障局，http：//www.nhsa.gov.cn/art/2021/3/8/art_7_4590.html，2021 年 3 月 8 日。

政策知晓程度。政策知晓程度主要指潜在的跨省异地就医参保人员是否了解相关政策、是否知晓异地就医的具体流程、是否能在需要时接触相关政策并获得便利等。早在2017年我国就已基本实现了异地就医直接结算系统的全覆盖，但仍有许多参保人不知晓或者不熟悉异地就医直接结算服务，且呈现年纪越大、文化层次越低、所处地区越偏远，参保人对政策的了解程度越低的趋势。这与参保人不主动关心就医政策的变化有关，也存在相关政策宣传不到位的问题。

备案可及性。备案可及性不仅体现为潜在备案人员是否知晓备案是异地就医的先决条件、备案的具体程序，还体现在能否备案以及备案的便捷性等方面。截至2020年12月底，已在国家平台备案的参保人员的数量为771万人次，尚有相当大一部分潜在备案人员没有完成备案工作。因此，加大异地就医直接结算政策的普及力度，提高潜在人员的备案率，仍是当前重点工作。此外，提高备案的便捷性也是衡量备案可及性的重要指标。全国异地就医备案小程序自上线以来，已有22个省份199个统筹地区陆续开通了网上备案功能。[①]

就医可及性。定点医疗机构的设立提高了参保人员异地就医的便捷性和可及性，扩大了直接结算的覆盖面。从实践效果来看，全国范围内已接入44413家定点医疗机构，其中，二级及以下医疗机构覆盖率在90%以上，极大地保障了基层参保人员异地就医的可能性。[②] 但异地就医的医疗机构接入数量和基层覆盖率仍有进一步拓展的空间。

（四）可持续性

可持续性涉及“度”和“承载力”的关系。异地就医直接结算能否保

① 《全国医疗保障跨省异地就医直接结算公共服务信息发布（第三十四期）——跨省异地就医月度直接结算人次破百万》，国家医疗保障局，http：//www. nhsa. gov. cn/art/2021/4/12/art_ 54_ 4840. html，2021年4月12日。

② 二级医疗机构覆盖率由国家医疗保障局“全国医疗保障跨省异地就医直接结算公共服务信息发布”数据计算而得。

持稳定运行以及如何保持稳定运行，不仅直接关系医保基金的平稳运营，也涉及医疗体系与信息系统的支持能力。

首先，医保基金面临的支付压力不断增加。一是结算人次持续增加。2018 年异地就医直接结算人次为 132 万，是 2017 年的 6. 3 倍；2019 年异地就医直接结算人次为 272 万，是 2018 年的 2 倍。二是次均住院费用不断增长。2018 年城镇职工异地就医次均住院费用为 17670 元，2019 年上涨至 18328 元；2018 年城乡居民次均住院费用为 14016 元，2019 年上涨至 14887 元。在某些统筹地区，异地就医患者的次均住院费用已经明显超过本地患者，且这一差距仍在进一步拉大。三是异地就医住院费用占参保地医疗费用的比重不断上升。城乡居民异地就医住院费用占比由 2018 年的 21. 2% 上涨至 2019 年的 24. 1%，城镇职工住院费用占比也由 15. 4% 上涨至 16. 7%。[①] 四是总医疗费用持续上涨，特别是相对落后地区患者的流出对医保基金支撑能力产生了很大的考验。由于异地就医的去向往往是大城市、大医院，这些地区的经济水平普遍偏高，同样的疾病、同样的诊疗方法，患者可能面临更昂贵的医疗费用支出，异地就医直接结算能够缓解参保人支出压力，但同时也提高了整体的医疗费用支出。

其次，分级诊疗制度受到一定影响。异地就医直接结算在提高患者就医可及性的同时，也容易产生基本医保全国漫游现象，对分级诊疗制度造成一定影响。异地就医直接结算开通后，政策所带来的便利性使得更多异地就医患者选择更高级别的医院就医，从而导致了大医院负荷过重和基层医疗机构资源闲置的双重后果。例如，截至 2018 年底，北京与河北两地跨省直接结算的住院医疗费用分别为 107254. 25 万元和 1572. 16 万元，二者相差约 68 倍。[②] 由此可见，异地就医直接结算需要与分级诊疗密切配合，立足于构建

① 《2018 年医疗保障事业发展统计快报》，http：//www. nhsa. gov. cn/art/2019/2/28/art_ 7_ 942. html，国家医疗保障局，2019 年 2 月 28 日。《2019 年医疗保障事业发展统计快报》，国家医疗保障局，http：//www. nhsa. gov. cn/art/2020/3/30/art_ 7_ 2930. html，2020 年 3 月 30 日。

② 刘云华、贺伟、范样改：《跨省就医直接结算行稳致远的思考——基于北京市的实践》，《中国医疗保险》2018 年第 7 期。

全人群的分级诊疗体系，推进有序转诊，以保证医疗卫生资源的可持续发展和医疗服务体系的高质量运转。

最后，信息平台有待进一步整合。在信息化管理的背景下，异地就医直接结算改变了从前手工结算的烦琐状态，不仅提高了审核准确度和工作效率，还减少了欺诈骗保行为的发生。手工结算时期，由于各统筹地区间信息不对称，且缺乏有效的监管机制，常发生医患合谋骗保事件。异地就医直接结算依托金保工程，实现了全国联网与实时信息共享，很大程度上遏制了骗保行为。此外，依托于信息系统的搭建，我国建立了全国异地就医结算系统和备案系统，管理全国参保人的信息，并通过对接定点医疗机构和医保经办机构，为参保人异地就医提供了有效保障。然而，尽管目前我国已有44413家定点住院医疗机构和超过1万家定点门诊医疗机构接入国家系统，但部分地区基本医疗国家平台与新农合国家平台仍处于分裂状态，国家结算平台至今还没有直接参与到资金结算。异地就医结算工作的推进与深化，仍需要进一步提升信息化管理水平和支持能力。

五　发展展望

异地就医直接结算是解决参保群众“异地看病难”问题的一项重要惠民政策，更是医保支付方式开始走向成熟、定型的一个具体表现。异地就医直接结算政策施行以来，极大地提高了广大人民群众的就医便利性，也有效提升了基本医保的获得感。然而，随着社会经济、人口结构、科技等外部环境因素的不断变化以及医改进程的日益深化，这项政策仍面临着一系列挑战，还需要进一步调整、优化和完善。

（一）不断提高医保经办服务水平

异地就医直接结算的服务水平高低主要体现为监管能力和服务能力两个方面。监管能力建设方面，可以通过医保经办机构智能监管、参保人员自律监管、定点医疗机构行业监管、社会媒体舆论监督等多种渠道和方式，加强对异地就医直接结算服务的综合监管。其中，应以就医地为重点，按照与就医地参保人相同标准将异地参保人纳入就医地统一监管。服务能力建设方面，则要以构建更加高效便民的异地就医直接结算服务系统为目标，不断完善医保经办机构与医疗机构之间的协同服务机制，全面推进“科技 + 异地就医直接结算服务”，让信息端“多跑路”，让参保群众“少跑路”。

（二）持续深化医疗保障制度改革

异地就医直接结算是我国医疗保障制度阶段性改革的产物。在全民医保改革进入深水区的大背景下，更应以制度建设为主线，从国家顶层设计层面进行制度优化。一是推进基本医保省级统筹。推动有条件的地区以省级统筹为目标，探索构建全民统一的基本医疗保险体系，推动医保经办管理机构和服务标准化建设，在省辖区域内保证基本医疗卫生服务的公平性、适宜性与可及性，通过提高医保基金统筹层次逐渐解决省域之内的异地就医结算问题。二是推动基本医保参保模式转变。根据现行规定，基本医保需依据户籍参保并在当地享受基本医保待遇，然而，大规模的人口流动和人户分离现象表明这一政策不再适应参保人的客观需要，当前亟须改变这种状况，也就是将以户籍所在地为依据的参保模式调整为覆盖全部常住人口的参保模式。三是统一基本医保待遇水平。“待遇差”问题在异地就医结算中客观存在，建立基于国家层面的统一的医保目录是解决这一问题的根本方法。可以以实施基本医保待遇清单为契机，尽快统一基本医保目录并进一步完善其动态调整机制。在统一目录还未实现的情况下，可以允许各省份实行二次报销政策，通过设置局部参数、打包付费等方式进行微调，减小地区之间的待遇差异。例如，2019 年推进的按疾病诊断相关分组（DRG）付费试点工作，将整个治疗过程所发生的各类检查、治疗、耗材、用药等所有医疗费用进行打包支付，在一定程度上能够减少由基本医保目录差异导致的“待遇差”问题。

（三）积极推进医疗服务体系改革

异地就医直接结算提高了异地就医的便利性，然而，这一现象背后所暴露的医疗卫生资源分布失衡的问题亟须引起重视。一项对异地就医患者的调查显示，异地转诊患者在所有调查人群中占比最高，达 49.1%；其次是异地安置的退休人员，占 39%；异地长期居住人员占 10.3%；常驻异地的工作人员或是在外地的急诊就医人员占 1.6%。[①] 也就是说，几乎近一半的异地就医患者是异地转诊患者。转诊患者的大量存在说明，医疗卫生资源在不同地域之间仍存在分布不均衡问题，患者的就医需求难以就近得到满足。因此，为了能够让患者就近就医，便捷就医，还需要进一步加快分级诊疗制度建设，引导优质医疗资源下沉，这才是解决异地就医问题的根本之道。更重要的是，随着越来越多的患者能够根据自己的就医需求选择合适的医疗机构就近就医，大医院的就诊压力也将得到缓解，即医疗卫生资源配置的优化可以引导患者流量分布的合理化，从而减少无序就医现象。因此，异地就医结算更需要与分级诊疗相配合，不断优化城乡之间、地区之间的医疗卫生资源配给，“有序就医、便利就医、就近就医”应成为下一步努力的方向。

（四）加快医保标准化、信息化建设

医保的标准化、信息化建设是异地就医结算服务的重要技术支撑。统一编码是医保标准化建设的关键，应尽快统一结算代码、经办编码、诊疗编码、疾病编码、药品编码等技术标准，并对在此过程中形成的数据资源进行有效管理和应用开发。目前，国家医疗保障局已经发布并在全国推行包括医疗服务、药品、耗材等在内的 15 项医保信息业务编码标准。统一医保编码的广泛应用，将进一步加快异地就医全国联网结算的推进速度。医保信息化建设方面，应以建立全国统一的异地就医管理平台为重点，加强国家层面的统一管理。目前，我国仍有少数地区的基本医保国家平台与新农合国家平台处于分裂状态，对于医保经办管理和制度深度整合都产生了不利影响，因

① 仇雨临：《对异地就医结算政策的进一步思考》，中国医疗保险搜狐号，https：//www.sohu.com/a/195189186_439958，2017 年 9 月 28 日。

此，应当加强信息技术支持，构建统一平台。在此基础上，建立全国范围内的“国家账户清算模式”，即在国家经办平台直接汇总各省份资金信息，由国家经办机构统一进行归集、拨付、对账、轧差结算，以节约结算成本、简化结算程序。[①]

① 康蕊、朱恒鹏：《跨省异地就医直接结算资金清算方式研究》，《中国医疗保险》2019 年第 4 期。

B.5

中国医用耗材招标采购报告（2021）

顾　海*

摘　要： 实行药品、医用耗材集中带量采购是全面深化医疗保障制度改革的重要内容，也是有效推进“三医”联动的有效举措。我国药品招标采购已经走向常态化制度化，而医用耗材的招标采购启动相对较晚，一些特定病种如冠心病、尿毒症等所用高值医用耗材费用成了患者的沉重负担。现阶段，我国从采购方式这一环节入手，积极探索，全国统采、跨区域联合采购等模式多管齐下，医保支付方式改革、“量价挂钩、招采合一”的采购机制也在不断开创医用耗材采购管理的新格局，使医疗费用降低，患者得到实惠。然而，实践中也存在招标采购制度主体错位、医用耗材质价相互分离、价格形成机制不完善、中标品种及目录不全以及招标采购时间跨度大、流程复杂等问题。因此，要进一步落实医用耗材采购用量，完善招标采购长效机制，同时优化医保准入制度及医保支付政策，加强监管并加快建立信用评价体系。

关键词： 医用耗材　招标采购　集中带量采购　地方经验

---

* 顾海，博士，南京大学教授，研究领域为医疗保障、卫生政策与医疗管理、互联网医疗与大健康管理。

随着我国经济的快速发展和人民群众健康意识的不断增强，医用耗材行业也得到了持续发展。据统计，全国医用耗材市场规模高达3200亿元，其中高值医用耗材为1500亿元。[①]“十四五”期间，我国老龄人口将突破3亿人大关，人口结构从轻度老龄化迈入中度老龄化，每年新发癌症病例约430万例，慢性病患病基数不断扩大，[②] 这些因素必定导致医用耗材需求猛增，医疗费用中的耗材占比也必然呈现上升趋势，其中高值医用耗材使用将尤为明显。基于药价虚高等现象导致的人民群众医疗负担沉重及对医保基金构成的侵蚀，近几年来，国家着力推进药品集中带量采购工作，同时也推动着医用耗材走向集中招标采购。2020年开启的全国统一集中采购，使医用耗材的采购取得了新突破，进而推动着质量可靠、价格合理、使用规范、保障供应的治理格局的形成。

本报告旨在总结我国医用耗材招标采购改革历程及取得的成效，并在剖析江苏省南京市医用耗材阳光采购案例的基础上，提出进一步深化医用耗材集中采购的改革建议。

一　医用耗材招标采购背景和意义

在全面深化医疗保障制度改革的过程中，深入推进医用耗材采购改革对于解决看病贵问题和保障人民群众医疗安全具有重要意义。而如何开展医用耗材整治、规范购销行为、降低虚高价格，则需要妥善决策并稳健作为。

医用耗材属于消耗性医疗器械，按照价值属性可以分为高值医用耗材和普通医用耗材（低值医用耗材）。高值医用耗材一般直接作用于人体，主要包括人工关节、心脏介入、外周血管介入、其他脏器介入替代等医用专科治疗用材料。在我国现行医疗卫生体制下，高值医用耗材主要呈现以下特点：

---

① 戴斌、叶小芳、张雨蒙：《冠状动脉药物洗脱支架系统国家带量采购研究》，《中国招标》2021年第2期。

② 《世界癌症日：我国每年新发癌症病例近430万》，养生会搜狐号，https：//www. sohu. com/a/220888374_ 141782，2018年2月4日。

耗材品种繁多，性能结构复杂；产品更新换代快，尤其是新兴高科技材料产品的更新换代速度远快于一般医疗产品；不同品牌产品之间价格差异大，定价混乱；医用耗材对安全性要求高，从生产到使用的各个环节都需要严格把控；临床使用具有突然性和多样性，必须确保及时供应；高值医用耗材中进口产品占比高，国内创新能力弱。这些特点导致高值医用耗材改革环节多、链条长、涉及面广，不容易形成改革合力，使得该领域仍存在诸多亟待解决的问题。因此，高值医用耗材采购作为耗材采购改革的重点任务，加快推进其步伐势在必行。

传统的高值医用耗材采购主要是从医疗机构各科室的需求出发，其销售和采购模式缺乏科学性和规范性。具体来看，传统的采购模式有两种：一种是由临床使用科室、手术室等科室罗列需求清单，按期提交需求计划，由医院采购部门与供应商协商议价，并按照需求清单备货。一种是供应商直接将高值医用耗材送至各使用科室，依据实际使用情况开具发票并补充办理入库手续。传统采购模式具有波动性大、采购规模小、透明度低等特点，容易导致高值医用耗材采购中间环节腐败、价格虚高等问题。2004 年 8 月，国家卫计委在北京、天津、上海、重庆以及辽宁、浙江、湖北、广东 4 个省份的省会城市开展了医用耗材集中采购试点工作，采取的方式是医院自主采购与集中招标采购并存。试点工作实施后，定点三级医疗机构医用耗材采购价格明显下降，初步体现了集中招标采购在规范医用耗材行业中的有效性。

目前，我国医用耗材最主要的采购方式为招标采购，具有全方位开放、采购透明、程序规范、公平客观等特点。调查发现，各地都在进一步优化医用耗材采购方法，全面实施医用耗材阳光采购，积极推进组团联盟集中采购。他们根据公立医疗机构采购医用耗材的品种、数量与价格等指标以及各地区实际需求与使用情况，通过合理的方法进行集中采购，并选择合适的招标方法，在保证医用耗材质量的前提下，不断挤出价格“水分”。集中招标采购组织以公开招标、邀请招标等招投标形式购进医用耗材，切实降低了需方的采购成本，为其提供了优质低价的产品。在医用耗材使用量日益增大的今天，集中招标采购可以避免采购中的商业贿赂、减少患者不合理的医疗费用、确保医用耗材的质量，是对医用耗材购销及使用领域的有效治理。

二　医用耗材招标采购的政策演变

2000年国务院办公厅转发的《关于城镇医药卫生体制改革的指导意见》(国办发〔2000〕16号) 提出，要积极开展药品集中招标采购试点工作。这一指导意见开启了我国医药行业集中采购的先河，也为国家层面开展医用耗材集中招标采购提供了基本依据。2000年以来，有关部门不断出台相关政策，从制度层面不断规范医用耗材招标采购的方法及流程，形成了全国性医用耗材招标采购政策体系（见表1）。从政策规制角度来看，我国医用耗材集中招标采购的主要发展历程可分为探索期、试点期、规范期以及转型期四个阶段。

表1　医用耗材招标采购重要政策文件汇总

文件名称	发布时间	文件相关内容
《8省市医疗机构高值医用耗材集中采购试点工作方案》	2004年	提出试点工作具体目标：大幅度降低高值医用耗材的虚高价格，明显减轻患者不合理的医药费用负担；形成高值医用耗材集中采购制度的基本框架；同步调整相关手术治疗费用，完善医疗机构补偿机制。
《卫生部关于进一步加强医疗器械集中采购管理的通知》	2007年	高值医用耗材可采取邀请招标、竞争性谈判等方式进行，要积极借鉴以政府为主导的药品网上集中采购办法和经验，规范和完善集中采购工作。鼓励资质合格、产品优良的企业直接参与竞标。
《高值医用耗材集中采购工作规范(试行)》	2012年	实行以政府为主导、以省(区、市)为单位的网上高值医用耗材集中采购工作，实行统一组织、统一平台和统一监管。研究探索部分省(区、市)联合开展集中采购的方式。
《关于推进县级公立医院综合改革的意见》	2014年	推进高值医用耗材网上阳光采购。在保证质量的前提下，鼓励采购国产高值医用耗材。加强省级药品集中采购平台能力建设。提高采购透明度，药品和高值医用耗材采购数据实行部门和区域共享。

续表

文件名称	发布时间	文件相关内容
《关于印发2016年纠正医药购销和医疗服务中不正之风专项治理工作要点的通知》	2016年	规定在综合医改试点省份和城市公立医院综合改革试点地区的耗材采购中实行“两票制”。
《深化医药卫生体制改革2019年重点工作任务》	2019年	要求制定进一步规范医用耗材使用的政策文件，制定医疗器械唯一标识系统规则。
《治理高值医用耗材改革方案》	2019年	围绕高值医用耗材价格虚高、过度使用等突出问题，疏堵并举，三医联动，综合施策，聚焦促降价、防滥用、严监管、助发展。提出完善价格形成机制，降低虚高价格；规范医疗服务行为，严控不合理使用；健全监督管理机制，严肃查处违法违规行为。
《2020年医疗保障工作要点》	2020年	组织联盟地区开展高值医用耗材采购试点。鼓励、规范各地对未通过一致性评价的药品和临床用量较大、采购金额较高、竞争较为充分的高值医用耗材开展带量采购。着手开展高值医用耗材价格监测。加强对省级药品集中采购平台建设运行的指导。
《中共中央、国务院关于深化医疗保障制度改革的意见》	2020年	坚持招采合一、量价挂钩，全面实行药品、医用耗材集中带量采购。以医保支付为基础，建立招标、采购、交易、结算、监督一体化的省级招标采购平台，推进构建区域性、全国性联盟采购机制，形成竞争充分、价格合理、规范有序的供应保障体系。

资料来源：作者根据公开资料整理。

（一）2000～2003年：探索阶段

2000年起，我国药品与医用耗材的招标采购同时进行，但由于医用耗材所占份额较小、人员物资受限，药品集中采购成为招标的主流，[①] 仅有部分省份初步尝试了省级医用耗材的招标采购。2001年，卫生部等六部门印发《医疗机构药品集中招标采购工作规范（试行）》（卫规财发〔2001〕

① 戴斌、叶小芳、张雨蒙：《医用耗材集中采购现状及发展》，《中国招标》2018年第20期。

308号），对医药行业的集中采购工作进行了规制，为开展药品集中采购试点工作提供了指导。这份政策性文件明确要求，要以地（市）为单位进行药品集中采购，并以公开招标为主要形式，从试点城市逐步向全国推广。在积极开展药品集中采购的良好势头下，各级政府借鉴药品网上集中采购的办法和经验，在全国范围内探索规范和完善医用耗材集中采购工作。药品集中采购的成功实施为之后的医用耗材集中采购提供了借鉴经验和调整思路。

（二）2004～2008年：试点阶段

2004年，我国开始推行跨省医用耗材集中采购试点工作。卫生部办公厅于2004年下发了《8省市医疗机构高值医用耗材集中采购试点工作方案》，针对医用耗材招标采购探索阶段中存在的突出问题，如购销合同未签订采集量、合同执行缺乏严格管理、招标工作流程烦琐以及监督不力等，研究制定和完善了相关制度，提出将北京、上海、天津等8地作为跨省高值医用耗材联合采购试点地区。[①] 这一试点工作取得了较为明显的降价效果，减轻了患者的医疗费用负担，进而形成了高值医用耗材集中采购的制度框架，并成为之后跨省集中采购联盟的原型。基于8省市医用耗材集中采购取得的成效，2007年卫生部发布《关于进一步加强医疗器械集中采购管理的通知》（卫规财发〔2007〕208号），提出要从国家层面组织部分高值医用耗材的集中采购工作，并规定高值医用耗材集中采购可采取邀请招标、竞争性谈判等方式，不断扩大招标范围，逐步规范招标规则。

（三）2009～2014年：规范阶段

2009年，国务院出台新医改方案，将改革重点放在改革药价形成机制，治疗药价虚高"顽疾"，医用耗材集中采购工作被暂时搁置。2012年，为进一步深化医药卫生体制改革，规范医用耗材集中采购工作，卫生部等发布

① 本次采购的主体为北京、上海、天津、重庆4个直辖市和广东、浙江、辽宁、湖北4省省会城市的三级医疗机构。

《高值医用耗材集中采购工作规范（试行）》（卫规财发〔2012〕86号），对试点阶段的医用耗材集中采购工作进行细化，进一步明确了集中采购机构与医疗机构的主要职责，并详细规定采购范围、采购目录和采购方式，提出构建集中采购工作平台进行统一组织和统一监管，并提倡各地区努力探索开展联合集中采购等方式。随后，多个省市积极响应政策，其中浙江省宁波市自2012年底先后进行多批次医用耗材集中采购，发展出独具特色的“宁波模式”，按照“层层入围、层层淘汰”的方式，最大限度地降低了医用耗材采购价格，强力治理了商业贿赂，维护了招标采购系统的安全。① 此外，多个地方还开展了综合评审遴选工作，引入了“双信封”评审机制。2014年，国家卫计委进一步提出要严格按照“招采合一、量价挂钩”原则，采用“双信封制”，做到医用耗材质量优先、价格合理，并鼓励各地按照实际情况探索不同的集中采购方式。

（四）2015年至今：转型阶段

在前期探索的基础上，2015年，国务院办公厅发布《关于完善公立医院药品集中采购工作的指导意见》（国办发〔2015〕7号），对药品集中采购的分类、结算方式、配送管理、平台建设等进行了细化，这为医用耗材集中采购工作提供了方向。随着之后一系列相关措施的推出，我国医用耗材集中采购工作逐渐与药品集中采购同标准、同要求。2019年，国务院办公厅发布《关于印发治理高值医用耗材改革方案的通知》（国办发〔2019〕37号），专门针对医用耗材价格虚高、过度使用等问题，提出进一步“促降价、防滥用、严监管、助发展”等要求，并要求完善分类集中采购办法。近年来，在采购模式方面，国家大力支持医疗机构联合开展带量采购，积极探索跨省联盟采购，以达到“信息共享、结果共用”。在采购环节上，更是做出硬性规定，要求公立医疗机构必须利用采购平台，做到“公开交易、

① 吴红月：《医用耗材采购“宁波模式”让谁更受益?》，《科技日报》2015年8月6日，第9版。

阳光采购”。目前，医用耗材集中采购改革进一步深化，相关政策性文件已成体系，各省份在陆续开展医用耗材集中采购工作中，相继发展出具有地方特色的招标模式，如采用统一招标、建立联合采购平台的“京津冀”模式，集中挂网、三线控价的“河南模式”等。

三　医用耗材招标采购的发展现状

（一）医用耗材招标采购制度的实施现状

明确医用耗材基本特征是分析医用耗材招标采购制度实施现状的先决条件。与药品相比，医用耗材有市场规模相对较小、分类目录统一性和规范性较弱、规格型号较少、质量评价指导标准不统一等特征差异。[①] 这些特征差异客观上导致医疗机构在进行医用耗材招标采购时，存在操作难度大、规则复杂等问题，而医用耗材的价格还受到更多方面因素的间接或直接影响，因此医用耗材招标采购工作的组织与开展是一个需要多部门（见表2）参与、协同谈判的过程。

表2　医用耗材招标采购组织角色

组织角色	具体部门（人员）
组织方	医疗保障局
需求方	公立医疗机构
供应方	生产厂家
需方谈判人员	医保管理人员、耗材管理人员、临床使用专家
供方谈判人员	生产企业市场人员、销售人员、准入管理人员

“带量采购”这一概念最早与药品招标采购密切相关。生产企业按照政府规定的招标采购数量进行报价，医疗机构可以合理地降低药品采购价格，

① 王昌龙：《医用耗材带量采购下医疗器械企业财务管理》，《财会学习》2020年第31期。

取得以“量”换“价”的成效。[①] 2018 年底，多个地区相继开展药品带量采购试点工作，国家医疗保障局出台的“4 +7”带量采购政策取得了一定成效，逐步破除了“以药补医”弊端，也为医用耗材带量采购提供了示范。2019 年，国务院办公厅发布《治理高值医用耗材改革方案》（国办发〔2019〕37 号），明确提出要积极探索高值医用耗材带量采购、分类采购，之后，医用耗材带量采购开始在全国扩展，2019 年各地开展的医用耗材带量采购项目见图 1。总体来看，2020 年上半年共新出 48 个医用耗材采购项目，但仅三分之一的项目进入了交易采购阶段，大部分项目仍在进行中。具体来看，这 48 个采购项目中，联盟项目 4 个，表明区域联盟采购趋势明显加速；省级项目 23 个，占比最高，约为 47. 92%，其中过半都是为对抗新冠肺炎疫情而展开的新冠试剂集中招标；市级项目 21 个，占比为 43. 75%。[②]

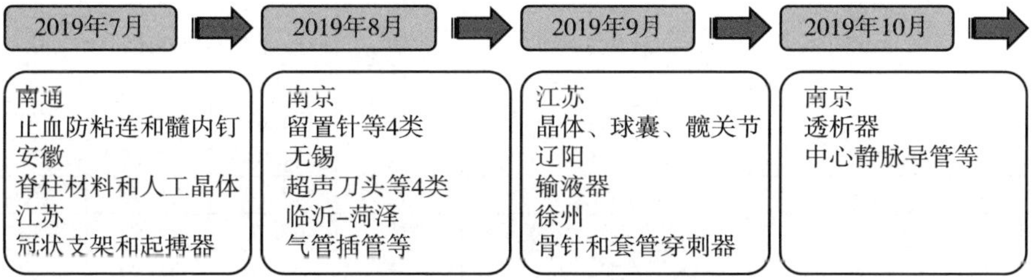

图 1　2019 年各地开展的医用耗材带量采购项目

进入 2020 年后，全国各地针对医用耗材的带量采购以高值医用耗材为主，并纷纷加快采购步伐，采购模式也呈现多样化发展趋势。为放大“带量采购”效果，各地还组成了形态各异的采购联盟，以期进一步降低价格。其中，省级跨区域联盟如“江浙沪”“京津冀 3 + N”“渝贵云豫”等；跨省市级联盟如“南京 4 +8”等；省内市级联盟如“南京 – 淮安 – 泰州”“合肥 – 安庆”等。此外，也有单个城市独立进行议价的，如武汉、宁波、漯河等。在采购品种

① 郭志刚、洪冬喆、刘伊等：《我国基本药物集中采购量价挂钩实施影响因素分析》，《中国卫生政策研究》2015 年第 12 期。

② 数据来源：江苏华招网，统计截止时间为 2020 年 6 月 19 日。

方面，各地区或联盟尽管选择不同类别的医用耗材进行带量采购，但这些耗材都具有相同的特点：采购金额相对较高、临床使用较为成熟且使用量较大、分类目录较为清晰等。在省级联盟采购中，支架类、晶体类、骨科类高值医用耗材成为采购目录的重点；在市级采购中，其重点则是低值医用耗材，如滞留针、镇痛泵等。由此，初步形成了高值、专科医用耗材由省级采购，低值、通科耗材由市级负责的采购格局。① 全国各地医用耗材带量采购降价效果（见表3）显著。

表3　全国部分地区医用耗材带量采购的价格降幅

序号	地区	产品类别	是否高值	平均降幅（%）	最高降幅（%）	带量比例（%）
1	京津冀及黑吉辽蒙晋鲁	人工晶体	是	53.72	84.21	60
2	安徽	脊柱	是	53.40	95.00	80
3	江苏	冠脉支架	是	51.01	66.07	70
4	江苏	双腔起搏器	是	15.86	38.13	70
5	江苏	人工晶体	是	26.89	38.00	70
6	江苏	冠脉球囊	是	74.37	81.05	70
7	江苏	人工髋关节	是	47.20	76.70	70
8	江苏	初次置换人工膝关节	是	67.30	81.90	70
9	江苏	人工硬脑(脊)膜	是	68.90	81.00	70
10	江苏	疝修补材料	是	75.90	86.40	70
11	福建	人工关节 - 髋关节	是	35.32	62.19	70
12	福建	人工关节 - 膝关节	是	32.12	61.48	70
13	福建	留置针	否	67.51	88.63	70
14	福建	超声刀	是	40.77	63.51	70
15	福建	镇痛泵	否	78.88	86.71	70
16	南通	止血材料	是	45.26	79.37	70
17	南京 - 淮安 - 泰州	输液港、导管冲洗器等	否	72.61	80.39	70
18	南京 - 淮安 - 泰州	中心静脉导管	否	70.82	83.86	70
19	南京 - 淮安 - 泰州	口腔托槽	是	33.59	64.78	70
20	无锡	超声刀头、透析液等	否	54.50	61.20	80

数据来源：江苏华招网。

① 蒋昌松：《医用耗材带量采购价格降幅影响因素分析及实证研究》，《中国医疗保险》2020年第2期。

总体而言，医用耗材集中带量采购的成效相当明显。首先，医用耗材价格回归合理。由于带量采购在合同中规定了量价关系，在医用耗材采购量提升的同时，价格也被压低。医用耗材以量换价的结果就是切实减轻了患者的经济负担，也缓解了医保基金的压力。以陕西省为例，冠脉支架按50%降价幅度测算，2019年可节省6000万元医保基金。在采购品种上，带量采购优先选取国产替代率高、进口与国产质量差异小的品种，保证了临床使用的质量与安全。其次，流通环节大幅缩减。带量采购政策要求生产企业直接与医疗机构签订合同，中标价格一旦确定必须严格执行，同时医保支付价也会做出相应调整。这一做法，不仅减少了医用耗材流通环节，提高了流通效率，而且彻底挤掉流通企业的利润，起到了净化流通环境、治理流通乱象的作用，对流通领域的影响大于之前实施的“两票制”。[①] 最后，医用耗材行业市场格局改变。2018年，在我国医用耗材市场中，中小型企业占90%以上，行业集中度低、市场分散，耗材企业的主营年收入平均在3500万元左右，企业规模有待扩大[②]。在带量采购政策规制下，医用耗材市场的准入规则与标准得到了严格的规范，推动了医用耗材行业的优胜劣汰，达到了重整市场格局的目的。在高端产品方面，国外医用耗材生产厂商向来占据主导地位，高端产品竞争较为激烈。而在低、中端产品领域，得益于技术的快速发展以及带量采购的快速推进，国产高值医用耗材抓住机会，已经基本实现了国产医用耗材对进口医用耗材的全替代。

（二）医用耗材招标采购的特点

2020年，医用耗材带量采购从试点到向全国多个省份逐渐铺开，医保支付改革逐步落实，同时两票制、注册人制度、医共体建设、取消医用耗材加成、DRGs、医疗器械统一编码等政策也在不断推进落实中。在此大背景下，我国医用耗材在招标采购上存在以下特点。

---

① 孟琳：《高值医用耗材带量采购的基本模式和影响分析》，《中国医疗器械信息》2020年第21期。

② 数据来源：王宝亭、耿鸿武：《中国医疗器械行业发展报告（2019）》，社会科学文献出版社，2019。

1. 医保凸显主导地位

2017 年，国家卫计委、财政部提出设立医保基金管理中心，以医保基金承担药品的采购与费用结算，积极试点“医保管招标采购”①。随后，北京、陕西、宁夏、湖北等省区市的医用耗材采购工作由当地医保局接管，并设立招标采购处开展具体工作。同时，医保付费机制也从项目付费制向复合付费制推进，按病种付费将成为主导，在这种情况下，医用耗材采购价也将与医保支付价紧密挂钩。以首次国家层级的集中采购为例，相关政策明确了医保的重要地位：规范平台挂网工作，保障产品配送及时；建立并落实预付机制，医保基金预付不低于约定额 30%；做好医保支付政策衔接，确保中选产品以中选价格惠及民众等。② 目前，医保在“降虚高、强规范、严管理、促发展”等方面发挥了重要作用，全国范围内医用耗材的集中招标采购与医保建立了有效联动。

2. 国采平台提供落脚点

从以往的实践来看，各省份医用耗材招标采购平台未得到有效统一，平台分布较为分散，归属边界模糊，招标采购信息存在区域壁垒。为解决以上问题，2019 年 3 月，国家医保局召开全国药品耗材招标采购平台建设座谈会，明确提出建立健全覆盖到全国各省份的招标采购平台。目前，该平台已顺利开展试运行，医用耗材的挂网、招标、采购等全流程均可依托国家集采平台完成。需要注意的是，国家医保局建立的国家统一集采平台，是为了更快实现各省之间的信息互联互通，尽快打破信息壁垒，并非以国家平台取代省级平台，地方仍拥有医用耗材招标采购自主权。此外，医用耗材编码作为唯一身份识别证明，具有规范性、稳定性、实用性和可扩充性等特征，③ 目前全国正在推进统一医用耗材编码标准，以更好适应医用耗材的采购、使用与管理。

---

① 《关于做好 2017 年新型农村合作医疗工作的通知》，基层健康卫生司，http：//www. nhc. gov. cn/jws/s3581sg/201704/aa3084a3dece4eee902d37e379667af7. shtml，2017 年 4 月 20 日。

② 《国家医疗保障局关于国家组织冠脉支架集中带量采购和使用配套措施的意见》，国家医疗保障局，http：//www. nhsa. gov. cn/art/2020/12/17/art_37_4060. html，2020 年 12 月17 日。

③ 陈永法、黄晓娟：《国外高值医用耗材采购管理模式及对我国的启示》，《中国卫生政策研究》2016 年第 9 期。

3. 招标采购方式呈现多样化

为控制医用耗材价格不合理增长，规范医疗机构医用耗材采购行为，我国相继推出医用耗材分类采购的政策性文件，并将招标采购作为最主要的采购方式，鼓励集中采购、带量采购。结合实际情况，各省份在实践中相继衍生出新型招标采购模式，跨区域联盟采购、GPO 第三方组织采购、价格谈判等方式成效显著，医用耗材采购模式逐步趋于创新化、阳光化、多样化。虽然现阶段的医用耗材招标采购仍以省级、地市级为主，但国家医保信息平台的建立正在加快全国集中采购的有效落地，冠脉支架全国集中采购后，接连迎来了第一批、第二批高值医用耗材价格监测与价格采集。① 可以预见，医用耗材信息动态挂网，集中采购全国价格联动，"一地实施、全国响应"的局面将会成为医用耗材招标采购的主旋律。

（二）医用耗材招标采购的典型模式

纵观世界，国外主流的医用耗材采购模式主要有 GPO 采购、国家集中采购和区域集中采购等。美国的医药市场自由程度较高，由集团采购组织开展的高值医用耗材 GPO 采购模式已逾百年历史。自 1910 年第一家 GPO 组织——Hospital Bureau of New York 在纽约成立后，GPO 模式便逐渐发展成为美国医疗机构高值医用耗材采购的主要渠道。英国则主要采取国家主导的医用耗材集中采购模式。英国国民医疗服务体系（National Health System，NHS）与医用耗材供应商协商签订国家框架合同，之后再与医疗机构签订购销合同。在实行全民医疗保险制度的澳大利亚，各州的采购制度则不尽相同。在维多利亚州，公共医疗机构必须参与州组织的区域集中采购；而在新南威尔士州，则根据医用耗材的价格分级分别采取医疗机构直接采购、州卫生行政部门采购或州采购委员会采购等。据世界卫生组织统计，

① 国家医疗保障局医药价格和招标采购指导中心：《关于开展高值医用耗材第二批集中采购数据快速采集与价格监测的通知》。

2016 年，有 110 个国家开展了国家层面的高值医用耗材采购，74 个国家具有国家医疗器械采购或报销清单，85 个国家制定了国家医疗器械采购指南，86 个国家具有支持采购或捐赠的技术规范。[1] 总的来说，各国的医用耗材采购有倾向于国家集中采购的趋势，并且在采购指南、技术规范等方面不断完善。

自 2000 年以来，我国医用耗材招标采购已历经 20 年的探索与实践，尤其是 2010 年后，实行以政府为主导的集中招标采购对医用耗材购销行为进行了有效的规范，显著降低了医用耗材采购价格。目前，各地在实践过程中结合实际情况，发展出各具特色的采购模式，主要有以下几种。

1. 全国统采模式

我国在医用耗材领域不断探索集中带量采购，采购范围持续扩大，在加强指导地方开展带量采购的同时，备受关注的国家层面统一集中采购也在积极展开中。2019 年数据显示，全国冠脉支架使用量巨大，费用超过高值医用耗材市场总额的十分之一，且其出厂价与使用价差距悬殊，其使用价格甚至明显高于国际同类产品，基于此，国家医保局等多部门决定将冠脉支架作为首批国家统一带量采购的医用耗材。2020 年 11 月，我国首次组织高值医用耗材带量采购全国统一集中采购，与 2019 年同企业的相同产品比较，冠脉支架平均降价幅度高达 92%，均价由 13000 元降至 700 元左右，无论是国内产品还是进口产品降价成效都非常显著。[2] 对于医用耗材企业而言，流通环节节省的费用可用于提高生产与研发水平，保证不因支架降价而导致质量问题。全国统一集中采购在竞价规则方面也做出了统一规定：企业可进行自主报价，允许多家同时竞选，充分保证公平竞争。根据合理性、合规性要

---

① 王斌、李凯：《浅论国外高值医用耗材不同采购模式的经验和启示》，《新疆医学》2020 年第 11 期。

② 《国家组织冠脉支架集中带量采购开标支架价格从均价约 1.3 万元下降至约 700 元》，人民健康网，http：//health. people. com. cn/n1/2020/1105/c14739 - 31920276. html，2020 年 11 月 5 日。

求，首次全国集中采购中选产品数量为需求量的80%，确保了产品的竞争格局，有效避免了产品垄断。这次集中采购还规定在质量符合标准的前提下低价产品优先中标。2021年1月1日起，北京、天津、湖南等省份相继落实冠脉支架带量采购中选结果，患者享受到优质低价的医疗产品，提高了医疗服务的可及性。目前，国家医保局正在建立涵盖招标采购、配送与监管于一体的招标采购管理子系统，实现编码、模式、监管统一，以满足全国联动的医用耗材招标采购需求。下一步我国还将逐步扩大集中采购范围，在医用耗材领域常态化开展全国统一的带量采购，不断推动国家集中采购的品种多元化。

2. 跨地区联合采购模式

跨地区联盟模式是以政府为主导、以省区市共建方式进行的集中招标采购，以数据的开放共享促进医用耗材采购的合作共赢。该模式可以有效地发挥区域优势，确保政府在议价阶段的首要地位，提高政府议价能力和议价水平；扩大招标采购市场范围，为更多符合条件的供应商提供竞标机会，促使供应商提高报价估值的精准性。[①] 目前，全国各地已经建立起多个医用耗材跨区域联合采购联盟，其中具有代表性的联盟包括京津冀一体化联盟、西部联盟、三明联盟等，省区市联盟合作集中采购的覆盖范围正逐步扩大。2016年12月，《京津冀公立医院医用耗材联合采购框架协议》的签署标志着京津冀三省市正式开启医用耗材联合采购工作，发挥批量采购优势，助力医用耗材价格趋于合理。三地共同打造统一的采购平台，建立协同联动机制，按照阳光透明原则实现“招采合一、量价挂钩”。2018年5月，以陕西为主的西部联盟正式启用“省级联盟医用耗材采购协同应用平台”，依托此平台达到数据互联互通，医用耗材资源共建共享。从2016年成立至今，西部联盟由原本的“陕西－内蒙古－四川－宁夏”联盟发展为15省份超级大联盟，辐射范围从西部拓展至全国各地。[②] 目前，西部联盟正

① 张少博、姚洪生：《政府集中招标医用耗材的优势》，《中国招标》2019年第4期。

② 联盟参与者包括陕西省、四川省、内蒙古自治区、宁夏回族自治区、甘肃省、青海省、新疆维吾尔自治区、湖南省、黑龙江省、吉林省、辽宁省、广西壮族自治区、贵州省、海南省、陕西省。

在积极探索从“跨区域”到“跨联盟”的互联互通，不仅联盟内部做到实时数据共享，还将与其他联盟开展合作、形成合力，推动全国实现“一盘棋”。2020年4月，“三明联盟”牵头开展了非一致性评价药品的带量集中采购，仿制药采购价格总体平均降幅69.52%，单品种最大降幅超过90%，预计每年可节约药品费用1.24亿元。① “三明联盟”组建五年以来，已经完成了6批高值医用耗材的联合采购，产品涵盖范围广、目录较为完整，充分发挥了“以量换价”的优势，打通区域壁垒。目前，“三明联盟”带量采购成果惠及1.4亿人次，覆盖16个省份、25个地级市。跨区域联合采购充分发挥带量采购优势，实现价格与采购的双联动，切实降低了医用耗材价格，减轻了患者就医负担。随着不断的实践，联盟协调的层面正明显提升，可以预见，在国家医保局及卫健委的指导和协调下，跨区域联合采购将会迈出实质性一步。

3. 挂网采购模式

从2013年起，全国各地陆续实施多省份联动的阳光挂网采购，即依托省级公共资源交易中心搭建医药集中采购平台，将高值医用耗材采购信息集中挂网，省内医疗机构必须通过该平台对高值医用耗材进行阳光采购，实现网上招投标。2017年，湖南省结合西部联盟实践经验，在陕西省牵头下积极开展全省高值医用耗材阳光挂网采购，以限价挂网采购产品数据库为主渠道，备案采购产品数据库作补充，湖南省阳光挂网采购具有以下几个特点。一是由政府主导，进行分批采购。政府组织和领导医疗机构进行网上采购，鼓励单独或联合开展带量采购；医疗机构采购量必须有临床依据，中选产品必须质量优先、价格合理，进行分批挂网采购。二是限价挂网采购与牵头省份联动。若联盟牵头省份已将耗材挂网并公布挂网限价，其余省份可在供货企业确认后将其作为采购限价。三是备案采购，在限价内自行议价。未公布挂网限价但通过审核资质的产品，可纳入备案采购产

---

① 《“三明联盟”药品集中带量采购6月1日起落地实施》，三明市人民政府，http://www.sm.gov.cn/zw/zwxx/sjdt/202005/t20200515_1530668.htm，2020年5月15日。

品数据库，采购限价以全国省级最低中标价为依据，凡备案采购的医用耗材均由供需双方在限价内自行议价。[①] 随着高值医用耗材挂网采购范围基本覆盖全国，低值医用耗材也跟随高值医用耗材的步伐，于2018年底掀起挂网集中采购浪潮。实践证明，阳光挂网采购可以有效规范医用耗材的采购行为，流通环节虚高报价得到有效控制，医用耗材价格大幅下降；实行“挂网集采”，减少流通环节、优化供应商资质、规范供应行为，更利于实现“两票制”；另外，“挂网集采”在减轻患者医疗费用负担的同时，耗材质量与供货服务也得到多重保障，切实提高了医院和患者的获得感。

4. 其他模式

其他医用耗材招标采购主要采用GPO模式、“双信封制”等。一是GPO（Group Purchasing Organization）模式。它起源于美国，指以第三方组织作为媒介进行“砍价”，将医疗机构集中起来对药品进行采购，这既保证生产商的销售量，又可以维护市场公平，提高采购效率，节省医院开支。[②] 继药品招标采购引入第三方服务机构后，GPO模式也逐渐成为我国广州、深圳等地医用耗材招标采购的新趋势。二是“双信封制”。为保证公平、公开、公正原则，投标人需要将含有采购数量与报价的文件单独封装，其他相关文件单独封装，因此被称作“双信封制”。“双信封制”招标采购需要进行两次评标，第一次为技术标评审，以技术标得分由高到低确定入围产品清单；第二次为商务标评审，根据实际情况以价格由低到高或综合得分由高到低确定中选产品（见图2）。此外，我国医用耗材招标采购还包括综合评议法、最低价中标、混合式招标等多种模式。

① 《湖南省卫生计生委关于印发〈湖南省公立医疗机构高值医用耗材阳光挂网采购实施方案〉的通知》，湖南省卫生健康委员会，http://wjw.hunan.gov.cn/xxgk/zcfg/gfxwj/201711/t20171107_4886000.html，2017年10月27日。

② 胡宗铃、傅鸿鹏：《高值医用耗材采购管理的国际经验及启示》，《卫生经济研究》2019年第7期。

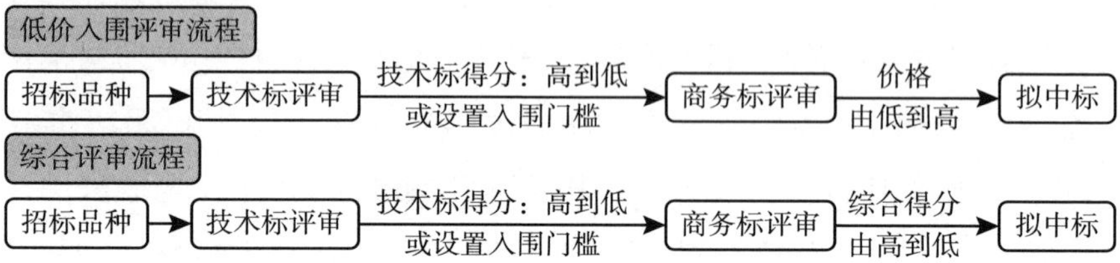

图 2 "双信封制"评审流程

四 医用耗材招标采购的地方经验：以南京为例

2019 年 7 月 31 日，国务院办公厅发布《治理高值医用耗材改革方案》，提出 2020 年前全面取消高值医用耗材加成，探索带量采购试点实践。安徽、江苏等地积极响应政策号召，先后开展高值医用耗材的带量采购试点工作，高值医用耗材的带量采购成为新趋势。江苏省南京市开展的高值医用耗材招标采购的探索与创新，具有较为典型的研究价值，其经验值得深入分析与总结，可为全国其他地区医用耗材带量采购提供借鉴。①

（一）南京市医用耗材招标采购政策

作为医疗保障工作的重要一环，深化医用耗材招标采购制度改革，尤其是加强高值医用耗材监管，日益受到各级政府的高度重视，从国家到地方，各个层面出台诸多相关政策，层层推进。除了国务院办公厅制定的《治理高值医用耗材改革方案》（国办发〔2019〕37 号），江苏省、南京市等也相继印发多项政策性文件（见表 4），提出要进一步督促深化高值医用耗材集中采购，推动构建阳光监管平台。南京市医保局在长期治理基础上完善制度、创新方式，不断探索，借鉴抗癌药谈判降价和药品集中采购经验，建设阳光监管平台，积极开展医用耗材阳光采购，不仅打响了全国医用耗材集中

① 本部分资料主要来自南京大学卫生政策与管理研究中心的南京医保调研材料。

招标采购的“第一枪”，还和省及兄弟市医保部门成立“南京联盟”，打出“连环炮”。

表 4　江苏省、南京市医用耗材招标采购重要政策汇总

文件名称	文件号	文件内容
《关于协同监督推动全省高值医用耗材采购问题专项整治的工作方案》	苏纪办〔2019〕70 号	督促推动职能部门持续治理高值医用耗材采购问题、督促完善江苏省高值医用耗材集中采购制度等 5 项重点任务。
《关于推进医用耗材阳光采购的实施意见（试行）》	苏医保发〔2019〕55 号	要求 2019 年底前，建成省级医用耗材阳光采购平台，开展重点品种组团联盟集中采购；2020 年底前实现所有医用耗材网上应采尽采。
《关于开展医用耗材集中采购工作的实施意见》	宁医采组〔2019〕1 号	建设南京市医用耗材阳光监管平台，构建医用耗材集中采购新机制，全面推行网上集中采购、联合采购、带量采购，实现医用耗材及药品集中结算，全流程精准、实时、闭环监控管理。
《关于建设南京市医用耗材阳光监管平台的实施方案》	宁医采组〔2019〕2 号	建设南京市医用耗材阳光监管平台，集成融合医用耗材招标采购系统、医用耗材价格信息系统、医院信息系统、医保信息系统数据互联互通。
《关于监督推进全市高值医用耗材阳光监管的实施方案》	宁纪办发〔2019〕33 号	督促深化高值医用耗材集中采购；推动建设高值医用耗材阳光监管平台；督促开展高值医用耗材采购使用问题专项整治；全面推进深化实现常态监管。

资料来源：作者根据公开资料整理。

（二）南京市医用耗材招标采购模式

过去，医用耗材由省、市卫建委根据临床需要进行招标，明确中选品种和价格，医疗机构按照中选品种和价格组织采购。南京市医保局成立后，组织医疗机构针对采购量大、价格高的医用耗材开展了多种方式的集中采购谈判。

1. 集中采购

南京市医用耗材集中采购起步较早，2010 年后就将分散在各医疗机构中的医用耗材采购转变为由政府主导，省卫计委负责六大类高值医用耗材集中招标采购、市卫计委负责五大类高值医用耗材和普通医用耗材及试剂集中招标采购的模式。① 2017 年下半年，南京市为进一步治理医用耗材价格虚高，阻断医院医生腐败污染源，通过竞争性价格谈判方式，统筹推进医用耗材“双线”采购机制，现已形成医用耗材集中采购的四种典型模式。

（1）最低价对接谈判，网上集中采购。运用价格信息系统建立中标医用耗材跟踪锁定机制，及时采集南京地区中标医用耗材全国最低价格，组织相关生产供应企业进行价格谈判确认，并在平台上挂网公示谈判结果，相关定点医疗机构根据网上公布的最低价格集中采购。

（2）价格谈判，网上集中采购。针对部分医保目录内的高值医用耗材，因为价格昂贵、使用量大，因此由主管部门组织定点医疗机构与相关生产企业开展价格谈判，根据监管平台上公布的谈判结果，定点医疗机构进行网上采购。

（3）联盟带量网上集中采购。加强地区间的合作，鼓励南京地区的医疗机构建立联盟，开展以南京为核心的城市采购联盟，通过量价挂钩、联合议价，控制临床消耗多且市场竞争大的医用耗材价格。各地区定点医疗机构可按谈判结果在网上平台统一集中采购。

（4）应急和备案采购。对于紧急情况，医疗机构可以自主采购不可替代性医用耗材，但必须在 3 个工作日内进行线上登记，否则将被视为违规。

2. 带量采购

带量采购要求在医用耗材集中采购时，各定点医疗机构要明确采购数量，生产供应企业针对具体的采购数量进行报价。根据约定的预期采购数

① 六大类：血管介入、非血管介入、神经外科、起搏器、电生理、眼科等六大类高值医用耗材；五大类：骨科、普外科、心胸外科、体外循环及血液净化、口腔科等五大类高值医用耗材。

量，供应厂商能够合理安排生产，节约成本。目前主流的带量采购是针对某一个具体医用耗材产品进行带量采购，南京市在实践中还探索出了按某一个企业全部产品种类开展带量采购的新模式。

（三）南京市医用耗材招标采购成效

通过“限价采购”“带量采购”“谈判采购”三种招标采购方式，医用耗材在降低价格和节约基金方面效果明显，南京市医用耗材集中采购工作收到了显著的“减负”效果。在降低价格方面，在截至2020年12月31日的16次谈判中，预计节约支出10.65亿元，实际已经节约支出7.77亿元。其中，品类带量预计节约支出8.34亿元，实际已经节约支出6.38亿元；企业带量预计节约支出0.86亿元，实际已经节约支出0.67亿元；正常价格谈判预计节约支出0.17亿元，实际已经节约支出0.1亿元；最低价格谈判预计节约支出1.27亿元，实际已经节约支出0.62亿元。从价格降幅来看，排名第一的是金属接骨螺钉，降幅达98.5%；从降价金额来看，排名第一的是补片PROCEED Surgical Mesh，该型号产品从原有的79000元/个降价到19000元/个。在节约基金方面，2020年南京市医用耗材招标谈判集中采购节约基金4.98亿元，全市定点医疗机构共发生医疗总费用329.4亿元中，医保基金支付244.7亿元，医用耗材基金支出26.4亿元，高值医用耗材基金支出10.6亿元。①

（四）南京市医用耗材招标采购全流程监管

南京市积极响应党中央、国务院治理医用耗材改革明确要求，通过创新方式，建立“南京医用耗材阳光监管平台”，对医用耗材全流程进行追踪监管。

1. 招标环节监管

针对医用耗材价格虚高等突出问题，实行医用耗材招标采购，从而有力

① 数据由南京市医疗保障局提供。

降低医用耗材价格、理顺医用耗材价格体系。南京市医保局对医用耗材招标环节的监管，主要集中在集中采购谈判的次数、集中采购谈判的品种和集中采购谈判平均降价幅度几个方面。

2. 采购环节监管

为贯彻落实国家和江苏省的要求，南京市医保局将医用耗材网上采购作为监管的重要内容，明确南京地区定点医疗机构使用的医用耗材必须统一在南京市医用耗材（药品）交易系统下单采购，监管工作的重点主要集中于定点医疗机构网上采购的医用耗材品种和采购规模。南京市阳光监管平台与南京市医用耗材（药品）交易系统对接，进一步对中标企业、采购订单以及医院采购情况进行实时动态监督。

3. 配送环节监管

配送环节主要指医用耗材由医疗机构下单采购后到医用耗材到达医疗机构的过程，以确认生产供应企业有没有按时将医用耗材送到医疗机构。南京市医保局对医用耗材配送环节的监管主要集中在及时率和配送商、配送单几个指标。市医保局搭建的医用耗材阳光监管平台在对采购订单进行查询时，可以同时查看具体的配送货品信息，监管生产供应企业有没有在要求的时间内送达，如若超期，平台将发出预警信息。

4. 结算环节监管

为维护公正的市场交易秩序，南京市出台相关政策规定，明确要求医疗机构采购医用耗材实行集中结算，严格遵循合同约定的时间，从验货合格到交付货款账期不得超过 60 天，并且生产供应企业、医疗机构必须统一在南京市医用耗材（药品）结算系统上交付货款。南京市医保局对医用耗材结算环节的监管主要是监管医疗机构是否按照合同约定的时间交付货款，重点关注结算率、总费用以及费用节省额度。

5. 使用环节监管

南京市医保局还对医疗机构使用医用耗材的情况进行监管，主要关注使用医用耗材的医生、病人和使用金额等几个方面。市医保局搭建的医用耗材阳光监管平台可以追根溯源，实时监管某个医院的某位医生给某位患者最新使用的医用耗材情况，产品名称、使用时间等细节都可查询。同时，若出现违规使用医用耗材的情况，阳光监管平台会及时发出预警信息进行提示。

6. 支付环节监管

南京市医保局对医用耗材医保支付相关环节进行实时动态监督，主要关注医用耗材总金额、基金支付金额和个人支付金额等情况。

7. 异常监控与重点监控

除了对以上六个环节进行全流程监督管理外，南京市医保局还采取了异常监控与重点监控措施。针对医用耗材招标采购过程中可能发生的问题，市医保局和市卫监委等部门经过反复调研，制定出关于医院、医生、生产供应企业三类监管对象的44条预警、异常规则，并在监管实践过程中不断完善具体细则。南京市异常监控主要包括预警、异常、分派、处理、办结和处置六个方面，重点监控医院、医生和生产供应企业对异常问题的处理情况。

（五）南京市医用耗材招标采购经验

南京市在推进医用耗材治理改革中走在前列，率先开展高值医用耗材价格谈判，率先组建医用耗材地区联盟，率先探索与单个企业开展全产品整体谈判，率先建设医用耗材（药品）阳光监管平台。

1. 开展高值医用耗材价格谈判

国务院办公厅制定的《治理高值医用耗材改革方案》（国办发〔2019〕37号）提出要以问题为导向，坚持制度优化、政策完善和方法创新，理顺高值医用耗材价格体系，促进招标采购工作全流程监督管理，加快形成高值医用耗材价格治理新格局。2019年5月30日，南京市医保局率先对此做出回应，在总结原有“双线”采购工作经验的基础上进行积极探索和实践，在我国率先开展医用耗材治理。遴选确定了17个产品，组织医疗机构专家和生产供应企业开展价格谈判；依据谈判结果，医疗机构在网上集中采购医用耗材。“5·30”价格谈判效果显著，单个产品价格最高降幅接近50%，预计年均可为患者节省总计1800万元左右的医疗费用支出。在开展高值耗材价格谈判的同时，南京市医保局既做到通过带量采购实现以量换价，惠及患者，又督促医疗机构尽快回款，优化采购和使用环节，惠及商家，充分发挥了医保支付对医用耗材供需双方行为的引导和激励作用。除此以外，南京市借鉴“4+7”药品带量采购经验，积极探索并实施高值医用耗材量价挂钩的集中采购新模式。

2. 组建医用耗材地区联盟

2019年8月5日，南京市医保局成立了南京地区定点医疗机构医用耗材集中采购联盟，针对用量大、用途广、适用性强的医用耗材品种，由市级指挥领导、统一平台采购、结果联盟共享的方式，进行集体联合谈判、议价，充分发挥了“量价挂钩、以量换价”的优势。随后，为推进医用耗材治理工作，加大带量采购力度，扩大降价效果，南京市医保局积极筹建全国第一家医用耗材带量集中采购地区联盟（简称“南京联盟”），泰州市、淮安市先后加入“南京联盟”，并签订“南京联盟”协议。联盟开展医用耗材带量采购工作，坚持带量采购，招采合一，以量换价原则，坚持市场机制和政府作用相结合原则，由联盟组织联盟议员与企业进行谈判，谈判结果联盟城市共享。“8·16”联盟带量集中采购涉及4类产品7个品种，为确保带量采购工作的“量”，联盟组建各市医保局联络群，举办专项部署会；为确保带量采购工作的“价”，谈判前首次创新性采取了开放的沟通方式，以通气会的形式打消企业降价顾虑，打好生产企业“预防针”。在此基础上，南京市积极推进构建区域性、全国性联盟采购机制，探索跨省联盟采购，充分发挥中心城市作用，辐射周边地区。2020年6月9日，联盟扩盟会议成功召开，9个地市加入，成为“南京联盟”新成员①。南京市将继续搭建联盟平台，加强联盟宣传，深化联盟交流，以期更加充分发挥规模优势、增强谈判议价能力，共同推进医用耗材治理改革。

3. 探索与单个企业开展全产品整体谈判

单品种带量集中采购虽然价格降幅较大，但组织谈判前期产品归类分析难度较大、企业参与谈判耗时耗力，医院对更换产品使用不是很理解，也不

① 包括安庆、合肥、滁州、马鞍山、黄山、芜湖、铜陵、宣城、镇江。

适应，病人对更换产品及降价的产品质量有所担忧。出于对这些问题的考虑，南京市医保局积极探索医用耗材招标采购新方式，在已完成的三次医用耗材品种带量采购谈判的基础上，与知名医用耗材生产供应企业开展地区医院采购联盟组团谈判，就企业所有产品进行带量集中采购谈判，即“企业全产品带量集中采购”。这一新方式、新探索，旨在以医用耗材集中采购方式的创新，不断增加优质医疗资源的可及性，降低高值医用耗材产品价格，减轻群众医疗费用负担。2020 年 9 月 26 日开展的全国首次全产品整体降价采购谈判效果显著，采购谈判产品在南京、淮安两市联盟医疗机构原有平均价格基础上全部降价 25%，实现产品价格下降的同时，医生和病人更适应，治理效果更直接。在第一次企业全产品带量集中采购谈判成功的基础上，2020 年 10 月 30 日、11 月 29 日又相继开展多次全产品带量集中采购谈判，效果同样十分显著。直接与企业进行全产品带量集中采购谈判，使政府能够有更多精力组织开展更多医用耗材品种的谈判，企业也能够更加明晰自己的市场战略规划，加快从带金销售到带量销售的转变。

4. 建设医用耗材（药品）阳光监管平台

南京市医保局聚焦“减负”“反腐”两个目标，采用区块链技术构建阳光监管平台，开展“集中采购、带量采购、集中结算”三大业务，协同“耗材产品价格信息系统”、“医用耗材招标采购系统”、“医疗机构信息系统”和“医疗保障信息系统”，使阳光监管平台具备“监控医疗机构医用耗材采购使用、监控配送企业保障供应、监控医保基金合理使用、实施监管平台集中结算、纠正行业不正之风”五大功能，实现集中采购、集中结算，阳光运行、便企惠民。该平台详细记录医用耗材运行情况，能够全面反映“招标、采购、配送、使用、结算、支付”六个环节，体现供货商、医疗机构、医生三方的医用耗材关联行为。深入探测医用耗材的使用行为，能够展示包含但不限于医生开具的医用耗材名称、数量、金额，病人使用医用耗材数量、收费记录等；通过大数据分析，梳理医用耗材带量采购与医保基金支出的关联性，运用医保支付政策，促进医疗机构使用谈判耗材，实现医保基金战略购买的“带量效果”；及时警示厂商违规销售行为，通过各大系统的数据共享互通，将检测触点直接延伸至供应商和医生，并对个人使用偏好以及采购的实际使用情况进行具体分析；指挥领导带量采购工作，检测定点医疗机构网上、网下采购情况，引导医疗机构在监管平台上开展网上集中采购，进行本地与外地、公立与民办、带量前后、上平台前后等大数据对比，搜寻价格谈判的品种。接下来，平台还将在统一编码标准、统一质量标准、统一业务流程、统一安全保障、深化平台发展内涵以及深化数据分析研究等方面进行建设规划。

五 医用耗材招标采购中的主要问题与展望

（一）存在的主要问题

就医用耗材招标采购模式而言，我国在国家级、省级、市级层面都做了理论研究与实践探索，并取得了一定的成效。但在实际运行中，医用耗材招标采购仍存在诸多问题，亟须进一步完善。

1. 医用耗材招标采购制度方面

（1）招标采购制度主体错位。目前，医用耗材的招标主体多为省级政府有关部门，但是真正发生采购行为的医疗机构并没有制定采购规制的权利，这就存在招标与采购相互分离的现象。同时，带量谈判操作方式亦存在需要改进的地方。

（2）医用耗材质价相互分离。在很多情况下，政府主导的医用耗材集中采购未能与“价值购买”理念相契合，本应将医用耗材性价比作为决策标准，却异化为集中限价，将压价作为政府政绩。“唯低价是取”一方面会导致生产商为压低成本而降低产品质量，不利于患者健康；另一方面也无法有效激励生产商良性竞争，盲目低价甚至会导致中标后供应不足现象发生。

（3）价格形成机制不完善。医用耗材采购评审对专业性和技术性要求较高，采购品种多为国际尖端产品，但是由于产品价格资料获取难、评审员对国际市场熟悉程度弱等原因，部分中标医用耗材价格虚高，价格谈判不充分。同时，“带量采购”操作方式复杂，实际操作时难以达到政策目标，限制了医疗机构采购谈判积极性。

（4）中标品种及目录不全。目前省市医用耗材中标品种覆盖度低。虽然现有政策明确了标外产品的备案采购机制，但实际操作时仍复杂费时。同时，配套医用耗材有“部分中标、部分落标”现象，再加之网上申购流程烦琐、审批周期过长等，为医用耗材采购工作带来困扰。

2. 招标采购实施方面

（1）招标采购时间跨度大，流程复杂。从初期市场调研到最终中标公示，相较于传统工程、货物及服务类招标项目，医用耗材集中招标采购的时间跨度大大增长，并且前期需要录入投标人相关信息，进行信息比对、复核及审核等工作，包括不同医用耗材的投标限价工作都极具复杂性，增加了监督管理工作的难度。

（2）招标采购投标企业多，开标压力大。医用耗材集中招标采购工作的社会关注度较高，涉及范围较广，尤其是开标当天，到现场参加开标会议的竞标企业数量较多，参与人群广泛，维护会议场所及交通秩序的压力较大。

（3）招标技术要求高，规范难统一。医用耗材采购涉及临床及后勤保障等多项类别，并且各个类别又有其独特的特点与要求，在集中采购前，需要分门别类地设置投标企业需要报送的资料清单，并划分相应的质量层次，同时提出相应的资质条件，按照招标要求制定一系列规范的投标要求。此外，为避免出现恶意串标、围标等违法行为的发生，既不能采取集中培训的方式使潜在的投标人掌握并理解招标要求，同时也不可以把招标文件下发给潜在的投标人，以避免无效投标行为的发生，集中招标采购工作本身面临着困境。

3. 医院招标采购管理方面

（1）采购流程形式化。医院在医用耗材采购时需要有严格的制度和完善的流程，对各岗位职责需进行精细化管理，在采购时更是需要专业的采购队伍。但从现实情况看，医院采购流程并未充分落实，形式化问题严重。

（2）招标采购预算控制不合理。批量购入医用耗材导致采购工作量大、预算控制要求高，大量的资金往来往往造成预算超支。医用耗材招标采购涉及多环节，但医院各部门之间缺乏有效的沟通衔接，导致财务部门未能根据各科室实际需求做出采购预算，医院采购成本居高不下时有发生。

（3）招标采购结果不理想。医用耗材质量关系患者的生命健康，医院采购必须遵循公开透明原则，既要保证管理层有效的监督审查，又要将供应商资质透明公开，确保招标采购的科学合理与高参与度。但是在实际操作中，部分医疗机构未能全面了解供应商信息，缺少对审核的重视度，导致采购结果往往不尽如人意。

（4）招标采购管理体系不完善。对医疗机构的医用耗材采购而言，既需要完善的内部管理制度，也需要健全的管理信息系统，以方便采购人员对采购需求进行分析，确保医院采购工作的正常运行。但是大部分医院未能全面认识信息系统的重要性，同时缺乏完善的内部管理制度，未能有效提高采购工作效率。

（二）对策建议

开展医用耗材招标采购工作能够大幅降低采购成本，切实提高医院运行效益，重新构建医用耗材市场格局，从而有效助力“三医”联动走向深化。针对医用耗材招标采购政策和实施层面仍然存在的缺陷和不足，特提出以下对策建议。

1. 落实医用耗材采购用量，完善招标采购长效机制

首先，完善配套措施，确保带量落实到位。坚持招采合一、量价挂钩，完善支付结算措施，确保“带得上量”；积极组织签订用量协议，确保“分得下量”；督促医疗机构履行协议，确保“用得完量”。在集中采购改革中充分发挥“带量”作用，挤出价格水分。其次，密切协作配合，健全监管长效机制。加强与卫生健康部门、药监部门等部门的协同配合，形成政策合力，落实使用情况与质量监管工作，促使供应保障体系“竞争充分、价格合理、规范有序”。同时，健全带量采购机制，完善一体化的招标采购平台，扩大采购范围，确保质优价宜。最后，加强激励和约束，深化“三医”

联动改革。实行医保基金直接结算，缩短结算期限，节约企业经营成本。为深化医保支付方式改革，相关配套制度也应同步推进。除深化 DRGs 改革外，还要建立“结余留用、合理超支分担”机制，对医疗机构进行有效的激励和约束，提升管理效益，促使医疗机构的医用耗材使用转化为运行成本，防止其过度使用，避免医疗资源浪费。

2. 实施医保准入制度，优化医保支付政策

在实行医保准入和目录动态调整方面，医用耗材的医保体系不同于药品，其医保目录主要以省（区、市）为单位，相对不统一，要重视医保体系在医用耗材招标采购中的作用，加快构建高值医用耗材基本医保准入制度。一方面，要健全高值医用耗材目录动态调整机制，加强目录更新管理，提高高端技术在医用耗材生产中的使用，对临床使用不再适合的产品定期审核并淘汰；另一方面，需引入医保准入价格谈判机制，借鉴药品实施的政策，实现高值医用耗材“以量换价”。在医保支付政策方面，科学制定医保支付标准，综合企业、医保和患者等多方考虑，根据医用耗材的市场价格、基金支付能力以及患者经济能力等合理确定支付标准，同时还要保证公立医疗机构正常运行。具体而言，高值医用耗材通过医保准入谈判的，在制定医保支付标准时按照谈判价格制定医保支付标准；若高值医用耗材类别相同，或具有功效相似等特征，在制定医保支付标准时则需要遵守统一性原则。

3. 加强医用耗材审批，实施企业全流程监管

为保障医用耗材带量采购惠及民生，政府部门要通过抽检、飞行检查、生产环节定期检查等多种形式加强对生产企业的检查频次，加大对违法违规生产企业的惩罚力度，保障医用耗材产品生产质量过关。按照相关政策建立医用耗材残次率报告系统，对医用耗材不良事件动态监测，并进行再反馈，确保产品信息可以进行实时追溯，逐步建立产品质量企业终身负责制。另外，要设立严格的高值医用耗材入市审批制度，加强医用耗材的注册监管，规范技术要求，提高入市门槛，推动医用耗材产品注册审批制度与医疗保障政策相衔接。带量采购的结余医保资金可用于高值医用耗材创新研发，鼓励有自主研发能力、耗材产品种类丰富的企业创新发展，对标国际产品，推动

国内医用耗材入市标准与国际相衔接。就医用耗材生产企业本身而言，为应对医用耗材带量采购带来的风险和挑战，企业除自觉遵守法律法规、政策文件并规范生产外，还要制定、实施新的发展战略。根据医用耗材产品的生命周期，在不同阶段制定相应的策略，最大程度发挥产品的组合价值，在保障社会效益的同时提高企业的经济效益。

4. 完善医疗机构内部监督，加快信用评价体系建设

加强医疗机构的自我管理，明确医用耗材的具体管理科室，监管责任落实到个人。建立高值医用耗材院内准入遴选、使用点评和院内预警机制，严禁科室单独采购医用耗材。监测并分析医务人员以及单台手术的医用耗材使用情况，对于异常数据要及时上报并进行约谈，将医用耗材采购与使用的监测分析结果作为医务工作人员绩效考核的重要指标。同时，利用“互联网+”技术，加强高值医用耗材大数据分析，建设医保智能审核系统，对高值医用耗材使用频次高和医保花费高昂的医疗机构和医务人员进行重点排查，建立医务人员、定点医疗机构“黑名单”制度，定期向社会公开并通报，逐步完善医保定点医疗机构的信用评价体系。

B.6

中国医疗保障标准化建设发展报告（2021）

何文炯　严 娟*

摘　要： 医疗保障是惠及每一位社会成员的社会保障项目，其制度运行产生海量数据，离不开现代信息技术的支撑。事实上，信息化是现代化的重要标志之一，而标准化是信息化的基础。国家医疗保障局成立后，高度重视医疗保障标准化建设，将其作为全面深化医疗保障制度改革和促使其高质量发展的重要组成部分。本文分析了医疗保障标准的概念及重要地位，回顾了社会保险标准化建设中的医疗保障标准化探索以及我国全面建设情况，取得了多方面成效，包括为医疗保障治理现代化奠定了坚实基础、提升了医疗保障领域的民生福祉、夯实了医疗保障信息化底座。同时，分析了我国医疗保障标准化建设存在的困难和挑战，包括贯标工作地区间不平衡、标准化建设水平地区间参差不齐、部分地区标准化与信息化“两张皮”等。今后一个时期，需要持续推进医疗保障标准化建设，一是夯实标准化工作基础，二是加强重点领域标准化工作，三是持续推进各项标准的贯彻实施，四是强化医疗保障标准化工作保障机制。

关键词： 医疗保障　标准化　信息化

* 何文炯，博士，浙江大学教授，研究领域为社会保障和风险管理；严娟，中国社会保障学会医保专委会常务副主任。

医疗保障制度是国家治理体系的重要组成部分，其运行情况关乎全体国民基本医保权益的实现，并直接体现着医疗保障制度的治理水平。在经历20多年的改革探索后，我国已经形成了一套全新的基本医疗保障体系，并正在向多层次医疗保障体系发展。与之相适应，基本医疗保障的管理和服务也在走向规范化，而标准化是规范化的基础，是医疗保障治理现代化的应有之义。国家医疗保障主管部门致力于医疗保障标准化建设，并将其与信息化建设有机结合，取得了令人瞩目的进展，为医疗保障高质量发展奠定了重要的基础。

一　医疗保障标准及其重要地位

医疗保障标准是指为了获得医疗保障运行最佳秩序、实现医疗保障制度目标、规范医疗保障管理和服务行为而制定的统一标准，是医疗保障制度运行的基础性准则，包括标准、技术规范、规程、指南等。按层级分，有国家标准、地方标准和行业标准；按种类分，有管理标准、技术标准、服务标准、工作标准等；按强制与否分，有强制性标准和推荐性标准。医疗保障领域的标准，通常需要由国家医疗保障标准技术委员会组织医疗保障相关利益主体协商一致形成，经国家标准管理机构批准形成规范性文件。因而，医疗保障标准的制定，需要遵循医疗保障制度运行的规律，参考国际、国内和相关行业的标准，并以相关法规、制度和政策为依据。

医疗保障标准是对医疗保障实践中积累的先进经验，经过分析、比较、选择以后再加以综合，是科学技术与实践经验的综合成果。医疗保障标准的制定过程，需要公开和透明，广泛听取各方意见，旨在保证这些标准技术指标的科学性、公正性和可操作性。事实上，医疗保障法律法规和制度政策规定了医疗保障管理服务主体、对象、管理服务流程、考核评价标准、争议处理办法等内容，而医疗保障标准就是将这些内容按简化、统一、协调和优化的原则进行规范，从而成为医疗保障领域共同遵守的基础性准则，这是医疗保障事业长期持续健康发展的基础性制度安排。因此，医疗保障标准化是医疗保障事业高质量发展的必由之路，也是医疗保障治理走向现代化的必然要求。

（一）顺应医疗保障治理现代化的要求

医疗保障是国家治理体系的重要组成部分，尤其是基本医疗保障作为我国医疗保障体系的主体性制度安排，也是国家基本公共服务体系中的重要项目，在国家治理体系和治理能力现代化进程中担当着重要的职责。从历史上看，标准化是科学技术进步、生产经营效率提高和人类社会文明进步的必然结果，也是经济社会持续健康发展的必要条件。标准化是创新的结果，也是创新的平台。事实上，2018 年党中央和国务院已经提出了基本公共服务标准体系建设的思路和具体意见。2019 年，党的十九届四中全会通过的《关于坚持和完善中国特色社会主义制度推进国家治理体系和治理能力现代化若干重大问题的决定》进一步指出，标准化是国家治理能力现代化的重要标志，是提高国家治理能力的重要抓手，应当发挥基础性、战略性、引领性的作用。

（二）实现医疗保障高质量发展的需要

党的十九大报告明确指出，我国社会主要矛盾已经转化为人民日益增长的美好生活需要和不平衡不充分的发展之间的矛盾，进而提出“提高保障和改善民生水平，加强和创新社会治理”。在医疗保障领域，经过 20 多年的改革探索，我国实现了制度转型和惠及范围扩展，以基本医疗保障事业快速扩展为主攻方向，今后一个时期，则应当转向高质量发展的方向上。[①] 尤其是在基本医疗保险实现全民覆盖之后，需求刚性、主体多元、业务复杂，但城乡之间和区域之间的发展不均衡，同时基本医疗保障及相关服务在线化比重和专业化成分不断提高，有效治理的难度加大，因而迫切需要以标准化为基础实现规范化治理。

① 何文炯：《中国社会保障：从快速扩展到高质量发展》，《中国人口科学》2019 年第 1 期。

事实上，医疗保障体系的有效运行，需要一个完整的治理体系，这一体系应由一系列法规、制度、政策、标准等共同构成。国家通过立法和有效的制度安排，调整医疗保障活动当事人的权利义务关系，并从宏观上规划、引领和指导医疗保障事业的发展。主管部门则通过制定规章并实施监管，以规范医疗保障活动当事人的行为。具体到医疗保障经办服务，则必须从更具体、更细致的方面予以规范，从参保登记、服务提供、资金结算、审核稽查等环节建立规范，涉及的相关主体、流程、资金和管理都需要有相应的规则，这就需要一整套标准化的体系，这是支撑国家和地方医疗保障系统有效运行、科学履职的基本规范，是实现医疗保障事业高质量发展的必备基础。

（三）满足公众日益增长的医疗保障服务需求

实现基本医疗保险全覆盖之后，不仅需要不断优化医疗保障体系并提高其运行效率，还需要不断满足人民群众日益增长的医疗保障服务需求。具体包括：一是通过制度政策设计的改进和服务方式的转变，适应经济社会的发展和环境的变化所带来的新需求，如异地就医、权益维护、信息披露，以及信息化带来的管理服务模式改变等。医疗保障需要通过规范化和标准化，增强可及性、便捷性并提高服务质量。二是通过数字化改革，顺应全社会实现公共服务便捷化的要求。从国家层面看，国务院大力推进“放管服”改革，要求实现“百姓少跑腿、数据多跑路”，直面群众办事的“堵点”“痛点”，构建事前咨询“一口清”、网上办理“一键通”、窗口服务“一次成”，这些都需要依托“互联网+医保服务”。从地方看，各地纷纷创新并提升服务水平和能力，如“浙里办”“粤省事”“渝快办”等，做到医疗保障基本公共服务限时办结事项90%以上，实现“最多跑一次”，降低人民群众获取医保公共服务的交通成本和时间成本，形成了智慧医保、品质医保、便捷医保等品牌。为了更好地实现医疗保障领域的服务便捷化，就要通过医疗保障标准化，来破解数据鸿沟、信息孤岛、技术壁垒、应用烟囱、部门藩篱等信息系统碎片化问题，通过顶层设计、标准引领，支撑国家与地方医疗保障系统规范高效、科学履职。

（四）加快推进医疗保障信息化的需要

信息化是现代化的重要特征之一，正在走向现代化的我国医疗保障事业，必然把信息化作为医疗保障事业发展的核心议题之一。但是，信息化必须以标准化为基础，没有科学的、统一的标准，医疗保障信息化无从谈起。事实上，2020 年党中央和国务院在关于医疗保障制度深化改革的有关文件中明确提出，要统一医疗保障的业务标准和技术标准，形成统一、高效、兼容、便捷、安全的医疗保障信息系统，从而实现全国医疗保障信息的互联互通和数据的有序共享。在此基础上，加强医疗保障的数据开发和利用，服务于医疗保障政策制定和重要决策，服务于医疗保障相关服务质量提高，切实推进基本医疗保障及相关服务的均等化。

二　社会保险标准化建设中的医疗保障标准化探索

2018 年国家医疗保障局成立之前，我国主管医疗保障的行政部门主要有三个：人力资源和社会保障部门主管职工基本医疗保险、城镇居民基本医疗保险和生育保险，卫生行政部门主管新型农村合作医疗，民政部门主管医疗救助。其中，人力资源和社会保障部（简称“人社部”）从 2009 年开始，与国家标准化委员会合作，在社会保险标准化方面进行了积极的探索，其中包括基本医疗保险和生育保险的标准化建设，制定了有关医疗保障的部分标准，为后来的医疗保障标准化建设奠定了一定的基础，并积累了有益的经验。

（一）国家层面的医疗保障标准化工作

为推进社会保险标准化工作，2009 年 7 月 30 日全国社会保险标准化技术委员会正式成立，旨在建立包括基本医疗保险在内的社会保险标准体系，推进社会保险标准化管理。2010 年 4 月，人社部印发《关于开展社会保险标准化工作的指导意见》；2015 年 7 月，人社部印发《关于推进社会保险标准贯彻实施工作的意见》。近10年时间里，全国社会保险标准化技术委员会共制定发布国家标准、行业标准35项，其中基本医疗保险方面的标准6项，包括国家标准4项、行业标准2项；基本医疗保险相关的标准16项，包括国家标准13项、行业标准3项。其间该技术委员会的主要工作集中在两个方面。一是全力推进国家标准的研究制定。已经发布的国家标准有《社会保险术语第4部分：医疗保险》《社会保险术语第6部分：生育保险》《社会保险医疗服务项目分类与代码》《基本医疗保险待遇稽核业务规范》等（见表1）。二是跟踪指导国家级标准化试点进展。这部分工作的目的是总结医疗保障标准化工作经验，逐步形成试点－推广的标准化工作模式。通过结合各地标准化过程中总结出来的经验教训，获得一个完整的标准化体系，将理论研究与实践研究结合起来，使医疗保障标准更具实践性。

表1　已发布的基本医疗保险及相关国家标准、行业标准

序号	标准号	标准名称
1	LD/T 90－2012	社会保险药品分类与代码
2	GB/T 31596.4－2015	社会保险术语第4部分:医疗保险
3	GB/T 31596.6－2016	社会保险术语第6部分:生育保险
4	LD/T 01－2017	社会保险医疗服务项目分类与代码
5	GB/T 34411－2017	基本医疗保险待遇稽核业务规范
6	GB/T 34282.2－2017	社会保险关系转移接续第2部分:职工基本医疗保险

（二）地方层面的医疗保障标准化工作

尽管全国性的医疗保障标准化建设工作已经开展，并且在实践中取得了一定的成效，但总体上看医疗保障标准化工作仍然起步较晚，难以适应不断发展的医疗保障事业的需要，更难以适应广大人民群众不断增长的服务需求。在此形势下，部分地区进行了积极的地方探索。

1. 上海市的探索

上海市从2010年起开展国家标准委的基本医疗保险标准化试点工作，初步搭建了适合上海市的医保经办管理服务规范体系（见图1）。

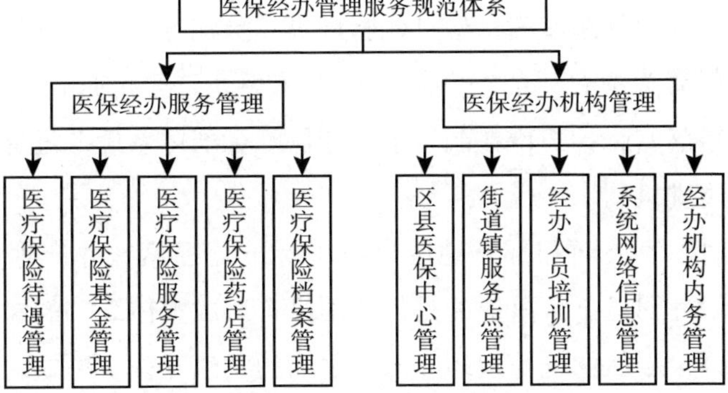

图1　上海市医保经办管理服务规范体系

2. 江苏省的探索

江苏省从2005年开始统一“三目录”，制定完整的标准制定、宣贯、评价机制。他们在以参保人为中心的理念基础上构建医疗保障管理服务标准体系，采取以过程控制、质量管理为核心的医疗保障标准体系的制定原则，改职能控制为流程控制，针对医疗保障流程中可能出现的人员权责混乱、服务开展混乱等情况，明确办公室工作职能、保险办理相关流程等标准，并以此为基础建立完整的标准体系。

3. 杭州市的探索

杭州市从2008年开始建立了基本医疗保障方和医疗服务提供方的信息模块标准，统一了医疗机构和保险机构的信息端口、信息编码等，并将标准深化到社区，达到10万人次即时结算；社区建立医疗信息窗口，网上办事和查询窗口，提高了医疗保障体系的支付和稽核能力。

（三）医疗保障标准化探索的特点和局限

我国医疗保障领域的标准化探索主要有以下特点。一是标准的制定主要是从实际工作中的问题出发，是针对医疗保障体系运行过程中某一个特定问题制定标准进行规范，缺乏整体性设计，除上海、山东、吉林等省份外，其他省份均无完整的标准框架体系。二是标准的制定主要是为了医疗保障经办机构能够更好地开展业务，因而重点关注的是一些流程和内部体系的完善，如结算流程、异地就医流程、信息化管理等。除江苏省外，其他省份都没有引入“以参保者为中心”的经办管理标准体系。三是医疗保障标准体系建设重构建而轻落实，各省份在制定了医疗保障标准体系后，没有制定配套的内审评价和改进机制。

尽管当时国家层面和部分地区进行了标准化探索，并产生了积极的效应，但其局限性明显。最重要的是，全国没有形成整体统一的医疗保障标准体系，缺乏国家层面的统筹规划和部门之间的共建互认，更缺乏推动地方落地应用的有效工作机制。部门之间长期存在严重的数据壁垒，信息不能共享。以药品编码为例，国家曾经有过三套编码体系，分别是国家药品监管部门开发的用于药品审批与监管的药品本位码，国家卫生部门开发的用于药品集中采购的国家药管平台药品采购唯一性识码 YPID，以及国家人社部门开发的用于基本医疗保险支付与管理的《社会保险药品分类与代码（LD/T 90 - 2012)）》。这几套编码的构成要素、覆盖范围、分类标准和功能定位都各有不同，并且都是从自身的职能出发，因而出现了“各自为政”的局面。

再从地方层面看，各地在医疗保障标准化方面虽然都做了很多探索，但大多数地区将医疗保障业务标准进行了本地化改造，把“普通话”改成了“方言”，标准不一致，没有“通用语言”。以医疗服务项目为例，通常理解的挂号费无非是急诊号、普通号、专家号等几种，但统计发现，全国仅挂号项目就有 30 多种，其中专家号就有 10 多种，如省级专家、国家级专家、知名专家、五年专家、十年专家等。各统筹地区医疗保障数据实行封闭管理，每个统筹区都像一个“信息孤岛”，“你进不来，我也出不去”，各自为政。业务标准代码是信息交流的语言、数据对接的基础。数据不共享，利用率就低，不仅阻碍了政策衔接，影响了科学决策，更制约了医疗保障治理能力的提升。另外，各地区、各部门之间的业务数据不互认、信息不共享，直接影响医疗保障各项工作的正常开展，如跨省异地就医即时联网结算就难以进行。缺少数据链的支撑，医疗保障部门就无法进行有效的大数据分析，因而难以提供更人性化、更高品质的医疗保障服务。

三　医疗保障标准化建设的全面推进

2018 年，国家医疗保障局成立，专司医疗保障行政管理之责，我国医疗保障事业进入一个新的发展阶段。与此同时，制度环境、社会环境和技术条件均发生了重大变化，为医疗保障标准化工作带来了新的机遇。国家医疗保障局认真贯彻国家战略，立足医疗保障发展现状，把握医疗保障事业发展方向，专门成立了网络安全和信息化领导小组，将信息化和标准化建设作为我国医疗保障高质量发展的重要组成部分，充分发挥标准化在医疗保障管理中的支撑和引领作用。按照“统一规划、统一分类、统一编码、统一维护、统一发布、统一管理”的总体要求，启动医疗保障信息业务编码标准化工作，确定疾病诊断和手术操作、药品、医疗服务项目、耗材、医疗保障结算清单等 15 项信息业务编码标准，旨在通过制定编码标准，形成全国统一的医疗保障信息业务“通用语言”。对此，国家医疗保障局以“一把手”工程强势推进，致力建设一套统一、高效、兼容、便捷、安全的医疗保障信息系统，实现医疗保障领域“书同文、车同轨、程同准”。

（一）明确医疗保障标准化工作目标

在确立了指导思想和基本原则的基础上，国家医疗保障局明确提出了医疗保障标准化工作的目标。2020 年，在建设全国统一医疗保障信息系统基础上，逐步实现疾病诊断和手术操作等 15 项信息业务编码标准的落地使用。“十四五”期间，形成全国医疗保障标准清单，启动部分医疗保障标准的研究制定和试用完善。为此，胡静林局长亲自主持召开了医疗保障标准化研究专家座谈会，研究讨论医疗保障信息业务标准化体系建设和疾病诊断等四个主要标准制定的工作思路，迅速行动，狠抓落实，攻坚克难，为建设全国统一的医保信息系统打下了良好基础。在研究过程中，胡静林局长多次召开专家会议，施子海副局长亲自带领研究团队赴江苏、福建、湖南等 10 多个省市的医疗保障部门、医院和基层服务窗口调研，并由规财法规司直接负责推进此项工作。受国家医疗保障局委托，中国社会保障学会作为此项研究的牵头单位，以郑功成会长为总牵头人，承担起这项责任重大、使命光荣的任务。学会组织了国内知名专家领衔组建研究团队，邀请了卫健、药监等行业专家，以及全国各地医保部门的业务骨干作为支撑团队，提供医保业务咨询，确保研究制定的编码标准既有理论高度，又有实践基础。

（二）筹划与构建

医疗保障数据共建共享的前提是统一，而标准化则是统一的灵魂、贯通的基础。据此，研究团队重点把握好“四统一”，优化各项信息业务编码研究设计。

一是公允性和权威性相统一。参照国际、国家、行业等已有标准，结合医保职能定位，制定合理、规范的分类标准，使编码标准具有权威性。本着既不修修补补，也不天翻地覆，采取最大公约数和最小改造的方法使编码标准具有公允性，促进编码标准在全国推行。例如，医疗服务项目编码规则的确定，是以全国目前普遍执行的《全国医疗服务价格项目规范（试行）(2001 年版)》为基础，结合梳理各地制定的医疗服务项目而形成的。

二是科学性和适用性相统一。编码的科学性是编码体系赖以生存的基础。坚持以需求为导向建立统一的编码标准和赋码体系，并积极适应公共服务平台建设需要，满足大数据分析应用，实现部门之间信息共享。

三是稳定性与唯一性相统一。制定覆盖全部医保业务的编码数据库，每个信息业务有且仅有一个编码与其对应，编码根据社会发展和需求变化适当补充，兼顾可扩展性与可维护性。将稳定和共性要素前置，保证编码结构稳定，将多变要素后置，建立数据库，做到码库结合。

四是先进性和前瞻性相统一。建立国家、省（区、市）、市三级联通的动态维护平台，实现对所有编码标准动态维护，确保国家医保编码基准数据库的安全、完整、准确，优化资源配置，降低维护成本，提高管理效率和管理水平。

（三）方法与路径

此项巨大的系统工程之推进，必须采用有效的方法和路径。首先，摸清底数。广泛开展调研，通过对31个省份近400个统筹区的摸底调查，30多次与现行相关标准制定者的访谈和咨询，采集了近1300万条数据，了解了实情，摸清了医疗保障信息业务标准化的底数。并在此基础上找准切入点，理清研究思路，加强顶层设计，着重在编码的“统一”上做文章。经了解发现，部分编码已有国家标准或行业标准，只是在实际使用中出现变异，需要重新回归成为国家或行业标准。除此之外，让各地先行先试，纠错完善，在统一业务编码方面做出了有益探索，为统一医保信息业务编码工作提供了良好的工作基础和社会氛围。如疾病诊断和手术操作编码，课题组与目前国内使用的5个版本制定者全部进行了面对面访谈，并对现行使用地区进行了实地调研，既弄清了现状和问题，又就统一编码的方法征求了意见，统一了思想，顺畅了思路，形成了合力。

其次，专家协同。开展广泛调研，发挥系统内业务经办、管理等各方专家优势，形成上下联动，协同研究的工作机制。在编码研究制定的全过程，请明白人参与、让制定者把关、邀权威者论证，使标准制定有依据、有出处、有用处。在医疗服务项目编码数据库建设中，课题组多次请业内专家进行集中“会诊”，按照“有依据、有必要、可承受”的原则，进行编码数据的审核映射，解决疑难杂症，最终达到“能关联、能识别、能应用”的要求，保证了编码全兼容。

最后，凝聚共识。构建高水平医疗保障标准化智库，组建核心专家和咨询专家团队。在编码制定过程中，课题组组织召开专家咨询会、论证会达140多次，邀请专家1500多人次，重点对课题把脉定向，使研究成果更能贴近医保业务实际，实现多部门、多行业的共商、共建、共享。病种、药品、医疗服务和医用耗材四个课题组分别举行了数十次专家论证会议，邀请权威专家逐项咨询，最终达成比较一致的认识。

（四）更新与维护

一方面，建立编码标准数据库，做到码库结合。信息业务编码标准，如果没有数据库支撑，就会成为“无源之水”。本着“让专业的人干专业的事”的原则，邀请了有编码建库经验的专业团队，遵循药品、耗材各项业务标准的编码规则和方法，编制相应的基本数据集，进行统一赋码，实现了医疗保障数据的统一和规范。

另一方面，搭建动态维护平台，做好实时更新。为保证信息业务标准的及时性、精准性、有效性，使数据持续焕发生命力，按照“码库结合”的原则，在建立数据库的基础上，搭建了动态维护平台，并于 2019 年 6 月 27 日在国家医疗保障局官网开通“医保业务编码标准动态维护”窗口，实现编码标准数据库的动态维护，以尽可能地兼顾各级医疗保障部门、定点医疗机构、定点药店等多方面的需求。

（五）标准发布

在国家医疗保障局的统一领导和部署下，医疗保障标准化工作由规划蓝图到落地应用，各级医疗保障部门密切配合并付出了极大的努力，可以说是按下标准化建设“快进键”，跑出医保网信工作“加速度”。

1. 第一批4项标准发布

第一批 4 项标准通过《国家医疗保障局关于印发医疗保障标准化工作指导意见的通知》于 2019 年 6 月 27 日在国家医疗保障局官网公开发布，同时开通“医疗保障业务编码标准动态维护”窗口，这四项标准各具特色。

医保疾病诊断、手术操作分类与代码的特点是“多版本兼容”[①]。其形成的字典库，支持医保部门科学有效地识别疾病诊断和手术操作，为医保支

① 简伟研、卢铭、陈晰雯等：《多版本融合制定医保疾病诊断和手术操作编码标准》，《中国医疗保险》2019 年第 10 期。

付管理提供客观、准确的高质量数据，助力付费机制改革。[①]

医疗服务项目分类与代码实现将国家与地方代码“编码全兼容，结算不影响”。医疗服务项目代码是全国医疗服务项目数据对接互认的载体，编码全兼容，并且服务就医结算（含异地）不受影响。这一成果的实现，助力支付方式改革，支持医疗保障智能监管和统计分析，进而服务于医疗保障制度和政策的完善。[②]

医保药品分类与代码的特点是“一药一码”。医保药品代码覆盖范围为经药品监督管理部门批准上市的全部药品（西药、中成药、中药饮片、医院制剂）。统一代码的实现为医保部门招标采购、医保支付、统计分析、基金监管等提供数据支撑，利于异地就医结算，便于公众查询，并为相关部门管理提供资源共享。[③]

医保医用耗材编码的特点是“一品一码，码库结合，满足应用”。根据专家共识，对医疗服务项目中可单独收费的一次性医用耗材，形成统一分类与代码，包含175个二级分类、1045个三级分类、271个医保通用名，耗材材质、规格（特征、参数）分类8597个。[④]

2. 第二批11项标准发布

第二批11项标准分别于2019年10月8日和2020年9月17日在国家医疗保障局官网公布，其具体内容见《关于印发医疗保障定点医疗机构等信息业务编码规则和方法的通知》（医保发〔2019〕55号）《关于印发医保药品中药饮片和医疗机构制剂统一编码规则和方法的通知》（医保办发〔2020〕42号）。这些标准能够实现以下功能。

---

① 刘娟、胡牧、简伟研等：《医保疾病诊断、手术操作分类与代码标准的研究与制定》，《中国医疗保险》2019年第10期。

② 何文炯、胡晓毅、杨一心：《医疗服务项目编码实现全国统一的基础和思路》，《中国医疗保险》2019年第9期。

③ 徐伟、严娟、李孟林：《医疗保障药品分类与编码标准研究》，《中国医疗保险》2019年第9期。

④ 宁玉梅、严娟、王京捷等：《医保医用耗材分类与编码标准研究》，《中国医疗保险》2019年第9期。

一是医疗保障系统单位及工作人员代码数据库（以下简称“单位及工作人员信息”）实现了医保系统单位和人员全覆盖。秉承从医保管理职能要求和人民群众享有优质便捷医疗保障服务需求出发的理念，实现编码唯一、易于识别，助力医疗保障服务效能的提升。

二是实现医疗机构、医师及护士信息全覆盖。覆盖全国定点医疗机构、医保医师及医保护士，并具有“小码大库、码定库活”的特点，满足定点协议管理，服务就医结算（含异地），维护参保人员权益，支持医疗保障诚信体系建立（定点医疗机构、医保医师及医保护士）、基金监管、数据分析和政策决策，实现信息共享。

三是实现零售药店及药师信息全覆盖。覆盖全国定点零售药店及医保药师，并以唯一代码精准定位，快速识别其主体属性（如连锁零售药店或零售药店）。满足定点协议管理，服务医保结算，支持医疗保障诚信体系建立（定点零售药店及医保医师）、基金监管、数据分析和政策决策，实现信息共享，方便公众查询。

四是建立医保门诊慢特病、医保按病种结算及医保日间手术病种数据库。以全国各统筹地区实际为基础，融合疾病诊疗路径，实行“一病一码”，分类结构科学，兼容性强。服务医保结算，支持数据分析，助力精准决策，推进政策统一。同时增强异地就医结算的便利性，为异地门诊支付结算奠定基础，提高人民群众的满意度和获得感。

五是建立医保结算清单数据标准。《医疗保障基金结算清单》是定点医疗机构在开展住院、门诊慢特病等医疗服务后，向医保部门申请费用结算时提交的数据清单。统一医保结算清单数据标准，为统一医保结算清单数据采集标准，提高医保结算清单数据质量，为医保按 DRG、DIP 等方式付费做好基础信息质量控制，促进医保结算管理行为规范，提升医保管理绩效。

（六）测试与贯彻应用

2019 年底，在国家统一指导下，北京、天津、无锡、滁州、金华、成都、宜昌、吉林 8 个地区组织开展医疗保障疾病诊断和手术操作等 15 项信息业务编码标准的测试应用，验证编码标准和数据库的兼容性和适用性，形成可借鉴、可复制、可推广的经验和模式，以推动信息业务编码标准在全国落地使用。

在此基础上，国家医疗保障局办公室于 2020 年 11 月 20 日发布《关于贯彻执行 15 项医疗保障信息业务编码标准的通知》（医保办发〔2020〕51 号），由此开始这 15 项标准在全国的贯彻实施。贯彻执行信息业务编码标准工作是一项系统工程，各级医疗保障部门将此作为推进深化医疗保障制度改革的重大任务，作为实现医疗保障治理现代化的基础性工程，坚持总体部署，分类施策，有序开展，稳妥推进。

1. 有序推进信息业务编码标准贯彻执行

为有效推进此项工作，国家医疗保障局设计了科学的工作程序，并明确各地职责。一是做好本地区医保药品、医用耗材、医疗服务项目、门诊慢特病病种、按病种结算病种和日间手术病种等 6 项信息业务现有编码与国家编码标准数据库的映射校验工作，确保项项有码；组织所辖地市做好与省级映射数据库的编码对应和确认工作；按照职责权限做好省地两级相关医保待遇政策标识，组织统筹地区医保经办机构与定点医药机构完成本地区编码匹配工作。二是将医保疾病诊断和手术操作、医保系统单位、医保系统工作人员、定点医疗机构、医保医师、医保护士、定点零售药店、医保药师等 8 项信息业务编码全量完整维护，及时入库，动态调整，国家赋码后同步更新，实现编码标准“纵向全贯通、横向全覆盖”。三是搭建医疗保障基金结算清单应用环境，确保 DRG、DIP 等医保支付方式改革试点地区率先应用。四是做好数据治理和质量控制工作，为加快建立全国统一、高效、兼容、便捷、安全的医疗保障信息系统提供基础支撑。

2. 构建有效的编码标准贯彻执行工作机制

医疗保障信息业务编码标准贯彻执行工作量大、时间紧、任务重、要求高，各省级医疗保障部门把编码标准贯彻执行工作列入重要议事日程。一是加强组织领导，从医保卫生相关行政部门、医保经办机构、定点医药机构等抽调专业扎实、能挑大梁的复合型人才组成，明确责任到人。二是制定工作方案，结合实际细化分解目标任务，压实责任单位，倒排工作时间，实行挂图作战。三是健全工作机制，上下联动，部门协同，形成工作合力，统筹推进编码标准贯彻执行工作。

3. 建立自评、督促和验收机制

各省份组织地方医保经办机构、定点医药机构进行贯标测试，对各类保障对象的各种报销情况进行测试评估，并对照《质控审核自评表》进行审核自评。同时通过建立督导和顺畅的沟通机制，全面掌握各地工作开展情况，及时研究解决推进过程中发现的新情况新问题，同时实行严格的评估验收。省级医疗保障部门组织对所辖地区编码标准贯彻落实情况进行初评，初评合格后提请国家医疗保障局进行验收，做到成熟一家，验收一家，上线一家，确保编码过渡平稳，上线后应用顺畅，群众看病结算不影响，待遇享受无差错。

4. 营造共建共享共用良好生态环境

各级医疗保障部门、定点医药机构和相关药械企业既是标准的参与者和维护者，也是标准的贯彻者和使用者。省级医疗保障部门注重编码标准培训工作，充分调动所辖医疗保障部门、定点医药机构和相关药械企业的积极性和主动性，使相关单位的人员深入学习编码规则和方法，准确掌握标准内容和应用要求。加强编码标准宣传工作，全方位、多角度宣传解读编码标准实施成果，提升编码标准的影响力和公信力，营造编码标准共建共享共用的良好生态环境。

为有效推进此项工作，2020 年 11 月 4 日国家医疗保障局专门召开了贯标工作会，施子海副局长提出明确要求：一是确保各地标准实施“不打折”，有条不紊一步一个脚印往前走。二是统一建设，确保地方落地应用“不走形”。三是加强沟通协作，主动担当形成工作合力。四是加强宣传推广，推进标准化成果转化。在国家医疗保障局统一领导、精心组织和各地的全力配合下，贯标工作进展顺利。

（七）医疗保障标准化建设的成效

经过近3年持续有效的推进，我国医疗保障标准化建设取得了实质性进展，虽然是阶段性的，但其成就令人瞩目，值得称颂。

1. 为医疗保障治理现代化奠定坚实基础

党中央、国务院关于医疗保障制度深化改革的“1+4+2”总体改革框架，部署了从2020年到2030年的医疗保障改革发展方向、目标和任务，其中包括高起点推进医疗保障的标准化和信息化建设。这3年来，医疗保障系统抓住机遇、顺应期待、迎难而上，按照全国统一建设的总要求，通过建设全国统一的医疗保障信息平台，形成了医疗保障领域的“通用平台”；通过编制并实施全国统一的医疗保障业务信息编码，形成了医疗保障领域的全国“通用语言”；通过推广全国统一的医疗保障电子凭证，形成了医疗保障领域的“通用介质”。随着国家医疗保障信息平台主体建设完成和地方落地实施，初步形成了纵向贯通、横向联通、内外互通、生态融通的全国医疗保障信息平台支撑体系，为我国医疗保障治理走向现代化奠定了坚实的基础。

2. 提升了医疗保障领域的民生福祉

在医疗保障标准化建设的过程中，国家医疗保障局一直坚持急用先行、便民优先的原则，把推进跨省异地就医即时网络结算和推广医保电子凭证作为信息化建设的重要工作来部署，有效增强了基本医疗保障制度对经济社会发展的适应性和医疗保障服务的便捷度，全面提升了医疗保障领域的民生福祉。

一是跨省异地就医管理子系统全面升级。[①] 2020年5月3日，国家医疗保障信息平台跨省异地就医管理子系统成功上线。该系统覆盖了全国31个省份、400多个医保统筹区、29317家医疗服务机构，全面实现了跨省异地就医自助备案和住院费用直接结算，可支持医保电子凭证、社保

① 相关数据资料由国家医疗保障局提供，本报告未特别注明者，均是如此。

卡、身份证等多类服务介质。2020 年 5 月 2 日至 3 日，国家医疗保障局统一部署，全国各省份同步推进，最终实现新老系统顺利转换，此后，该系统的使用和惠及范围不断扩展。跨省异地就医管理子系统满足了群众异地就医刚需，极大提高了新时期流动治理和全域服务能力，得到全社会的普遍赞赏。

二是医疗保障电子凭证得到全面应用。从 2019 年 11 月 24 日开始，医疗保障电子凭证开始普遍应用。参保人在医院、药店办理就医购药等业务时，可以刷手机二维码，也可以使用人脸识别、刷实体卡等多种方式。由于该电子凭证完全摆脱了实体卡的束缚，不存在丢失补办的烦恼，也没有实体卡的制作成本，不仅群众反映良好，更受到医院和药店的欢迎和认可。通过这一方式可以帮助医药机构提升管理能力，进而更好地服务群众。与此同时，针对老年人在使用智能技术方面的问题，医疗保障部门保留了传统服务窗口，并从制度上、流程上全面考虑，加强精细化管理和行风建设，有针对性地解决问题，切实提高老年人的医保服务便捷性。

3. 夯实了医疗保障信息化底座

随着国家医疗保障信息平台的落地应用，安全可靠“大支撑”体系基本构筑完成，打造了全国医疗保障信息化的“数字底座”。21 个省份完成医疗保障数据迁移，将全部历史数据迁移至地方医保局机房或政务云。18 个省份医疗保障数据质量得到有效提升，数据治理工作成果显著。安全可靠的医疗保障“数字底座”，为国家医疗保障信息平台业务中台和 14 个业务子系统提供了支撑环境，为全国医疗保障部门的数据共享、业务协同、资源整合及服务开放提供了技术保障。随着全国统一的 15 项医疗保障信息业务编码的制定发布和全面推广，全国医保“通用语言”基本形成，伴随着编码标准数据库的建立，国家、省（区、市）、市三级联通动态维护平台的搭建，夯实了全国医疗保障“书同文、车同轨、程同准”的“标准底座”，为全国医疗保障基础信息标准化、全国医疗保障大数据全面聚合与深度应用奠定了坚实的基础。

四　我国医疗保障标准化建设面临的困难和挑战以及未来发展建议

（一）面临的困难和挑战

在我国，全面实现医疗保障的标准化，需要整合全国400多个医疗保障统筹地区各自独立的规则体系和运行系统，需要实现从离散到统一的重大转变，其中的难度可想而知。建立并推行全国统一的、全新的医疗保障信息平台和业务编码标准，需要很强的专业性，同时需要解决诸多复杂的问题。近3年来，医疗保障标准化建设虽取得了重要的阶段性成果，但真正实现全面普遍并有效运行，还有很多事情要做。事实上，随着全国医疗保障贯标工作的深入推进，已经出现了一些问题有待解决。

1. 贯标工作地区间不平衡

从贯标工作进度来看，地区之间发展不均衡。其中的主要原因，一是认识不到位。面对国家建立全国统一的信息业务编码标准，一些地区仍然怀疑、观望、畏难，缺少迎难而上、破旧立新的胆量，推动落实不主动，还在等一等、看一看。个别地方则是对信息化工作重视不够，指导不及时、不到位；有的议而不决、决而不行。还有一些地区业务部门参与度低，主管部门在工作推进过程中呈现“独木难支”的窘境，没有形成工作合力，需要积极协调、高度重视。二是贯标组织不周密。一些地区在推进标准落地应用过程中，对当地实际情况分析不充分，计划实施不合理，业务与技术部门不协同，省级与市级医保部门之间、医保经办机构与定点医疗机构之间不联动，基础环境准备、编码映射、数据治理迁移等基础工作准备不扎实。三是标准化人才队伍薄弱。贯标工作是一个巨大工程，涉及全国医疗保障管理服务全链条、全过程、全场景。目前，医保标准化人才总量不足、专业程度不高，如何在编制有限的情况下，最大限度地调动现有人员主观能动性、培养复合型人才，成为一个急需解决的问题，也是全国共性问题。四是医保数据质量不高。部分省份对数据治理工作的重视不够、顾虑过多，未能做到项项有码，条条有数，编码映射无死角，应用环节全覆盖，不能保证满足群众看病结算无影响、待遇享受无差错的要求。个别地方甚至人为设置数据治理的障碍。

2. 标准化建设水平地区间参差不齐

医保标准化是一项时间紧、任务重的系统性工程，但地区间的建设水平参差不齐，工作基础有差异，因而落地速度有快有慢。从汕尾市（全国首家开通国家医疗保障信息平台的省辖市）的应用情况来看，贯标工作中存在以下几个方面的欠缺。一是药品、耗材、医疗服务项目数据质量不高。当前“三目”贯标数据不能全面覆盖实际使用目录，新老系统对接不上，部分药品或项目不能报销。针对这一问题，目前通过赋临时码的方式解决。二是医用耗材明细医保属性维护没有政策依据。有些地区医保医用耗材都是通过大类进行医保属性管理、维护，而现有贯标医用耗材都是根据不同厂家生成的医用耗材明细，但是这些医用耗材没有经过业务政策确认，因而对于医保报销范围、报销比例和限额，现有政策中没有明确规定，导致系统落地过程中医用耗材的医保属性维护存在困难。三是国家标准与地方执行不一致。各地现有的药品目录数据与国家统一规范的标准数据存在结构和颗粒度差异。四是医疗机构数据映射不完整。医疗机构信息存在缺失现象，部分信息项目不正确，导致报销过程中无法选择医疗机构或报销政策执行错误。

3. 部分地区标准化与信息化“两张皮”

医疗保障标准化建设需要信息化提供技术支持，而信息化建设离不开标准化的基础支撑，二者相互影响，需要协同推进。但部分地区重信息化轻标准化，标准化工作的基础不扎实；还有些地方“就标准抓标准”，表面看工作热情高、进展快，实际却因缺少信息化支持导致标准无法落地实施。标准化不仅是一项基础性工作，更是地方信息平台实施的前提，少数地方把标准化与信息化割裂成“两张皮”，导致“两化”业务不融合、步调不一致，影响了医保标准化信息化建设的整体功能发挥。

（二）进一步推进医疗保障标准化建设的若干建议

1. 夯实标准化工作基础

（1）加强基础研究。我国医疗保障事业发展很快，医疗保障领域的标准化工作刚刚开始，因而迫切需要基础理论的支撑。但是，我国学界对此研究不多，因而需要有更多的专业人士加入这一领域的研究。要根据国家标准化战略的总体框架，结合医疗保障领域的实际，加强医疗保障标准化的基础研究，使我国医疗保障领域的标准化建设有坚实的学理支撑。与此同时，要高度重视国际经验，注重国际交流，借鉴国外医疗保障领域标准化建设的经验和教训，并在制定医疗保障标准的过程中，尽可能地做到与国际接轨，同时也要注意医疗保障标准与其他行业标准的衔接。

（2）健全工作机制。医疗保障标准化是整个医疗保障系统的基础性工程，需要有一套职责分明、上下联动、整体协同的工作机制。国家医疗保障局统一归口管理，组织本系统内部力量，并充分利用学界和其他行业的力量，组织各项标准的研究和制定，其中要充分吸收各级医疗保障经办机构和专业人士的意见和建议，同时要做好动态维护和完善修订等工作。地方各级医疗保障部门则应当遵循全国统一安排，积极参与标准制定，切实贯彻实施各项标准，必要时根据实际需求和本地特点制定地方医疗保障标准。

2. 加强重点领域标准化工作

为建立全国统一的医疗保障基础共性标准，需要在目前医疗保障 15 项信息业务编码标准已经发布并落地应用、统一医保标识、经办服务标准基础上，加大对管理规范、公共服务标准、评价监督标准以及医疗保障信息化建设涉及的网络安全、数据交换、运行维护等技术标准的质控。同时要加强医疗保障数据应用的研究，积极引入新技术和新方法，对医疗保障数据进行深度整合和挖掘，让数据更好地服务于医疗保障制度建设、政策实施、管理完善和服务提升。

（1）管理工作规范。完善医疗保障领域各项业务的工作规范，尤其是医疗保障基金管理、转移接续和异地结算、医疗保障经办机构管理和经办人员行为规范、医疗服务及其价格管理、药品价格管理，以及药品、医用耗材的招标采购管理等。

（2）公共服务标准。基本医疗保障属于基本公共服务的范畴，基本公共服务标准化是实现基本公共服务均等化的重要途径。因此，在医疗保障领域，需要制定一系列基本公共服务标准。例如，就医疗保障经办服务而言，需要在基本医疗保险参保登记、参保者信息告知、参保者个人医保信息查询等方面，设置清晰的标准。又如，医疗保障经办机构与定点医药机构之间的合作规则，即协议规范等。

（3）评价监督标准。医疗保障系统的有效运行，需要各主体有清晰的职责，且各自能够尽职履行。为此，需要建立医疗保障体系绩效考核和各相关主体履职行为的考核标准。例如，参保者（含参保者个人和其工作单位）、定点医药机构及其工作人员的信用评价标准，医疗保障经办机构及其工作人员的工作规范和绩效考核标准，还有医疗保障基金运行监控规范、医药服务价格监测规范等。

3. 持续推进贯标工作

（1）做好标准实施的监督评价。医疗保障领域的各项标准已经逐步形成，正在稳步贯彻实施。前期重点开展疾病诊断和手术操作、医疗服务项目、药品、医用耗材等 15 项信息业务编码标准的测试使用，为标准化的全面实施提供可行经验和示范引领。为此，对于各地实施医疗保障标准的进展，需要进行客观的评估和有效的监督，从而形成制定标准、贯彻实施、监督评估、完善修订诸环节的良性循环。

（2）健全标准数据动态维护机制。医疗保障标准需要动态维护，而且需要国家和省（区、市）两级的动态维护，这就需要建立和健全多方的联动机制，加强沟通协调，包括省（区、市）与全国之间的协调和各相关业务部门之间的协调。为此，需要形成一支各类标准的咨询专家团队，有效解决重点难点问题。

（3）更加注重标准化与信息化的有机融合。医疗保障信息化对医疗保障标准化具有引领作用，而医疗保障标准化则是医疗保障信息化的基础支撑。因此，要使信息化贯穿于标准化工作的全过程，不断提升医疗保障数据收集、分析和整理的效率。

4. 强化医疗保障标准化工作保障机制

（1）完善组织体系。明确医疗保障标准化的系统规划和各级组织职能。成立国家医疗保障标准委员会，承担国家和行业标准的制定和组织推广应用指导工作，检查监督标准的运行效果，如对经办机构、定点医疗机构和药店标准化实施情况的监督管理。同时，加强与卫生部门、药监部门等建立共同协作机制，加强部门间的配合，共同完成医疗保障标准的制定、实施、评价及反馈全过程。

（2）加强组织领导。医疗保障标准化工作需要整个医疗保障系统协力才能有效推进，因而各级医疗保障部门需要根据国家医疗保障局的整体安排，建立相应的工作机制，继续把医疗保障标准化工作列入重要议事日程，落实工作班子，明确职责分工，健全工作机制，并落实推动工作所需要的资金。

（3）汇聚各方力量。医疗保障标准化是一项专业性很强的工作，需要有坚实的理论基础，也需要有丰富的实践经验，更需要理论与实践的有机结合。为此，要建立医疗保障标准化智库，吸纳相关领域的专家参与；同时，要建立与相关部门、高等院校、社会团体等的协作机制，充分调动社会各方面的力量，并形成合力。

（4）加强业务培训。医疗保障领域的各项标准，需要标准化从业人员来制定和实施，因而需要不断提高其业务素质，优化知识结构，形成一支高素质的标准化人才队伍。这就需要进行医疗保障标准培训，编制培训教材，采用有效的培训方式，提高标准培训效率。

B.7
中国"三医"联动进展与评估报告（2021）

王　佳*

摘　要：　医疗、医保、医药"三医"联动改革是深化医药卫生体制改革的重要路径，也是全面推进医疗保障制度改革的重要内容。当前我国医药卫生体制与医疗保障制度改革已进入攻坚克难时期，面临一系列复杂矛盾与深层次阻力，只有通过"三医"联动破解医改关键问题，才能推动包括医疗保障制度在内的整个医改向纵深推进。但"三医"联动在实际推进过程中仍面临深层次利益格局难以调整、激励机制与约束机制难以建立、不同部门之间的职能边界难以界定等问题。应进一步围绕机制建设，通过建立明确的职能分工机制、合理的激励约束机制、高效的信息联通机制、科学的医药价格形成机制进一步完善"三医"联动改革。

关键词：　"三医"联动　医药卫生体制改革　医疗　医保　医药

当前，我国的医药卫生体制与医疗保障制度改革均已进入解决深层次矛盾、破除机制性障碍的"深水区"。协调推进"三医"联动、进一步增强医改的系统集成，已成为医改参与各方的共识，也是推动医改向纵深推进的关

* 王佳，博士，广东财经大学讲师，研究领域为社会保障与卫生政策。

键。然而，实际改革过程中仍存在医疗、医保、医药之间改革步伐不一致的问题，使改革陷入相互错位及失衡的复杂局面，这不但严重削弱了人民群众对医改的获得感，也对人民群众的生命权及健康权造成不利影响，同时还深刻地影响着医疗、医保、医药的优质均衡发展。本报告旨在阐释“三医”联动的内涵及意义，客观评估我国“三医”联动的现状与问题，并为进一步推进“三医”联动提供政策建议。

一 “三医”联动的内涵与意义

“三医”联动指通过统筹推进医疗、医保、医药领域的改革，使“三医”领域的运行机制与参与主体的行动策略相互配合、协同推进，共同促进医改目标的达成。[①]“三医”联动分为狭义和广义两个层面：从狭义层面看，“三医”联动的内部机制主要体现在医疗与医保、医疗与医药、医保与医药三对相互作用、相互影响的关系上；从广义层面看，“三医”联动既涉及医疗、医保、医药三方主体及其关系，也包括患者和政府的关系，并将这些关系纳入医药卫生协同治理整体格局之中。“三医”联动是协同治理在医药卫生领域的具体体现，其具有治理主体相互关联、治理过程相互协作、治理功能相互提升等特点。“三医”联动具有统一高效、分权制衡的优势，有利于医疗、医保、医药之间形成合力，对破除“三医”之间的固化藩篱有积极的推动作用，因而实现“三医”联动具有必要性与紧迫性。“三医”联动的意义主要体现在以下三个方面。

其一，“三医”联动是深化医药卫生体制改革的关键。医药卫生体制改革是一项复杂的系统工程，其在具体推进过程中涉及多方利益调整、多类政府职能转变、多个治理领域的衔接、多项机制改革，牵一发而动全身。不同部门之间分权分治，各自为政是导致医改总目标难以实现的主要原因之一。“三医”联动正是体现了中央在新一轮医改中倡导的整体性、系统性、协同

① 人力资源和社会保障部：《关于积极推动医疗、医保、医药联动改革的指导意见》。

性思维，其目标是避免单项政策的碎片性，有利于更好地凝聚医改各参与方的改革共识，为新医改提质增效。

其二，“三医”联动是共建共治理念在医药卫生领域的重要体现。习近平总书记在党的十九大报告中明确要求：“打造共建共治共享的社会治理格局。”这为新时代医药卫生领域的治理机制创新和体系完善指明了方向。党的十九届五中全会进一步明确了“十四五”时期的社会发展目标，提出要“完善共建共治共享的社会治理制度”。“三医”联动的目标正是要将医疗、医保、医药领域进行有机整合，通过制度和政策安排实现协同治理，其本质是通过对“三医”进行合理的职能定位，形成改革合力，是共建共治理念在医药卫生领域的具体体现。

其三，“三医”联动有利于医疗、医保、医药的优质均衡发展。“三医”联动强调通过相关制度及机制形成合力，这不但有利于医改整体目标的实现，也深刻影响着医疗、医保、医药的高质量与均衡发展，对各方改革均有积极影响。医保作为支付方，通过支付方式改革、医保基金监管、药品耗材集中采购、医保标准化信息化建设等改革举措助力“三医”联动，确保医疗费用合理可控、就医秩序科学有序。医疗和医药作为供给方，分别通过公立医疗机构改革、药品零加成、分级诊疗、家庭医生、互联网＋医疗，以及参与药品集中采购竞标、创新药品技术助推“三医”联动；医疗领域通过医疗服务供给侧的改革影响医保基金的平衡，通过药品采购行为的规范化促进药品的高效流通和合理使用；医药领域通过提高药品质量和降低药品成本，促进医疗服务质量的提升，在药品采购制度中促使形成科学合理的医保支付标准。

二　我国“三医”联动的发展历程与整体进展

（一）我国“三医”联动的发展历程

1. 1994年至1999年：“三医”联动的初步探索时期

“三医”联动的初步探索时期始于20世纪90年代中期。1994年，国家体改委等四部门共同制定了《关于职工医疗制度改革的试点意见》，正式启动城镇职工医疗保障制度改革。然而在医保改革之初面临多方阻力，单兵突进式改革举步维艰。基于对医疗、医保、医药之间的内在关联性的理解与把握，国务院首先提出“三改并举”（即医保、医疗、医药三个领域同时改革）[①]。“三改并举”一经提出就成为指导我国医药卫生体制改革的基本方略，深刻影响着我国医药卫生体制改革的整体方向和具体进程。

2. 2000年至2009年：“三医”联动的试点推进时期

2000年2月，国务院体改办等八部门联合出台《关于城镇医药卫生体制改革的指导意见》，该指导意见的出台，不仅标志着医改的全面启动，还明确提出从药品生产流通改革、医疗保险制度改革和医疗机构改革三个方面推动医药卫生体制改革，确定了“三医改革”的概念和思路。为更好地探索“三医改革”的思路，国务院于2000年在上海召开全国城镇职工基本医疗保险制度和医药卫生体制改革工作会议，并在上海市率先开展“三医改革”试点工作，三医联动进入试点推进时期。在上海的试点改革中发现，“同时改革”不能解决关键问题，于是在2002年4月提出“联动改革”思路，由“三医”同时改革调整为“三医”联动改革（即“三医”联动），这也是国内首次提出“三医”联动改革的概念。2006年9月，为进一步协调医改中的各方关系，国务院批准成立国家医疗体制改革协调小组，该协调小组由劳动和社会保障部、财政部、民政部、物价局、工商总局等11个有关部门共同组成。2007年7月，国务院发布《关于开展城镇居民基本医疗保险试点的指导意见》，明确提出整体统筹、协同考虑医疗体制、医保体制、医药购销体制的改革。

3. 2009年至今：“三医”联动的攻坚克难时期

2009年，中共中央、国务院发布的《关于深化医药卫生体制改革的意见》标志着新一轮医药卫生体制改革（被称为“新医改”）的启动。该文件虽未提到“三医”联动一词，但在“国务院有关部门要认真履行职责，密切配合，形成合力”的要求中，实则包含了对“三医”联动的具体要求。随着“新医改”进入

① 赵云：《“三医”联动改革的历史进程和发展动态》，《中国卫生事业管理》2017年第12期。

深水区，深层次矛盾亟待解决，“三医”联动进入攻坚克难时期。2015 年，深化医药卫生体制改革工作电视电话会议召开，李克强总理专门批示“坚持医保、医药、医疗三医联动”，“三医”联动先后被写入中共中央《关于制定国民经济和社会发展第十三个五年规划的建议》、国务院《关于印发“十三五”深化医药卫生体制改革规划的通知》及国务院深化医药卫生体制改革领导小组制定的《关于进一步推广深化医药卫生体制改革经验的若干意见》、人力资源和社会保障部印发的《关于积极推动医疗、医保、医药联动改革的指导意见》，这些重要的政策性文件都明确提出“实行三医联动是深化医改的基本路径，应积极探索发挥医保在医改中的基础性作用，以医疗服务体系改革为重点，充分发挥医疗、医保、医药之间的协同合作”。2017 年，国务院办公厅出台的《关于进一步深化基本医疗保险支付方式改革的指导意见》中进一步明确提出，需要“统筹推进医疗、医保、医药各项改革，注重改革的系统性、整体性、协调性，发挥部门合力，多措并举，实现政策叠加效应”。2020 年 2 月，中共中央、国务院颁布《关于深化医疗保障制度改革的意见》，在这份指导我国全面深化医疗保障制度改革的纲领性文件中，明确提出要从集中带量采购、完善医药服务价格形成机制、增强医药服务可及性、促进医疗服务能力提升几个方面“协同推进医药服务供给侧改革”，赋予了“三医”联动新的内涵，并将“联动”提升到了“协同发展”的高度。① 表 1 和表 2 分别从综合性政策及推进“三医”联动的主要举措两个方面对“三医”联动政策进行了梳理。

表 1　“三医”联动综合性政策

时间	制定主体	名称
1994 年	国家体改委、财政部、劳动部、卫生部	《关于职工医疗制度改革的试点意见》
2000 年	国务院体改办、国家计委、国家经贸委、财政部、劳动保障部、卫生部、(国家)药品监管局、(国家)中医药局	《关于城镇医药卫生体制改革的指导意见》

① 申曙光：《指导医疗保障走向高质量发展的纲领性文件——〈中共中央国务院关于深化医疗保障制度改革的意见〉解读》，《中国医疗保险》2020 第 4 期。

续表

时间	制定主体	名称
2009年	中共中央、国务院	《关于深化医药卫生体制改革的意见》
2015年	中共中央	《中共中央关于制定国民经济和社会发展第十三个五年规划的建议》
2016年	国务院	《关于印发“十三五”深化医药卫生体制改革规划的通知》
2016年	国务院	《关于整合城乡居民基本医疗保险制度的意见》
2016年	中共中央、国务院	《“健康中国2030”规划纲要》
2016年	人力资源和社会保障部	《关于积极推动医疗、医保、医药联动改革的指导意见》
2019年	国家卫生健康委员会	《健康中国行动(2019～2030年)》
2019年	全国人民代表大会常务委员会	《中华人民共和国基本医疗卫生与健康促进法》
2020年	中共中央、国务院	《关于深化医疗保障制度改革的意见》
2020年	国务院办公厅	《关于印发深化医药卫生体制改革2020年下半年重点工作任务的通知》

表2　推进“三医”联动的主要举措

举措	时间	制定主体	名称	“三医”联动的关键内容
支付方式改革	2017年	国务院办公厅	《关于进一步深化基本医疗保险支付方式改革的指导意见》	其一，通过支付方式改革，提高医疗机构采购及使用有价值药品、耗材，并主动进行成本管控的内生动力；其二，助推医院管理和医生服务行为的双重“回归”，倒逼医疗服务资源配置总量适宜、结构合理。
	2019年	国家医疗保障局、财政部、国家卫生健康委、国家中医药局	《关于印发按疾病诊断相关分组付费国家试点城市名单的通知》	
	2019年	国家医疗保障局办公室	《关于印发疾病诊断相关分组（DRG）付费国家试点技术规范和分组方案的通知》	
	2020年	国家医疗保障局办公室	《关于印发国家医疗保障按病种分值付费（DIP）技术规范和DIP病种目录库(1.0版)的通知》	
	2020年	国家医疗保障局办公室	《关于印发区域点数法总额预算和按病种分值付费试点城市名单的通知》	

续表

举措	时间	制定主体	名称	“三医”联动的关键内容
分级诊疗	2017 年	国务院办公厅	《关于推进医疗联合体建设和发展的指导意见》	其一，通过医保报销比例的差异化设计，提高在基层医疗机构就医的报销比例，引导医疗资源和患者需求下沉；其二，通过医保支付方式改革，促进不同级别医疗机构的合理分工及医疗资源的均衡配置；其三，完善基层医疗机构的医药报销清单，引导轻症患者基层就诊。
	2019 年	国家卫生健康委员会、国家中医药局	《关于推进紧密型县域医疗卫生共同体建设的通知》	
	2020 年	国家卫生健康委办公厅、国家医疗保障局办公室、国家中医药局办公室	《关于印发紧密型县域医疗卫生共同体建设评判标准和监测指标体系（试行）的通知》	
药品耗材集中采购	2019 年	国务院办公厅	《治理高值医用耗材改革方案》	其一，坚持招采合一、量价挂钩，全面实行药品、医用耗材集中带量采购；其二，以医保支付为基础，建立招标、采购、交易、结算、监督一体化的省级招标采购平台，推进构建区域性、全国性联盟采购机制，形成竞争充分、价格合理、规范有序的供应保障体系；其三，推进医保基金与医药企业直接结算，完善医保支付标准与集中采购价格协同机制。
	2020 年	国家医疗保障局	《关于建立医药价格和招采信用评价制度的指导意见》	
	2020 年	国家医疗保障局	《医药价格和招采信用评价的操作规范（2020版）》	
	2020 年	国家医疗保障局医药价格和招标采购指导中心	《医药价格和招采信用评级的裁量基准（2020版）》	
	2020 年	国家医疗保障局	《关于国家组织冠脉支架集中带量采购和使用配套措施的意见》	
	2020 年	国家医疗保障局	《2020 年国家医保药品目录调整工作方案》	
	2020 年	国家医疗保障局	《2020 年国家医保药品目录调整申报指南》	
	2020 年	国家医疗保障局	《基本医疗保险医用耗材管理暂行办法（征求意见稿）》	
	2020 年	国家医疗保障局	《国家组织冠脉支架集中带量采购和使用配套措施的意见》	

（二）我国“三医”联动的进展

1. 推进“三医”联动的主要举措

（1）改革医保支付方式。医保支付方式改革在“三医”联动中发挥着不可或缺的作用，是撬动“三医”联动的重要杠杆，其原因在于医保支付方式集医疗成本的补偿机制、医疗费用的调控机制、医疗资源的配置机制于一身，[①] 在有效调节利益、科学控制成本、合理配置资源等方面对“三医”联动起到了积极的推动作用。我国自 2011 年即开始探索支付方式改革，希望通过医保支付方式改革，有效控制医药费用的不合理增长，进而促进“三医”联动。2017 年，国务院办公厅发布《关于进一步深化基本医疗保险支付方式改革的指导意见》，将医保支付方式改革提到了新的高度。随后，国家医疗保障局的成立在理顺医保管理体制的基础上，全面推进了医保支付方式改革的新探索。现行医保支付方式的改革主要包括两个部分：按疾病诊断相关分组（DRG）付费与按病种分值（DIP）付费。在 DRG 付费改革方面，国家医保局、财政部、国家卫生健康委、国家中医药局发布了《关于印发按疾病诊断相关分组付费国家试点城市名单的通知》，国家医疗保障局办公室发布了《关于印发疾病诊断相关分组（DRG）付费国家试点技术规范和分组方案的通知》，从国家层面建立和统一了 DRG 的编码、技术标准及分组规则，为全国试点提供了强有力的组织保障和指导保障。在 DIP 付费方面，国家医疗保障局办公室先后出台《关于印发国家医疗保障按病种分值付费（DIP）技术规范和 DIP 病种目录库的通知》与《关于印发区域点数法总额预算和按病种分值付费试点城市名单的通知》，将统筹地区医保总额预算与点数法相结合，进一步明确 DIP 付费技术规范与病种目录库，在 27 个省份的 70 个市试点推进 DIP 医保支付方式改革。

（2）建设分级诊疗体系。分级诊疗是“三医”联动的重要举措之一，

① 赵云：《国内医疗体制机制与医疗保险付费方式的适配理论》，《中国卫生事业管理》2015 年第 3 期。

其本质是通过引导医疗资源和患者需求下沉，实现不同医疗资源和不同医疗需求匹配，从而提升医疗资源使用效率。2015 年 9 月，国务院办公厅发布《关于推进分级诊疗制度建设的指导意见》；国家卫生健康委、国家医疗保障局、国家中医药局等机构先后出台《关于推进医疗联合体建设和发展的指导意见》《关于推进紧密型县域医疗卫生共同体建设的通知》《关于印发紧密型县域医疗卫生共同体建设评判标准和监测指标体系（试行）的通知》等政策性文件；各地亦陆续出台了一系列政策措施，主要集中在扶持基层医疗机构和保障机制建设两个方面。分级诊疗主要在以下方面助推“三医”联动。其一，通过医保报销比例的差异化设计，提高在基层医疗机构就医的报销比例，引导医疗资源和患者需求下沉。其二，通过医保支付方式改革，促进不同级别医疗机构的合理分工及医疗资源的均衡配置。其三，完善基层医疗机构的医药报销清单，引导轻症患者基层就诊。

（3）实行药品耗材集中采购。药品耗材集中带量采购是协同推进医药服务供给侧改革的重要举措，其在推动“三医”联动改革、促进医药行业健康发展等方面发挥了重要作用。2020 年，国家医疗保障局先后出台《关于建立医药价格和招采信用评价制度的指导意见》《医药价格和招采信用评价的操作规范（2020 版）》《医药价格和招采信用评级的裁量基准（2020 版）》《关于国家组织冠脉支架集中带量采购和使用配套措施的意见》等政策。2021 年 1 月，国务院办公厅印发《关于推动药品集中带量采购工作常态化制度化开展的意见》，强调要发挥医保基金战略性购买作用，引导药品价格回归合理水平，并从覆盖范围、采购规则、保障措施、配套政策、运行机制等方面明确了推动药品集中带量采购工作常态化开展的具体举措。从“三医”联动的角度，药品耗材集中采购的核心内容包含三个方面：其一，坚持招采合一、量价挂钩，全面实行药品、医用耗材集中带量采购；其二，以医保支付为基础，建立招标、采购、交易、结算、监督一体化的省级招标采购平台，推进构建区域性、全国性联盟采购机制，形成竞争充分、价格合理、规范有序的供应保障体系；其三，推进医保基金与医药耗材企业直接结算，完善医保支付标准与集中采购价格协同机制。

2. “三医”联动的成效与问题

“三医”联动的总体进展与医药卫生体制改革总体方向紧密相连，通过对比分析近年的《深化医药卫生体制改革重点工作任务》，可以看出自 2009 年“新医改”以来，深化医改重点工作中医保牵头开展的部分均高度强调“三医”联动，与医疗、医药高度相关的“医保支付方式改革”“协同推进医药服务供给侧改革”始终是重点工作内容。本小节主要从两个维度对“三医”联动的成效进行分析。

首先，从医疗、医保、医药各改革子领域的维度对“三医”联动的成效进行分析。医保方面，2020 年，全国基本医保参保人数 136100 万人，其中参加职工基本医疗保险人数 34423 万人，比上年同期增加 1498 万人，增幅为 4.6%；参加城乡居民基本医疗保险人数 101677 万人，比上年减少 806 万人，降幅为 0.8%。[①] 医药方面，2020 年 114 个谈判药品价格平均降幅超过 50%，据测算仅 2020 年 1～11 月就为患者减负 721.9 亿元。医疗方面，农村居民县域内就诊超 90%，居民卫生服务可及性提高，分级诊疗效果显现；按可比价格计算，2013～2018 年居民次均住院费用年均增长 1.4%，明显低于 2008～2013 年 8.2% 的增长速度，同时也远低于同期 GDP 和城乡居民收入的增幅。[②]

其次，从推进“三医”联动主要举措的维度对“三医”联动的成效进行分析。在医保支付方式改革方面，制定了 DRG 付费标准及 DIP 付费技术规范和病种库，在全国进行支付方式改革试点。在药品耗材集中采购方面，2020 年，全国通过省级药品集中采购平台网采订单总金额初步统计为 9312 亿元，比 2019 年下降 601 亿元。其中，西药为 7521 亿元，中成药为 1791

① 《2020 年医疗保障事业发展统计快报》，国家医疗保障局，http：//www.nhsa.gov.cn/art/2021/3/8/art_7_4590.html，2021 年 3 月 8 日。

② 孙凡：《全国第六次卫生服务统计调查报告：农村居民县域内就诊超 90%》，健康县域传媒，https：//www.cn-healthcare.com/articlewm/20210130/content－1185835.html，2021 年 2 月 1 日；姚常房：《全国卫生服务大数据出炉：看病离家更近了，住院报销水平逐年提升》，广东卫生在线，https：//baijiahao.baidu.com/s？id＝1689642496063627910&wfr＝spider&for＝pc，2021 年 1 月 23 日。

亿元，分别比 2019 年下降 594 亿元和 7 亿元。医保目录内药品在网采订单总金额中的占比为 86.5%，金额为 8052 亿元。国家组织开展第二批、第三批药品集中带量采购，共覆盖 87 个品种，中选产品平均降价 53%。国家组织开展冠脉支架集中带量采购，中选价格从均价 1.3 万元左右下降至 700 元左右。各省份以独立或联盟方式开展药品、医用耗材集中带量采购，涉及 229 种药品、19 类医用耗材。①

随着医改进入“深水区”，“三医”联动面临更大的困境与挑战。其一，深层次利益格局难以调整。探索并理顺医疗、医保、医药之间的关系，有效形成合力是深化医疗卫生体制改革的核心内容，是“三医”联动改革的前提。然而，在“三医”联动过程中，三者之间的关系并未理顺，主要原因是医疗卫生领域的既定利益格局难以打破，其中涉及复杂的、多个部门、多个级别之间的博弈。从利益博弈的角度看，“新医改”发生于中国市场经济条件下，其本质是在卫生健康领域调整政府、相关行政管理部门、医疗机构、医务人员、医药企业、医保经办机构和患者之间的利益格局，是各参与方围绕医改所涉及的各种利益问题为各自集团、群体的利益进行的长期博弈。其二，激励与约束机制难以建立。在“三医”联动改革进程中，更多关注的是约束机制的建立，如通过医保监管及支付方式改革，通过对医院的诊疗行为进行约束实现科学控费。但由于缺乏合理有效的激励机制（如“结余留用”等标准不够明确），医疗方缺乏主动参与“三医”联动的内生动力，这一定程度上限制了“三医”联动的有效推进。其三，不同部门之间的职能边界难以界定。“三医”联动中不同部门分工协作，合力保障公民的健康权，解决“看病难、看病贵”已在政策制定层面达成共识，但在政策实施层面仍然困难重重，未能理顺关系并形成合力，其中最大的困境在于不同部门之间的职能彼此交叉、边界不清。

① 《2020 年医疗保障事业发展统计快报》，国家医疗保障局，http://www.nhsa.gov.cn/art/2021/3/8/art_7_4590.html，2021 年 3 月 8 日。

三 “三医”联动的典型案例分析

（一）福建三明市：“三医”联动为人民健康提供可靠保障

福建省三明市是积极推进“三医”联动改革的典型代表地区。三明市把药品耗材治理改革作为突破口，通过“腾空间、调结构、保衔接”的改革路径深化医疗、医保、医药“三医”联动改革，为破除医药卫生体制机制弊端提供了宝贵经验。2017 年 3 月 24 日，在中央全面深化改革领导小组第三十三次会议上，习近平总书记指出，“三明医改方向是正确的、成效是明显的，要注意推广”。① 2019 年 8 月，在三明市召开了全国医改推进现场会，在全国范围内推广三明市“三医”联动医改经验。2019 年 11 月，国务院深化医药卫生体制改革领导小组印发了《关于进一步推广福建省和三明市深化医药卫生体制改革经验的通知》，强调“充分发挥典型经验对全局改革的示范、突破、带动作用，推动医改向纵深发展”。② 2021 年 3 月 23 日，习近平总书记再次来到三明市进行调研，并强调“人民健康是社会主义现代化的重要标志。三明市医改体现了人民至上、敢为人先，其经验值得各地因地制宜借鉴。要继续深化医药卫生体制改革，均衡布局优质医疗资源，改善基层基础设施条件，为人民健康提供可靠保障。”③ 从实践经验分析，正是三明市注重改革的整体性及协同性，坚持医疗、医保、医药“一盘棋”统筹推进，才在一定程度上实现了“让药品回归治病、医生回归看病、公立医院回归公益”，三明市的主要改革举措如下。

---

① 《习近平主持召开中央全面深化改革领导小组第三十三次会议》，中华人民共和国中央人民政府，http：//www.gov.cn/xinwen/2017-03/24/content_5180471.htm，2017 年 3 月 24 日。

② 《〈关于进一步推广福建省和三明市深化医药卫生体制改革经验的通知〉印发》，中华人民共和国中央人民政府，http：//www.gov.cn/xinwen/2019-11/20/content_5453803.htm，2019 年 11 月 20 日。

③ 《如何“深化改革”，习近平再访三明这样“解题”》，人民网百度百家号，https：//baijiahao.baidu.com/s？id=1695251746376653369&wfr=spider&for=pc，2021 年 3 月 26 日。

其一，创新行政管理体制与政策推进机制，对医改各参与方进行统筹管理。为统筹协调各医改参与主体，三明市建立了高效有力的医改领导体制，由福建省委主要负责人担任医改领导小组组长，省政府主要负责人担任第一副组长，对医疗、医保及医药工作进行统一管理（“一把手”负责制）。此外，三明市将医改工作成效直接纳入政府目标管理绩效考核中，全面提高了政府管理效率，带动各地区形成科学的政策推进机制。[①] 在此基础上，三明市进一步明确了政府对公立医院基建及硬件投入的职责，由市委组织部、市卫生局制定出台加强县级公立医院院长管理文件，建立县级公立医院院长双重管理制度。三明市还通过强化各级行政部门的监管职能，加大对医疗服务质量、医疗机构用药的监管力度，对门诊及住院次均费用增长率、抗菌及辅助用药率进行监控，加大对不合理用药行为的通报及处罚力度。[②]

其二，改革医药领域，多措并举挤压药品耗材虚高价格。切断药品耗材流通利益链条，通过“治药控费”对医药领域进行先行改革，是三明市医改的突出特点之一。三明市首先通过对药品“准入 - 采购 - 使用”全过程综合改革，挤压药品耗材“水分”，为下一步调整医疗服务价格创造空间，主要包括三个方面的举措：一是实行药品零差率改革。自 2013 年 2 月 1 日起，三明市在 22 家公立医院实行了药品（包含卫生耗材、中药饮品）零差率销售改革。二是实行药品耗材联合限价采购。三明市先后完成了 3 批次药品及 6 批次耗材联合限价采购，形成了较完备的药品耗材采购目录，并建立了药品耗材联合限价采购的“三明联盟”，实行集中采购配送（涵盖 15 个省份、24 个地级市及 4 个县，覆盖 1.38 亿人）。2017 年 7 月，“三明联盟”与福建省药品采购平台实现对接，联盟内地区可查阅平台内福建省标价格及其他片区药品目录价格。三是对重点医药进行跟踪监控。

① 《〈关于进一步推广福建省和三明市深化医药卫生体制改革经验的通知〉印发》，中华人民共和国中央人民政府，http：//www. gov. cn/xinwen/2019 -11/20/content_5453803. htm，2019 年 11 月 20 日。

② 福建省三明市卫生健康委员会：《坚持党政主导，持续推进三医联动综合改革——福建省三明市三医联动综合改革》，载梁万年、王辰、吴沛新主编《中国医改发展报告（2020）》，社会科学文献出版社，2020。

自2012年起，三明市对129个“神药”药品进行重点跟踪监控，同年药品支出下降2亿元。①

其三，改革医保领域，通过“三保合一”及“招采合一”全面提高医保基金使用效率。2013年，三明市即完成了“三保”市级统筹。2015年4月，对城镇职工基本医疗保险、城乡居民医疗保险的“用药目录、诊疗目录、服务目录”进行统一。此外，三明市改革药品耗材采购方式，将全市的药品耗材集中采购职能并入医保管理中心，以“医疗机构报送临床用药需求目录，医保管理中心统一采购及结算”的方式切断医疗机构与药品耗材供应商之间的利益链条。在支付方式改革方面，三明市自2016年起实行次均费用限额付费，根据医院等级、同等级医院开设科室和医疗水平的差距，分别核定各家医院的次均住院及次均门诊限额标准。三明市还进一步加强了医保在药品耗材价格谈判、医保定点机构审核结算及医疗行为监管等方面的主导作用，并在实施“全民健康四级共保”试点的基础上探索医保打包支付方式，切实降低医疗成本，提高医保基金使用效率。

其四，改革医疗领域，“腾笼换鸟”理顺医疗服务价格。三明市的医疗改革主要集中在三个方面：一是科学调整医疗服务价格结构。在医药领域改革为医疗服务价格调整“腾空间”的基础上，三明市自2012年起先后7次调整医疗服务价格，大幅提高医疗服务收入，并通过增设“药事服务费”的方式促进医疗机构合理用药。二是推进薪酬分配制度改革。一方面由财政全额支付院长年薪（二级乙等到三级甲等院长年薪分别为20万元、25万元、30万元、35万元，并在此基础上设置了院长年薪调整标准），另一方面对三明市22家县级以上公立医院的在职聘用临床医师类、技师类医务人员，按照级别和岗位，实行不同等级年薪制度（住院医生、主治医生、副主任医生、主任医生封顶年薪分别为10万元、15万元、20万元、25万元，

① 福建省三明市卫生健康委员会：《坚持党政主导，持续推进三医联动综合改革——福建省三明市三医联动综合改革》，载梁万年、王辰、吴沛新主编《中国医改发展报告（2020）》，社会科学文献出版社，2020。

并根据实际情况定期对医生目标年薪进行增调)。[①] 三是完善公立医院补偿机制。在取消药品加成后，三明市通过财政直接补贴（平移药品零差价政策性亏损约 10%）、医疗服务价格调整（平移药品零差价政策性亏损约 86%）、医院通过内部运营管理自行消化（平移药品零差价政策性亏损约 4%）三种方式对公立医院进行综合性补偿。

基于上述分析，三明市通过优化医疗服务价格“调结构”，通过统筹推进医疗、医保、医药改革“保衔接”，取得了几个方面的成效。其一，医务人员积极性明显提升。根据三明市卫健委提供的相关统计数据，自三明市实施“三医”联动改革以来，全市 22 家公立医院工资总额从 2011 年的 3.82 亿元上升至 2019 年的 14.06 亿元，县级以上公立医院在岗职工平均收入从 2011 年的 4.22 万元上升至 2019 年的 12.63 万元，医疗总费用中人员经费占比从 2011 年的 25.15% 提高至 2019 年的 46.85%，医务人员的工作积极性及职业认同感均有明显提升。其二，医院收入结构不断优化。根据三明市卫健委的相关统计数据，三明市 22 家县级以上公立医院的收入结构发生了明显转变，医疗服务性收入占比稳步提高，药品耗材费用占比明显减少。2011 年三明市公立医院医疗服务性收入为 3.11 亿元，收入占比仅为 18.37%；药品耗材费用为 10.15 亿元，占比为 60.08%；而在 2019 年，三明市公立医院医疗服务性收入上升至 13.31 亿元，其占比上升至 40.59%，药品耗材费用为 11.02 亿元，占比下降至 33.61%。其三，人民群众医改获得感稳步提高。根据三明市卫健委提供的相关统计数据，三明市全市 22 家公立医院城镇职工医保次均住院费用由 2011 年的医改前的 6553 元下降至 2018 年的 5847 元，2019 年上升至 6429 元，而个人次均自付费用从 2011 年的 1818 元下降至 2017 年的 1680 元。[②] 数据显示三明“三医”联动改革后，个人自付费用整体呈下降趋势，人民群众享受医改红利较为明显。

① 数据由福建省三明市医疗保障局提供。

② 数据由福建省三明市卫健委提供。

（二）广东茂名市：“三医”联动促进基层卫生服务能力提高

近年来，茂名市结合自身特点，积极推进“三医”联动，基层医疗卫生服务能力不断提高，初步建成“市优县强镇活村稳、上下联信息通”的基层医疗卫生服务体系。茂名市域内住院率连续多年排名广东省前五、粤东西北地区第一，全市县域内住院率、基层卫生院住院病人占比也连续多年稳居粤东西北地区第一名，“高州模式”更是成了分级诊疗制度建设的国家级样板，其探索路径和成功经验对全国具有重要参考价值。① 在“三医”联动方面，茂名市的主要做法如下。

其一，聚焦基层卫生服务重点领域，推动“三医”联动改革。茂名市自2014年以来，以市、县三级综合医院和专科医院为核心，向下延伸对口支援，组建专科联盟、托管、远程医疗协作网等多种形式的医共体，聚焦基层卫生服务重点领域，促进优质医疗资源下沉。茂名市主要通过以下三个方面全面提升基层卫生服务水平，推动“三医”联动改革。一是实现优质医疗资源融合。茂名市通过与省内高水平医院开展“紧密型帮扶”合作模式，实现了茂名市与周边优质医疗资源的紧密融合。2018年底，茂名化州市与广东南方医科大学南方医院实现“紧密型帮扶”，南方医院派出心脏、介入、呼吸、妇产科、骨科、神经外科6个科室的专家“组团式”驻点帮扶化州市人民医院，新开展骨科微创等介入治疗技术达120多项，积极引导优质医疗资源下沉至基层。二是全面提升基层医疗人员技术水平。茂名市结合本地实际情况，先后实施“县级医院特岗计划”及“青年名医培养工程”，将提升基层医疗人员技术水平作为提高基层卫生服务能力的重要抓手，自2016年起，引进22名高级职称专业技术人才，并每年遴选50名40岁以下青年医生骨干进行重点培养。此外，高州市将基层村医培养列为重点工作之一，自2018年起，高州市共有150名村医通过五星级家庭医生考核，通过人数占全国总数近一半。三是积极推进“互联网+医疗健康”建设，茂名市于2014年在全市范围内实现基层医

① 《茂名：分级诊疗制度建设的中国样本》，《人之初》2021年第2期。

疗卫生信息业务数据的互联互通，2017 年建成广东省基层医疗卫生机构管理信息系统项目茂名市级数据中心，全市 99 家乡镇卫生院全部上线广东省基层医疗卫生机构管理信息系统，实现了省内医疗信息资源的互联共享。①

其二，推进县域医共体建设，构建科学均衡的分级诊疗模式。茂名市围绕“保基本、强基层、建机制”的总体原则，全面推进县域医共体建设，主要举措如下。一是以市、县三级综合医院和专科医院为核心，向下延伸，对口支援，组建专科联盟、托管、远程医疗协作网等多种形式的医共体。逐步形成“基层首诊、双向转诊、急慢分治、上下联动”的分级诊疗模式，促进优质医疗资源下沉至基层。二是试点推广紧密型县域医共体。茂名市自 2017 年起启动紧密型县域医共体试点工作，组建了以信宜市人民医院和 4 家乡镇卫生院为一体的紧密型县域医共体。此外，茂名市积极推进全国紧密型医共体试点县相关工作，分别在茂名化州市及茂名信宜市成立了县域医共体，并在茂名高州市组建了互联网医共体。三是支持医保基金向县域内医共体及基层医疗机构倾斜。为进一步落实《关于印发紧密型县域医疗卫生共同体建设评判标准和监测指标体系（试行）的通知》，茂名市于 2020 年初出台了《加快推进紧密型县域医疗卫生共同体建设的通知》，从医保基金县域内医疗机构支出率、县域内基层医疗卫生机构医保基金占比、医保考核结果、门诊次均费用、人均住院费用、住院费用实际报销比、参保人群年住院率等方面进一步提升医保基金使用效能，支持医保基金向县域内医共体和县域内基层医疗机构倾斜，推动构建分级诊疗和基层优质医疗服务体系。

其三，强化顶层设计，建立优质高效的基层卫生服务体系。茂名市先后印发了关于乡镇卫生院管理体制改革、推进基层医疗卫生机构综合改革、县级公立医院综合改革工作等一系列政策性文件，逐步形成了“方向明确、路径清晰、配套齐全”的优质基层卫生服务体系，主要包含三个层次：一是加强县级医院临床专科建设，实现县级强。在加强政策扶持的基础上，通过硬件、人才建设以及帮扶等方式，结合各地疾病谱和专科特点，有针对性

① 资料来源于广东茂名市实地调研结果。

地加强县级龙头医院的临床重点专科建设，全面提升县级医院专科能力。①二是大力推动乡镇卫生院能力整体提升，实现镇级活。县级医院通过“传帮带”，全面提升乡镇卫生院技术水平。如茂名化州市将线上帮扶和实地帮扶相结合，通过建立微信医疗社群等方式实现与卫生院的业务联动，一方面派出高水平医疗人员232人次下沉至基层，另一方面免费接纳卫生院技术人员936人次进修学习。三是坚持实行镇村卫生服务一体化管理，实现村级稳。将乡村医生纳入镇卫生院管理，合理调配空缺村卫生站乡村医生。落实在岗乡村医生财政补助和绩效补助及离岗乡村医生的困难补助资金，与高校医学院开展定向农村大专本科医学生培养，全面提升基层医疗人员的技术水平。

茂名市通过多项举措推进“三医”联动，基层卫生服务能力得到显著提升，主要成效体现在以下几个方面。其一，基层医疗服务能力显著提升。根据相关统计数据，2019年茂名市基层医疗卫生机构诊疗人次达4996.89万人次，占总诊疗人次的82.84%。茂名市县域住院率从2015年的86%提升至2020年的92.6%，茂名高州市、信宜市、化州市的县域住院率均排在全省前列（见表3）。此外，茂名市在广东省57家县级综合医院DRGs服务能力评比中排名第三，有47家乡镇卫生院被国家卫健委评为“群众满意的乡镇卫生院”，占茂名市乡镇卫生院总数的近一半。茂名市全部乡镇卫生院均可开展一级手术，65%乡镇卫生院可开展部分二级手术，整体基层医疗服务能力明显提升。其二，卫生技术人员结构得到优化。通过持续实施人才培养和引进能力提升工程，茂名市卫生技术人员结构得到优化，2015～2019年全市卫生技术人员由26865人增长至34018人，常住人口千人执业医师数由1.92人增长至2.07人，每千人常住人口注册护士数由1.60人增长至2.42人，对应增长分别为26.63%、7.81%、51.25%。其三，人民群众获得感逐步增强。2019年，茂名市公立医院和卫生院次均门诊费用分别为234.3元和44.8元；次均住院费用分别为10149.5元和2334.4元，次均门诊费用、次均住院费用均低于省平均水平，群众获得感进一步增强。②

① 资料来源于广东茂名市实地调研结果。

② 资料来源于广东茂名市实地调研结果。

表 3　2015～2020 年茂名市医疗机构县域住院率及省内排名情况

年份	茂名市县域内住院率(%)	高州市		信宜市		化州市	
		县域内住院率(%)	省内排名	县域内住院率(%)	省内排名	县域内住院率(%)	省内排名
2015	86.0	95.0	1	88.2	5	74.8	27
2016	87.2	95.2	1	87.9	6	78.6	25
2017	87.0	94.2	1	88.6	7	78.3	29
2018	89.2	95.2	1	90.4	6	82.1	24
2019	90.8	96.2	1	91.1	6	84.7	18
2020	92.6	97.3	1	93.2	7	87.4	22

数据来源：广东茂名市实地调研结果。

（三）深圳市罗湖区："三医"联动助推医疗集团高质量发展

深圳市通过医疗、医保、医药"三医"联动，在财政补偿机制、扶持社会办医、药品集团采购、医疗服务价格调整、综合监管机制等管理制度上进行了积极改革。其中，深圳市罗湖区作为医疗集团改革的典型地区，其相关改革经验在全国范围内推广。近年来深圳市先后出台《深圳市罗湖区公立医院综合改革实施方案》《深圳市试点建立与分级诊疗相结合的医疗保险总额管理制度实施方案》《关于推广罗湖医改经验推进基层医疗集团建设若干措施的通知》，为进一步落实各项改革举措提供了政策依据。此外，深圳市人民代表大会常务委员会 2020 年颁布《深圳经济特区健康条例》，将与"三医"联动关联紧密的分级诊疗、健康影响评估和健康政策实施情况、主要居民健康状况指标改善情况等指标纳入政府绩效考核指标体系，以地方性法规的形式助推医疗机构高质量发展，全面提高居民健康水平。

其一，改革管理体制，构建高效的"管理共同体"。深圳市于 2012 年成立公立医院管理中心，承担市属公立医院的办医职能，将医疗卫生服务的筹资、提供和监管等管理职能进行整合。在此基础上，深圳市罗湖区将区域内 6 家医院及 35 家社康中心进行整合，成立了罗湖区医院集团，在医院集团内部实行独立法人制度，对医院集团内部的医疗卫生资源进行统筹管理，主要包括如下方面。一是设立“医学检验、放射影像、消毒供应、物流配送、社康管理、健康管理”六个资源共享中心及“人力、财政、信息、科教、财务、综合管理”六个资源管理中心，在医疗集团内部实现医疗资源互通、诊疗结果互认，在一定程度上降低了医疗集团内部的运营成本。① 二是在医疗集团内部取消行政级别与职位限制，在医疗集团理事会的统一领导下全面实施集团院长负责制，构建科学的管理共同体。②

其二，提升社区健康服务能力，建立以健康为中心的“服务共同体”。罗湖区聚焦“三医”联动的关键环节，将社区健康中心建设作为改革重点之一。2015 年启动医改以来，罗湖区在辖区内的 10 个街道各规划一家面积达 2000 平方米的区域社康中心，通过提高全科医生薪资水平，2016 年至今招聘 30 名高水平全科医生至社康中心工作。此外，罗湖区还组建了 238 个家庭医生服务团队，签约居民达 58 万人，占辖区内总人口约 58%，为居民提供“动态电子健康档案管理、用药指导、预防保健、社区康复”等全方位医疗服务，③ 逐步建立了财政补助和收费价格激励引导机制，形成了以居民健康为中心的“服务共同体”④。

其三，健全医保激励约束机制，形成合理的“利益共同体”。罗湖区还探索将医保作为“三医”联动综合改革的突破口，将基本医疗保险管理、医疗救助管理、医疗服务价格管理、药品监管职能融合到医药卫生行业综合管理中，推行“制度－职能－机构”三整合，建立大健康管理体制，在基层医疗集团推广“总额管理、结余留用”医保基金管理方式，并推行医保总额预付包干机制，引导基层医疗集团主动开展家庭医生服务。由“保疾

① 《深圳市罗湖区构建医共体模式取得成效将全国推广》，广东省人民政府，http：//www. gd. gov. cn/ywdt/dcdt/201712/t20171213_ 262929. htm，2017 年 12 月 13 日。

② 王建秀：《深圳靠基层医疗集团真的能“强基层”吗?》，财新健康点，https：//med. sina. com/article_ detail_ 100_ 1_ 32733. html，2017 年 9 月 1 日。

③ 吕绍刚：《深圳罗湖区在全国率先推进基层医疗集团改革把居民一生健康管起来》，《人民日报》2017 年 9 月 6 日，第 23 版。

④ 《“罗湖医改模式”深圳全面开花》，人民网搜狐号，https：//www. sohu. com/a/201298240_ 114731，2017 年 10 月 31 日。

病”转变为“保健康”，更让政府、医院、医生和患者形成“利益共同体”——医院只有努力做好居民健康服务，让居民少生病、少生大病，才能控制好医疗卫生服务成本，用最少的医疗卫生投入获得居民最大的健康回报。

其四，改革薪酬分配制度，建立科学的财政保障机制。罗湖区在基层医疗集团开展人员总量管理改革试点，在医疗集团内部全面推行“以事定费、以事定岗、按岗聘用”的全员聘用制度，构建涵盖“岗位工作量、服务质量、行为规范、技术能力、风险程度和服务对象满意度”等指标的医疗集团医务人员绩效考核机制。进一步完善医疗集团内部的薪酬分配机制，重点向临床一线、业务骨干、关键岗位、做出突出成绩的人员倾斜，向家庭医生服务团队、全科医生和进驻社康中心的专家等基层医务人员倾斜。[①] 此外，罗湖区打破“以编定补”的财政补助方式，实行“以事定费－购买服务－专项补助”相结合的财政综合保障机制，探索建立以医疗服务绩效为导向的财政补偿机制。

借助以上措施，深圳市罗湖区通过“三医”联动破解改革难题，构建了“管理共同体、服务共同体、利益共同体”三位一体的“罗湖模式”，取得了如下成效。其一，医院运营成本及看病成本明显下降。罗湖区通过构建医疗集团，规模效益日益凸显，2018 年医疗集团检验试剂采购成本下降 30%，设备成本减少约 1 亿元。此外，罗湖区辖区内看病成本明显降低，以罗湖区人民医院为例，虽然疑难病例和复杂手术数量增加明显，2018 年该医院平均住院费用却呈下降趋势，低于医保核定指标 1589.6 元。其二，基层医务人员数量及质量同步提升。根据相关统计数据，从 2014 年至 2018 年，罗湖医疗集团全科医生从 131 人增至 418 人，集团内部工作人员从 2583 人增至 4458 人，研究生学历人员从 218 人增加至 495 人。其三，居民健康水平及就医满意度稳步上升。罗湖区辖区内居民健康素养水平从 2014 年的

① 《深圳市人民政府办公厅印发关于推广罗湖医改经验推进基层医疗集团建设若干措施的通知》，深圳政府在线，http://www.sz.gov.cn/zfgb/2017/gb1018/content/post_4955326.html，2017 年 8 月 29 日。

13.0%提升至2018年的35.5%，社康中心的居民就医满意度连续4年位列深圳市前列。①

四 推进“三医”联动的政策建议

（一）进一步明确“三医”联动的内涵与外延，建立明确的职能分工机制

在“三医”联动实际推进过程中，已出台的相关政策多为原则性规定，对“三医”联动的内涵与外延界定不清，导致实际可操作性较低。“三医”联动的政策执行环节缺乏具体联动路径，如在医共体建设、基本药物制度实施、分级诊疗等具体改革工作中均存在相关政策衔接性和协调性不足的问题。此外，医疗、医保、医药之间分工不明确，其突出表现是相关部门职能交叉重叠，边界不清。为进一步推进“三医”联动，建议：一是明确“三医”联动的内涵与外延，细化具体联动路径，强化政府作为“三医”联动的主要责任主体及其推动作用。二是强化顶层设计，以立法的形式建立明确的职能分工机制，明确相关主体的权利与义务，在医疗、医保、医药之间实现高效沟通与科学合作，提高分工协作水平。

（二）凝聚“三医”之间的改革共识，建立合理的激励约束机制

由于医药卫生体系是一个包含了众多要素的复杂体系，要素之间具有复杂的利益关系，为更好地实现“三医”联动，解决关键问题，建议进一步凝聚医疗、医保、医药之间的改革共识，以人民健康为中心，切实提高人民群众的医改幸福感、获得感和满足感。此外，应在医疗、医保、医药之间建立合理的激励约束机制，主要包括以下两个方面。一是形成鼓励医疗成本结余和医疗服务结果优化的目标导向，提高医疗机构“控成本、提质量”的

① 《深圳医改“罗湖模式”向全国推广》，深圳新闻网，http://health.sznews.com/content/2018-04/09/content_18835759.htm，2018年4月9日。

内生动力。二是加强公立医院补偿机制改革与相关政策的联动性，通过财政投入、医保支付、价格结构调整等综合改革举措，形成以价值医疗为导向的补偿新机制，引导医疗机构合理诊疗。

（三）打破“三医”之间的信息樊篱，建立高效的信息联通机制

通过大数据技术及数据共享平台实现信息数据的互联互通、共享共用，是实现医疗、医保、医药协同发展的重要途径和手段。应进一步加强医药卫生信息化建设，加强医疗、医保、医药之间的数据共享与信息互联，建立科学高效的信息联通机制。主要建议如下。其一，促进信息整合和服务协同，实现病历、健康档案、各类检验结果等碎片化数据在医疗、医保、医药领域的无缝衔接。其二，强化全民健康信息化建设基础，加快推进包括医疗、医保、医药在内的综合信息平台建设，并在此基础上加强基层信息化建设。其三，推进健康大数据在分级诊疗体系建设中的创新应用，形成数据驱动的行政监管、绩效评价、投入补偿、薪酬分配综合治理模式，以信息化支撑分级诊疗改革向纵深推进。其四，制定完善的信息化标准规范，进一步完善信息互联的支撑体系建设。

（四）发挥医保战略性购买作用，建立科学的医药价格形成机制

由于医药价格形成机制调节着医药卫生领域最核心的利益分配关系，药品价格改革是深化医改的关键举措之一。新时期的“三医”联动应通过药品耗材集中采购，进一步发挥医保的战略性购买作用，推动医药合理定价机制的形成。主要建议如下。其一，将药价改革与药品招标制度、医保支付价格方案及公立医院改革等相关措施同步推进，形成“市场定价 + 医保支付价”的医药价格形成机制。其二，理顺医疗服务价格，优化医疗服务价格结构，清除影响药品集中采购的制度性障碍。进一步整合药品耗材在生产、流通、使用、支付等各环节的信息，完善相关药品耗材供应保障监管信息平台。其三，完善药品耗材支付标准及其动态调整机制，进一步加强医保目录调整、药品集中采购与医保支付标准之间的衔接。

区域篇

Regional Reports

B.8 四川省成都市医保参保情况调研报告

黄国武*

摘　要： 进入21世纪后，成都市医保加快了改革进程，逐渐实现了制度全覆盖，尤其通过市级统筹和城乡统筹，进一步优化了参保结构。随着人口老龄化加速、新业态就业快速增加，人口跨统筹地区流动加快，筹资标准持续提高，医保参保面临逆向选择风险和可持续的压力。在医保高质量建设要求下，成都市医保需要从制度全覆盖向受益普惠发展，城乡居民自愿参保向强制参保转变。同时，在成渝地区双城经济圈国家战略推进下，跨统筹地区医保转移接续，除参保关系的衔接外，医保权益及跨域调剂金分配也是关键内容，这些都与参保可持续相关。

关键词： 参保率　城乡统筹　全民医保　成都

* 黄国武，博士，四川大学公共管理学院副教授，研究领域为医疗保障、医疗卫生改革。

医疗保险参保是获得社会医疗保险待遇的前提，扩大医保覆盖面是提高人民健康获得感和化解疾病经济风险的有效路径。从1998年城镇职工医疗保险改革全面推开，到2002年新农合试点，再到2007年城镇居民医疗保险试点，我国医疗保险参保率呈现快速增长趋势，从覆盖少部分人到覆盖全民，参保率逐渐达到95%以上，不到十年即完成了发达国家上百年才完成的目标。全民医保目标基本实现后，我国医保面临参保结构优化和医保跨统筹区域转移接续等新任务，同时在信息不对称和城乡居民自愿参保下，逆向选择将是成都医保从制度全覆盖向参保全覆盖发展的障碍因素。① 整体上我国基本医保参保率已经达到95%以上，但部分群体参保率仍较低，如新生儿参保率不足1/2。② 流动人口对参加流入地医保有较强的意愿，③ 但因受户籍制度及流动不确定等因素影响，其实际参保率还有待提高，同时该群体还存在重复参保问题。④ 随着新业态的发展，灵活就业者规模持续扩大且构成更加复杂，但与其缴费能力相适应的参保机制仍不完善。与东部沿海省份较高参保率一样（如江苏省、珠海市等参保率为98%⑤），位于西部地区的成都市参保率也长期稳定在98%以上。成都市具有典型的三圈层特点，在推进医保全覆盖上进行了积极的探索创新，积累了有益的经验。

一　成都市医疗保险制度变迁中的参保变化情况

自1998年国务院颁布《关于建立城镇职工基本医疗保险制度的决定》

---

① 顾昕：《走向普遍覆盖：全民医疗保险面临的挑战》，《东岳论丛》2010年第1期；臧文斌、赵绍阳、刘国恩：《城镇基本医疗保险中逆向选择的检验》，《经济学季刊》2012年第4期。

② 赵绍阳、陈钰晓、何庆红：《新生儿未参保之谜：基本事实、成因及其影响》，《中国工业经济》2020年第4期。

③ 杨心影、康建华：《欠发达地区农民工保险需求偏好及影响因素探究——基于陕西省西安市的调研数据》，《中国市场》2015年第35期。

④ 官翠玲、程潇、张晓香等：《中国农民工医疗保险现状分析及其对策思考》，《决策与信息》（上旬刊）2016年第6期。

⑤ 程智涛、杜达俊、鲁丽：《多维度多层次推进医疗保障应保尽保的珠海实践》，《中国医疗保险》2021年第1期。

（国发〔1998〕44号）后，成都市从2001年起全面启动了城镇职工医疗保险制度改革。虽然成都市职工医保改革起步相对较晚，但推进速度较快，尤其是2003年新农合试点及此后的城镇居民医保试点后，成都市更加快了医保制度改革的进程，利用5年左右的时间实现了基本医疗保险制度的全覆盖，并不断优化参保结构。

（一）职工医疗保险制度转型前的参保情况

在2001年以前，传统的医保制度虽然还存在，但是实际覆盖人数已经显著下降，尤其是农村合作医疗因缺失集体经济支撑而逐渐瓦解，职工医保由于参保单位性质不同也存在碎片化和多个体系并行的问题。从1993年起，成都市先后推行了“大病统筹”等一系列医疗保险制度改革措施，特别是“统账结合”方案的试行和补充医疗保险制度的建立，[①] 为包括特大病种、慢性病种患者的群体提供了保障。1995年，成都市高新区管委会将区内自愿参加的个人和企业纳入医保的参保范围。1996年，成都市在企业职工中试行补充医疗保险。[②] 1997年起，成都市在部分企业职工中进行“统账结合”方案的试点，并取得了试点的成功。在此基础上，成都市城镇职工医保已初步形成了“基本+补充”，住院无风险的社会医疗保险模式。

（二）职工医疗保险制度改革后的参保情况

1998年国务院44号文发布后，成都市于2001年全面启动了城镇职工医疗保险制度改革，年末参保人数达到125.50万人。[③] 2004年，成都市又按照“先保后征，应保尽保”原则，将被征地农民全部纳入城镇职工社会保险体系。2009年，成都市整合经办管理资源，实现市级统筹，先后将灵活就业人员社会保险、被征地农民社会保险、农民工综合社会保险与城镇职

① 韩福君：《基本医疗保险与补充医疗保险相结合成都市医疗保障体系初具雏形》，《劳动理论与实践》1999年第5期。

② 韩福君：《成都市率先在企业职工中推出补充医疗保险》，《劳动理论与实践》1997年第2期。

③ 张苗：《成都医疗保险图鉴》，《中国社会保障》2018年第11期。

工社会保险合并，建立了全市统一的城镇职工基本医疗保险制度。[①] 随后，成都市出台了《成都市城镇职工基本医疗保险办法》，将所有企业职工及机关事业单位职工纳入城镇职工医保参保范围，实现公费医疗与职工医保的并轨。2011 年，成都市城镇职工基本医疗保险参保人数达 476. 9 万人，较 2002 年增加 336. 88 万人，参保率达 90% 左右。到 2020 年底，成都市城镇职工基本医疗保险参保人数达 995. 98 万人。[②]

（三）新农合和城镇居民医保演进中的参保情况

2003 年，成都市充分考虑所在辖区内不同人群的医疗保障需求，先后建立了农民工和失地农民医疗保险、新型农村合作医疗保险、少儿住院医疗互助金、城镇居民和高校大学生基本医疗保险等基本医疗保险制度。考虑到农民工群体的庞大以及工作中面临着更高的工伤、职业病等风险，成都市试点并建立起了“一项缴费，六项待遇”的农民工综合社会保险。2004 年，成都市总结全国首批新农合试点县——都江堰市试点的经验，作为省会城市较早全面推开新农合制度，有效缓解了农村居民的医疗费用问题。2005 年，成都市实施少儿住院互助金制度，将全市中小学生、婴幼儿整体纳入参保范围，构建起“一老一少”的城镇非就业人口社会医疗保险体系。[③] 2007 年，成都市实施城镇居民基本医疗保险制度，将全市城镇非从业人员和未参加城镇职工医疗保险的人员全部纳入覆盖范围。同年，成都市实施市属高校大学生基本医疗保险并将其纳入城镇居民医疗保险。至此，成都市实现了医保体系的制度全覆盖，2007 年全市城镇居民基本医疗保险参保人数达 963. 30 万人，参保率达到 90% 以上。[④]

---

① 黄德斌、黄洋：《成都市完善多层次医疗保障体系的进程与实效分析》，《中国医疗保险》2018 年第 10 期。

② 数据来源于成都市医疗保障局。

③ 成都市劳动和社会保障局：《成都城乡医保：从多元格局走向一体化》，《中国医疗保险》2009 年第 9 期。

④ 刘允海：《敢为人先的城乡医保整合——基于成都市全民医保一体化发展的实践》，《中国医疗保险》2015 年第 10 期。

（四）城乡居民统筹发展中的参保情况

虽然成都市早在2007年就基本实现了医保制度的全覆盖，但制度条块分割、政策不衔接、经办不统一、待遇不一致、多种统筹层次并存等弊端也日益显现,① 不但有失公平，而且影响城乡一体化进程。因此，在2007年下半年，成都市对全市医疗保险经办业务进行整合，在市本级和各区市县设立独立运行的医疗保险管理局，统一管理全市城镇职工基本医疗保险、城乡居民基本医疗保险和工伤保险、生育保险等。2009年1月，成都市以职工医疗保险统一为契机，将新农合、城镇居民基本医疗保险、少儿互助金、市属大学生基本医疗保险等多项制度统一为城乡居民基本医疗保险制度，全面实现了城镇、农村居民和学生儿童医保筹资水平、经办管理、住院医疗费报销比例及起付线、封顶线“五统一”。② 城乡统筹后，居民参保人数快速增加，2010年城乡居民基本医疗保险参保率达到96%以上；2012年城乡居民基本医疗保险参保人数为699.69万人，参保率为98.37%；2020年城乡居民参保人数为836.75万人，基本实现参保全覆盖。③

二　近年来成都市基本医疗保险参保整体情况分析

从近年来成都市基本医疗保险参保总体情况和参保结构分析，可以发现其制度体系逐渐走向定型和成熟，不同参保主体、不同地区之间的参保公平性也在逐渐增强。

（一）成都市基本医疗保险参保情况

1. 成都市基本医疗保险参保总人数

总体而言，近年来成都市职工和居民医保的参保人数呈整体上升趋势

---

① 毛勇全：《成都整合城乡医疗保障敢开先河》，《中国医疗保险》2019年第11期。

② 张廷平：《构建“全民医保”造福城乡百姓——成都统筹城乡医疗保险体系建设的调研与思考》，《四川劳动保障》2011年第5期。

③ 数据来源于成都市医疗保障局，本报告中未注明数据出处者均如此。

（见图 1），2016～2020 年参保人数的增加幅度明显大于 2011～2015 年。其中，2010 年到 2011 年、2016 年到 2017 年城镇职工基本医疗保险参保总人数和 2016～2017 年城乡居民基本医疗保险参保人数均有较大的增长幅度。其原因，一方面是城乡居民医疗保险制度的不断健全，并在 2009 年与新农合、少儿互助金、市属大学生医疗保险制度进行整合，突显了筹资水平、经办管理、住院医疗费报销比例及起付线、封顶线“五统一”的制度整合优势，减少了不同区域、人群之间的差异，增强了基本医疗保险的公平性，从而使参保人数增加。另一方面是 2010 年城乡居民医保的待遇水平提高较明显，如将最高支付限额由不同缴费档次的 4 万元至 8 万元统一提高到上年城市居民人均可支配收入的 6 倍（11.2 万元），较国家规定的农民人均纯收入的 6 倍翻了一番多。[①] 而在 2015 年，成都市人社局发布《关于开展 2016 年城乡居民大病医疗互助补充保险筹资工作的通知》，要求做好 2016 年自愿参加大病医疗互助补充保险的缴费工作，[②] 对累计超过城乡居民上年度人均可支配收入部分的合规医

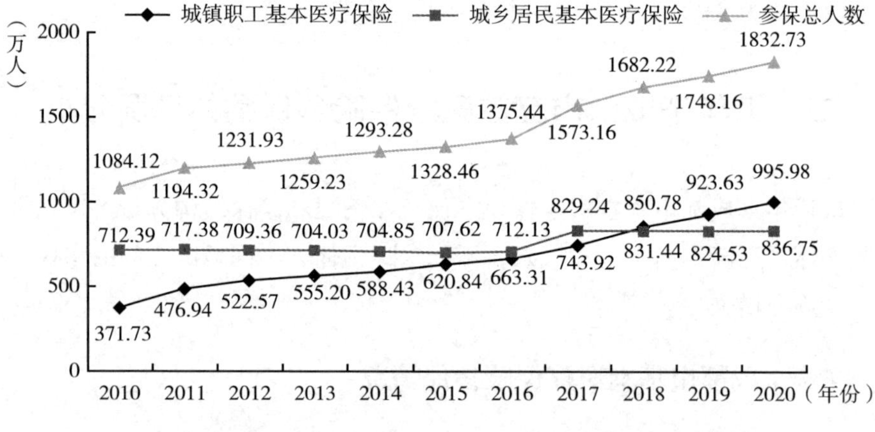

图 1　2010～2020 年成都市基本医疗保险参保人数情况

资料来源：成都市医保局。

① 张廷平：《构建“全民医保”造福城乡百姓——成都统筹城乡医疗保险体系建设的调研与思考》，《四川劳动保障》2011 年第 5 期。

② 刘允海：《成都大病医疗互助补充保险的生命力》，《中国医疗保险》2015 年第 10 期。

疗费用予以补偿，进一步减轻了大病患者的费用负担。城乡居民医保待遇的快速上升，提高了城乡居民的参保意愿，参保人数持续增加。

2. 2010年以来成都市基本医疗保险参保率

2007 年底，成都市基本医疗保险参保人数就达到 963. 30 万人，参保率达到 90% 以上，提前两年完成了国家新医改中提出的要求。[①] 从 2011 年起，除 2016 年外，以户籍人口为基数的参保率均超过 100%，2018 年以常住人口为基数的参保率也超过了 100%（见图 2）。这主要是成都市早已实现了市级统筹，虽然存在一定的重复参保现象，但较其他地区相对偏少，超过 100% 的主要原因是外来流动人口的不断增加，这显示成都市相对周边城市在经济、医疗卫生服务等方面具有较强吸引力，同时也与成都改革传统户籍捆绑的参保方式有关。例如，成都市 2011 年出台《关于全域成都城乡统一户籍实现居民自由迁徙的意见》，提出“彻底破除城乡居民身份差异”，促使参保人数持续增加。

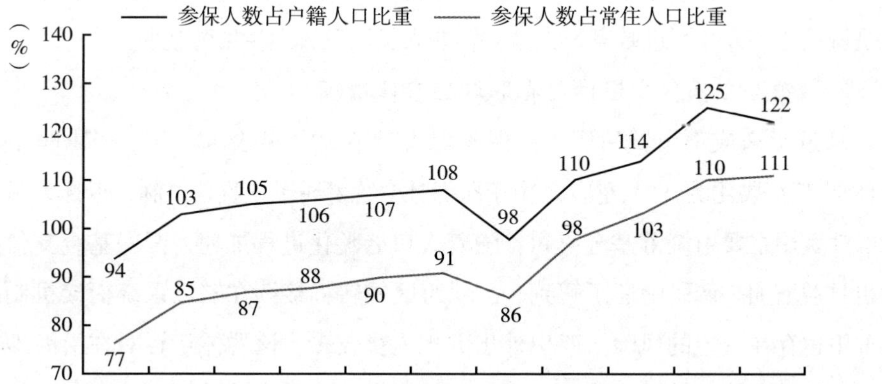

图 2　2010 ~ 2020 年成都市基本医疗保险参保率情况

资料来源：根据 2010 ~ 2020 年《成都统计年鉴》相关数据整理计算得到。

---

① 刘允海：《敢为人先的城乡医保整合——基于成都市全民医保一体化发展的实践》，《中国医疗保险》2015 年第 10 期。

（二）成都市基本医疗保险参保结构分析

1. 不同险种的参保人数

总体来看，城镇职工和城乡居民基本医疗保险的参保人数在近十年内呈现不断增长的整体趋势。城乡居民医保参保人数在2010～2017年高于城镇职工医保参保人数，在2017年参保人数折线出现交叉，城镇职工医保的参保人数超过了城乡居民医保参保人数，且这种差距还在不断扩大。这一变化主要是城镇化发展及农村人口进城务工后参加了职工医疗保险所引起的；同时也与成都市近几年实施了更具吸引力的人才引进政策，推动大学生落户就业，使职工参保人数持续快速增加相关。截至2019年底人才新政累计吸引超过33万本科及以上学历青年人才落户。[①] 另外，城乡居民参保人数在2016～2017年有一个明显的增长，主要原因是简阳市在2016年划归于成都市辖区管理，其中大部分人员参加城乡居民医疗保险；随后，政策逐渐衔接，增长趋势放缓。而城镇职工参保人数的增长变化比较明显，并且比城乡居民参保人数的增长变化更快，其原因主要是城镇化和人才引进政策，大量农转非人员以及大学生留蓉就业。

2. 城镇职工医保中退休与在职职工参保情况

从近年来成都市城镇职工医保参保人员情况（见表1）看，在职职工与退休职工人数比为3∶1左右。由于医保社会统筹属于现收现付制，退休人员住院医疗费用主要由统筹基金支付，随着人口老龄化进程加速，医保基金支付压力也日益增加。调研中还了解到，医保跨区域转移接续在缺乏系统衔接机制的情况下也存在一定的风险。四川外出务工人员较多，该群体年轻时在沿海地区务工，接近退休时转回成都市，按照政策将缴费年限合并计算，符合条件即可享受本地医保待遇，而目前人口流入地和流出地缺乏健康风险平衡机制和医保基金跨区调剂机制，这往往给前期流出地的医保可持续带来一定冲击；并且成都医保待遇相对四川省或西部其他城市处于较高水平，对本省或外省份其他地区退休人员来蓉落户养老具有一定吸引力，成都市整体医保转入大于转出（见

① 数据来源：《2019年成都市国民经济和社会发展统计公报》。

表2）。在多种因素叠加影响下，成都市基本医疗保险基金可持续发展将面临较大压力。

表1　2012～2020年成都市城镇职工医保参保人数情况

单位：万人

类别	2012年	2013年	2014年	2015年	2016年	2017年	2018年	2019年	2020年
城镇职工基本医疗参保人数	522.57	555.2	588.43	620.84	663.31	743.92	850.78	923.63	995.98
其中:在职人员	394.50	416.7	442.16	468.7	498.9	561.98	654.98	719.57	783.84
其中:退休人员	128.07	138.5	146.27	152.14	164.41	181.95	195.81	204.06	212.14

资料来源：成都市医保局。

表2　基本医疗保险关系转移接续情况

单位：万人

年份		转入人数	转出人数	转入、转出比
2018	合计	4.07	2.96	1.38
	其中:跨省	2.96	1.09	2.71
2019	合计	7.51	5.02	1.50
	其中:跨省	3.08	1.21	2.55
2020	合计	6.26	4.30	1.46
	其中:跨省	2.43	1.08	2.25

资料来源：成都市医保局。

3. 城乡居民医保一制多档情况

根据成都市2016～2020年城乡成年居民医保不同档次参保人数（见图3）变化情况可以发现：高档缴费的参保人数呈现不断增长的趋势，而低档缴费的参保人数则呈现下降的趋势，并在2020年二者出现交叉，高档缴费人数超过较低档缴费人数。导致这种变化的原因，首先是成都市近几年不断缩小两个参保缴费档次之间的差距；其次是成都市针对经济较好的中心八城区实行准强制高档次缴费的原则，且中心城区城镇化率达到100%，具有现实可行性；同时，政府通过补助和鼓励等方式引导城乡居民参加高档缴费，如《成都市城乡居民基本医疗保险暂行办法》（成都市人民政府令第155号）明确提出探索“一制多档”，“有条件的县（市、区，以中心城区为主）对选择高档缴费的居民，可适当增加地方政府补助”。通过医保改革的持续推进、医保政策的有效宣传，人民群众在参保后实质性获益，也较大地提高了城乡居民参加高档医保的意愿。同时，随着城市化进程加快，成都城镇化率2019年已经达到74%以上，使城乡居民医保逐渐向高档缴费聚焦，实现多档统一具有了内在的驱动。

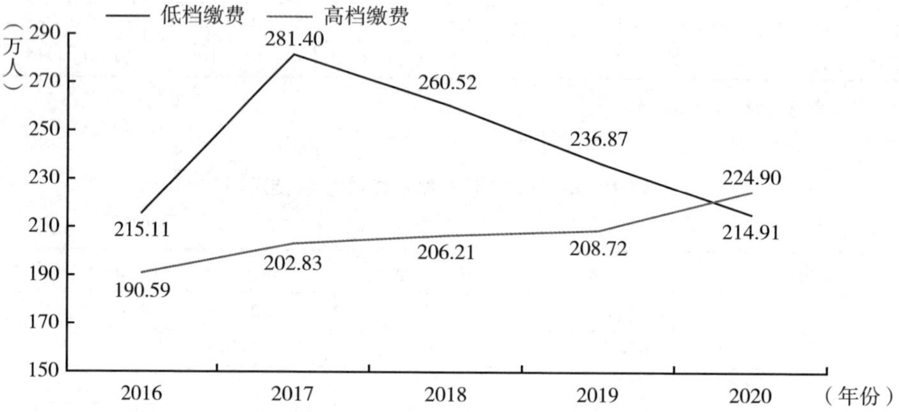

图3　2016～2020年成都市城乡成年居民医疗保险不同档次参保人数

资料来源：成都市医保局。

4. 成都市不同圈层参保情况分析

城市经济发展水平与参保率之间的关系一直是学界讨论的重要问题，有学者分析1989～2006年CHNS微观调查数据发现，医疗保险参保率的城乡差距虽然在减小，但职业、教育水平和省份之间的差距仍然较大，经济发达的省份、收入高的群体具有更高的参保率。① 也有学者认为，在城镇基本医疗保障体系的覆盖率上，覆盖率最低的省份并不都是我国经济发展水平最低的地区。② 成都具有典型的三圈层特点，即第一圈层中心城区经济发达，城镇

① 吕文洁：《我国医疗保险分布的公平性研究——基于1989～2006年CHNS微观调查数据》，《山西财经大学学报》2009年第8期。

② 顾昕：《走向普遍覆盖：全民医疗保险面临的挑战》，《东岳论丛》2010年第1期。

化率已经达到100%；第二圈层相对紧邻中心城区经济较发达；而第三圈层远离中心城区，处于偏远地带，经济欠发达。如图4所示，以各区县常住人口为基数，从城乡居民基本医保参保率可以明显看出，从第一圈层向第三圈层，其城乡居民医保参保率逐渐增加，即城乡居民医保参保率随着经济水平的上升而下降，相对显示出经济发展水平与城乡居民参保率之间的关系，即经济越发达，城乡居民医保的参保比重越低，相应城镇职工医保的参保比重越高。

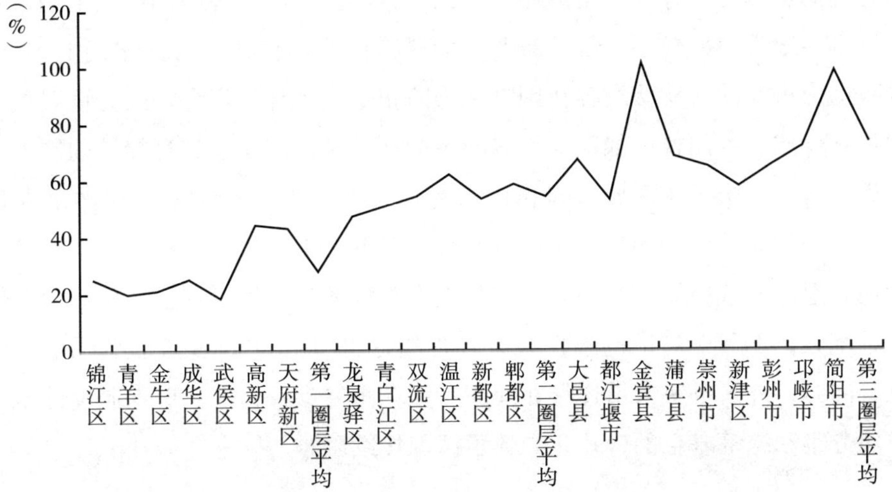

图4　2019年成都市所有区县及圈层分类下城乡居民医保参保人数占常住人口总人数的比重

资料来源：成都市医保局、成都市统计局。

由上可见，成都市医疗保险参保结构在整体上呈现更加合理的发展趋势，但是由于地理区位因素和经济社会发展特点，其结构仍有待进一步优化。

三　成都市全民医保高质量发展面临的新挑战和新问题

（一）人口流动加快，医保跨区域和跨制度转移衔接问题凸显

随着成渝地区双城经济圈和成德眉资四市一体化建设的推进，以及

省份间、国家间的合作增强，人口流动呈现加速趋势。2019 年，成都市常住流动人口为 437 万人，位居全国前十，并占到常住人口的 26%。流动人口的增加，使得医保转移接续、医保受益公平、异地就医结算等问题更加突出。

一方面，区域间医疗保险制度及信息化管理系统呈现条块分割和碎片化状况，省内跨市和跨省的信息数据没有完全实现共建共享，人员流动中参保信息的同步流动还存在一定障碍。我国现行的基本医疗保险制度多采用市县级统筹，统筹单元较多，筹资缴费、待遇给付等都存在统筹区之间的差异，导致医疗保险的转移接续存在困难。为防止逆向选择，医保往往会设置相关附加条件或准入门槛，如医保待遇的等待期即是医保关系转移接续的制度性障碍。另外，由于跨区域协同和机制衔接问题，也存在重复参保的潜在风险。另一方面，流动人员具有在缴费标准较低的地区缴费而在医保待遇较高的地方退休的选择倾向。还有一部分人在省外务工，流动性大，回本地参保的难度大，不了解当地的参保政策，也给这部分人员的参保带来一定的困难。同时，外来务工人员还存在间断参保和重复参保情况。医保制度的城乡条块分割和统筹基金的碎片化导致了医保接续困难。①

（二）新经济新业态快速发展，灵活就业人口参保有待制度创新

根据现行政策，灵活就业人员可以选择参加城镇职工医保或者城乡居民医保。同样农民工也可以选择参加城镇职工医保或城乡居民医保。这两类人群数量较大、就业状态和形式不稳定；城镇职工医保制度为强制参加，城乡居民医保制度为自愿参加，这使灵活就业人员医保参保具有了选择性，他们是否参保、参加何种保险等问题导致了医保覆盖范围的不确定性。② 2020 年，成都市灵活就业人员参保人数约为 27 万人，并且人数还在持续上升，根据国家统计局发布的数据，受新冠肺炎疫情影响，灵活就业人数增加

① 孙翎、迟嘉昱：《流动人口社会医疗保险转移接续的制度分析——基于 31 个省会和直辖市的政策对比分析》，《兰州学刊》2016 年第 3 期。

② 仇雨临、冉晓醒：《灵活就业人员医保参保之“困”》，《中国医疗保险》2020 年第 1 期。

了 20%。

高质量覆盖灵活就业人群，是新时代对医保治理提出的新要求。首先，灵活就业人员流动性强，异地就业现象十分普遍，由于部分地区存在户籍地限制，部分人员仍有被排斥在城镇职工医保和城乡居民医保之外的可能。其次，灵活就业人员需要承担个人和单位两部分缴费，参保压力较大；同时，缴费基数与灵活就业人员的实际收入存在差异，各地区通常以上一年度社会平均工资的一定比例作为缴费基数，而灵活就业人员整体收入低于稳定就业人员平均工资水平，使其缴费金额与承受能力之间存在一定失衡。最后，灵活就业人员就业和收入不稳定，影响连续参保，这给稳定持续参保带来潜在风险。由于灵活就业人员参加城镇职工医保时只有累计缴费达到一定年限才能在退休后享受相关待遇，这与灵活就业人员就业特点存在一定的不适配性，灵活就业人员参保的间断性及不同制度间转化，导致缴费年限统计困难，这也直接影响到其未来医保权益的享受。

（三）居民非强制参保下，逆向选择使医保可持续性存在潜在风险

由于城乡居民医保没有制度上的强制参保要求，使基本医保逆向选择难以避免。一方面，年轻人和低风险城乡居民选择低档参保甚至不参保，形成就低不就高现象；另一方面，高风险的城乡居民倾向于参加高档缴费，形成就高不就低的现象，这必然会冲击基本医保互助共济的属性，影响制度可持续。由此可能会导致高风险人群短时间内向城乡居民高档医保集中或通过灵活参保方式向城镇职工医保聚焦，导致医保风险测算不准确，并影响到基本医疗保险制度的可持续性。同时，健康风险较低人群存在主观不参保或选择低档参保现象，导致群体间横向风险化解失衡和个人时间纵轴风险化解失衡，同样冲击着医保制度的可持续发展。

（四）待遇保障持续提高，中低收入群体参保压力加大

我国城乡居民基本医保和大病保险的待遇保障水平在持续提高，政策范

围内住院费用支付比例达到70%，社区住院报销比例甚至超过90%。大病保险起付线降低至居民人均可支配收入的一半，政策范围内支付比例提高到60%。待遇水平的福利刚性推动了筹资水平的快速增长，成都市2021年城乡居民医保个人筹资标准提升到成年人低档305元、成年人高档485元（见图5），如果再加上长期护理保险、大病医疗互助补充保险（自愿参加），筹资金额还会进一步增加。筹资水平的持续上升，将给城乡中低收入参保者带来较大压力。

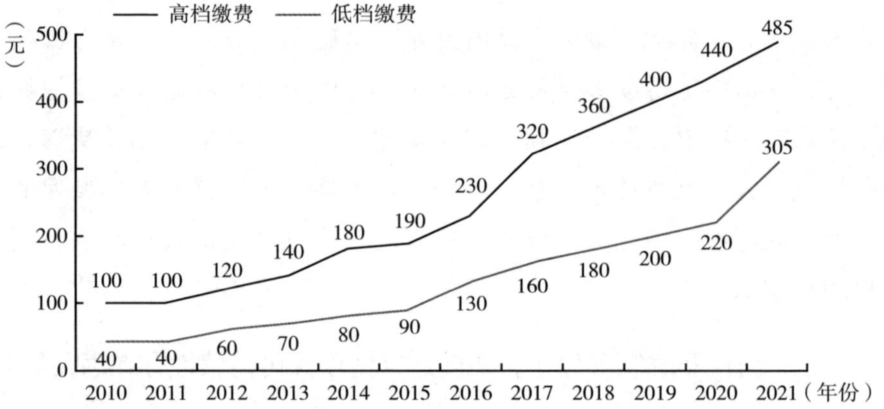

图5　2010～2021年成都成年城乡居民基本医疗保险分档筹资情况

资料来源：成都市医保局。

一方面，截至2019年底，成都市人口老龄化程度高于全国平均水平（2018年为17.9%），接近全省平均水平（2018年为21.13%）。另外，2018年成都市城镇居民户均家庭人口数为2.93人，户均就业人口数为1.59人，每一位就业者负担人数为1.84人，平均每户就业率为54.35%；农村居民平均每户人口数为3.27人，平均每一位劳动力赡养人口1.33人。[①] 另一方面，过快上涨的医疗费用影响群众对医保改革的获得感，也拉动了筹资水平的不断上升。另外，由于不断上升的费率和缴费基数的压力，灵活就业

① 数据来源：2020年《成都统计年鉴》。

人员等低收入、收入不稳定群体出现从城镇职工医保转入城乡居民医保的倾向。①

四　成都市实现基本医疗保险高质量全民覆盖的对策建议

随着医保进入高质量发展阶段，为满足人民日益增长的健康需求，适应人口流动加快等特点，全民医保从制度覆盖向受益普惠发展是一个必然趋势。进入“十四五”后，成都市医保制度在内外驱动下还需要进一步深化改革。

（一）逐渐实现居民“自愿参保”向“强制参保”转变

从成都市参保总量和参保结构看，已经具备转变参保方式的条件，可以在“十四五”期间探索从制度上将城乡居民医疗保险“自愿参保”转变为“强制参保”，在制度上将参加基本医疗保险确定为职工和居民的义务。在推行强制参保过程中，应采取多形式、多渠道、高效率征缴保费，同时实行数字缴费方式与传统缴费方式相结合，避免数据鸿沟给老年人带来的不便，并积极推出新的缴费方式，提高征缴效率，如网上银行缴纳、支付宝转账、微信小程序支付等。

（二）构建医保转移接续权益折算和衔接机制

医保关系的跨统筹区域、跨省、跨制度转移，在技术上并不存在障碍，但是医保关系转移接续后，医保权益在流入地与流出地之间的折算则是关键问题。这不仅涉及两个统筹地区之间的公平，还涉及健康风险平衡。成都市优质医疗卫生资源丰富、城市宜居，以医疗和养老为目的

① 谭中和：《我国职工医保筹资和待遇水平现状及对有关问题的思考》，《中国医疗保险》2017 年第 6 期。

而非以工作为目的的医保转移接续给当地医保可持续带来了一定冲击。因此，对于省内转移接续来说，通过调剂金方式，逐渐实现省级统筹，实现权益内化平衡两地的健康风险很有必要。对于省外转移接续，应根据参保者的年龄和疾病风险测算一定权值，除个人账户外社会统筹也应折算一定资金进行转移，这既符合个人生命周期健康风险平衡的规律，又有利于提高接收地医保的积极性。同时充分利用信息化，使医保部门为参保人提供更为便捷的服务，包括参保登记和转移接续；建立和完善信息系统和监测机制，实施动态管理，通过网上比对，及时发现和纠正重复参保现象。

（三）创新灵活就业人口参保方式

针对部分灵活就业者收入来源不稳定、参保缴费能力差异较大、缴费能力弱的现状，可以实行弹性缴费制，还应当探索政府补贴等适当方式。从承受能力看，宜从现行的固定缴费制转向与个人收入挂钩的缴费制。在难以完全确认个人收入的情况下，可以根据平均收入或者中位收入设置多档次医保缴费。同时，结合成都市经济发展水平、居民收入状况、财政补贴情况等，引导高档缴费的城乡居民医保参保人向城镇职工医保过渡，并与灵活就业人员参保缴费逐渐合并。另外，可通过税务部门提供的渠道选择缴费档次并缴费，如支付宝“市民中心”、“四川税务”微信公众号、四川税务 App 等，进一步便捷灵活就业人员缴费。利用“互联网 +”和大数据拓展地区之间的医疗保险关系信息的共享，为制定更加全面的医保政策、构建多维度的底层数据搭建基础平台。通过上述改进，政府能够更加全面地观察政策执行效果，更加精准地进行财政补贴，从而提高人民健康获得感。

（四）推进以家庭为单位参保方式的发展

成都市已经实现了多个医保制度向三项制度、三项制度向两项制度的发展，即完成了医保统一制度三步走战略的前两步，未来社会医疗保险应当进一步完成城镇职工医保和城乡居民医保的制度整合，二者整合的有效路径是向以家庭为单位的参保方式发展。从目前就业结构和家庭结构看，成都市逐渐具备了制度整合的基础。因此，在“十四五”期间，成都市可以探索以家庭为单位参保的方式。

从健康风险化解看，实行以家庭为单位参保，可以防止家庭成员的逆向选择，符合社会医疗保险的制度规律；同时打破职工和居民的界限，建立统一的基本医疗保险，以便减少制度衔接成本，提高运行效率和医保待遇水平。无论是否设置差异化的筹资机制，都应以家庭为单位进行保障，参保登记和服务管理也应服从这一原则。①

（五）探索城乡居民医保缴费分期新方式

改革城乡居民医疗保险缴费方式，可将现行居民按年一次性提前缴费的方式，调整为可选择的方式，既可以按年一次性缴清，也可以年内分期缴纳，如实行按季、按年两种缴纳方式，这既是现实的需要，也具有现实可能。一方面，对于多成员家庭来说，一次性缴费仍有一定压力；另一方面，随着信息化发展，缴费渠道也会更加便捷、高效，成本亦可极大降低。随着未来筹资标准不断上升，尤其是对城乡中低收入家庭来说，分期缴费可以缓解一次性缴费带来的参保压力，提高其筹资可承受力。为避免遗忘，可以设置提醒功能，及连接数字支付中自动代开、代缴等功能，或者延长缴费时间区间。

（六）加大政策宣传力度，增强互助共济、利他的参保共识

借助“互联网+”如微信、微信公众号等快捷宣传途径，及时发布基本医疗保险参保的相关信息，提高宣传效率。通过社区、街道设立宣传栏向广大群众张贴宣传海报。在医保经办中，工作人员可以及时宣传和讲解

① 顾雪非：《四方面改革提高参保率，但不盲目追求百分百》，《中国医疗保险》2020年第1期。

医保政策，尤其是待遇与筹资的相关性，通过直观宣传与参保人利益切身相关的政策措施，使公众认识到参保的社会价值、共享价值，实现参保理念的转变，增强参保的主动性，也增强社会医疗保险互助共济、利他的共识。

B.9

陕西省重特大疾病医疗保险和救助制度实践调研报告

毛 瑛*

摘 要： 重特大疾病是城乡居民最大的后顾之忧，重特大疾病保障则是评价医疗保障制度效果最为重要的指标之一。在全面深化医疗保障制度改革中，化解重特大疾病风险是十分重要的目标任务。本报告立足陕西省，通过对陕北、关中、陕南等样本地区的深入调查，获得了第一手材料，并得出了现行医疗保险与救助制度在保障重特大疾病方面所起作用的基本结论。研究发现：多主体多层次保障体系尚未形成，制度之间的衔接并不充分；特定病种保障水平较低，门诊补偿成为制度漏洞；制度缺乏长效筹资机制，基金可持续性较差；信息系统不统一不完善，医保大数据优势难以发挥。为此，需要加强多主体多层次制度建设，提升政策衔接水平；提高住院实际补偿比例与重特大疾病门诊待遇；拓宽制度资金来源，提高制度保障可持续能力；加强信息系统建设，实现制度化与补充性保障一体化。

关键词： 重特大疾病医疗保险 医疗救助 多层次体系 陕西

* 毛瑛，博士，西安交通大学教授，研究领域为健康保障。

在人民群众面临的疾病风险中，重特大疾病一直是最大的后顾之忧，而提供重特大疾病保障则是现代医疗保障制度的重大使命。2020 年 2 月，中共中央、国务院发布的《关于深化医疗保障制度改革的意见》中明确指出，要促进多层次医疗保障体系发展。强化基本医疗保险、大病保险与医疗救助三重保障功能，促进各类医疗保障互补衔接，提高重特大疾病和多元医疗需求保障水平。《“健康中国 2030”规划纲要》亦明确要求，要健全以基本医疗保障为主体、其他多种形式补充保险和商业健康保险为补充的多层次医疗保障体系。进一步健全重特大疾病医疗保障机制，加强基本医保、城乡居民大病保险、商业健康保险与医疗救助等的有效衔接。但在具体实践中，制度体系建设并不理想。随着脱贫攻坚战全面胜利，多层次医疗保障体系解决重特大疾病风险的作用将由贫困身份识别为标准实施保障转变为灾难性卫生支出为标准实施保障，因此，应建立解决因灾难性卫生支出导致相对贫困的多层次医疗保障长效机制。目前亟须对制度化保障内的医疗救助与基本医保、大病保险的衔接机制进行研究，以为制度完善提供依据。

本报告立足陕西省，通过对关中、陕北、陕南三大区域的深入调查，聚焦现行医疗保险与救助制度对重特大疾病保障的实践，力图反映其实践效果及存在问题，并提出相关建议。本报告是在对样本地区相关调研对象运用集中访谈、资料收集、问卷调查等方法（见表 1）展开调查的基础上形成的调研成果。问卷调查对象共 497 户，回收有效问卷 412 份，问卷有效率为 83%，其中，关中样本地区 122 户、陕南样本地区 128 户、陕北样本地区 162 户。

表 1　调研对象及分布

调查地区	调查机构	调研方法	调查对象
陕北样本地区 关中样本地区 陕南样本地区	医疗保障局	资料收集	重特大疾病医疗保险和救助制度政策体系、实施方案、工作总结
		数据收集	重特大疾病医疗保险和救助制度保障实施范围、对象群体、保障水平、待遇支付、经办服务、监督管理等现实数据和资料

续表

调查地区	调查机构	调研方法	调查对象
陕北样本地区 关中样本地区 陕南样本地区	扶贫办	访谈	当地医保局主管领导、经办机构负责人
		资料收集	医保扶贫政策体系、实施方案、工作总结
		数据收集	医保扶贫实施范围、对象群体、保障水平、待遇支付、经办服务、监督管理等数据资料
		集中访谈	扶贫办医保扶贫主管领导
		问卷调查	重特大疾病医疗保险与救助制度受益者

一　样本地区重特大疾病医疗保险和救助制度现状

（一）陕北样本地区重特大疾病医疗保险和救助制度现状

2019 年度，陕北样本地区城镇职工基本医疗保险参保人数为 32.52 万人，年度补偿 240.64 万人次，其中，住院补偿 7.61 万人次，门诊补偿 233.02 万人次；城乡居民基本医疗保险参保人数为 188.52 万人；医疗救助人次为 9.25 万人次，资助参保支出 42.72 万元，门诊救助资金支出 939.81 万元，住院救助资金支出 12711.89 万元。

1. 补偿标准政策衔接

（1）城乡居民医疗保险。经过近十年的城乡居民医保整合建设，现已完全实现住院补偿待遇衔接。在住院补偿待遇方面：一是报销起付线。普通居民在乡镇卫生院与社区卫生服务中心就诊时报销起付线为 100 元，其他一级医院为 300 元，二级医院为 500 元，三级乙等医院为 800 元，三级甲等医院为 1000 元；建档立卡贫困人口则免除一级医院及二级医院的住院报销起付线（见表 2）。二是补偿比例。对于普通居民，一级医疗机构补偿比例为

90%，二级医疗机构补偿比例为80%，三级乙等医疗机构补偿比例为60%，三级甲等医疗机构补偿比例为55%（见表3）；对于建档立卡贫困人口，提高省市县定点二级及以上医院基本医保报销比例10个百分点。三是年度补偿限额。一个参保年度的最高补偿限额为20万元。

表2　陕北样本地区城乡居民基本医疗保险住院报销起付线

单位：元

级别	普通居民	建档立卡贫困户
一级医院	乡镇卫生院/社区卫生服务中心100 其他一级医院300	免除
二级医院	500	免除
三级乙等医院	800	800
三级甲等医院	1000	1000

表3　陕北样本地区城乡居民基本医疗保险住院补偿比例

	普通居民	建档立卡贫困户
一级医院	90%	90%
二级医院	80%	90%
三级医院	乙等60% 甲等55%	乙等70% 甲等65%

门诊补偿待遇方面。一是普通门诊补偿待遇。为参保城乡居民建立门诊个人账户，每人每年补偿40元，用于普通门诊就诊就医，实行家庭成员通用。但从2020年起，陕北样本地区取消城乡居民个人门诊账户，实行城乡居民普通门诊统筹，用于在镇卫生院（社区卫生服务中心）、社区（村）卫生室普通门诊就医，城乡居民历年结余的个人门诊账户余额，于2020年12月底前全部清零；对于建档立卡贫困人口，免除镇村门诊统筹中的一般诊疗费。二是门诊慢特病补偿待遇。陕北样本地区城乡居民基本医疗保险门诊慢特病按病种不同，实行分类管理，依据各病种的具体情况，分别确定报销限额。在报销比例方面，对于纳入城乡居民门诊慢特病保障范围的门诊医疗费用，在基金支付限额以下部分，普通城乡居民按60%的比例予以报销，学

生、婴幼儿按70%的比例予以报销；对于享受门诊慢特病医疗保险待遇的建档立卡贫困人口，各病种报销比例提高20个百分点。

（2）城乡居民大病保险。陕北样本地区城乡居民大病医疗保险报销起付线为1万元，年度个人累计报销补助封顶线为20万元；大病医疗保险报销实行分段报销。对于建档立卡贫困人口、农村特困人员、农村低保对象、民政部门认定的参保城镇特困人员、城镇低保对象、城乡低收入救助对象，大病保险起付线按照城乡居民大病保险起付线的50%执行（即5000元），各分段赔付比例在城乡居民大病保险赔付比例的基础上提高5个百分点（见表4），同时取消建档立卡贫困人口大病保险封顶线。

表4　陕北样本地区大病保险待遇补偿标准

类型	起付线	封顶线	报销比例
普通居民	1万元	20万元	1万~4万元　50% 4万~6万元　60% 6万~8万元　70% 8万~10万元　80% 10万元以上　90%
建档立卡贫困户	5000元	无封顶线	每段比普通居民提高5个百分点

（3）城镇职工医疗保险。陕北样本地区参保职工的住院费用个人起付标准按当年住院次数的增加而递减；住院费用报销比例随着缴费年限的增加而增加。具体住院费个人起付标准及报销比例见表5。

表5　陕北样本地区城镇职工医疗保险住院补偿标准

住院次数	起付标准(元)			报销比例(%)			最高支付限额(万元)
	一级医院	二级医院	三级医院	一级医院	二级医院	三级医院	
第一次	300	500	700	85	88	99	上年度全市在岗职工平均工资的6倍
第二次	200	300	500	住院费用报销比例随着缴费年限的增加而增加			
第三次	100	200	400				

（4）城镇职工大病互助基金。陕北样本地区城镇职工大病互助基金由用人单位按上年度职工年工资总额和退休人员养老金总额的1%缴纳。在一个参保年度内，参保人员住院及享受门诊特殊疾病和门诊大病医疗待遇累计发生的合规医疗费用在基本医疗保险报销后，个人自付超过10000元的，由大病互助基金分段按不同比例予以报销。自付费用分段和报销比例见表6。

表6　陕北样本地区城镇职工大病互助基金补偿标准

自付费用分段	报销比例(%)
10000～20000元	50
20000～30000元	60
30000～40000元	70
40000～50000元	80
50000元以上	90

（5）城乡医疗救助。门诊救助方面。一是普通门诊救助。陕北样本地区对特困供养人员年度累计个人自负费用给予全额资助；对需长期维持院外治疗的贫困户。具体支付标准见表7。二是重特大疾病门诊救助。对患特殊慢性病的困难群众，每年个人自付医药费用予以分段补偿；对患有特大疾病的困难群众，每年个人自付医药费用予以分段补偿，每人每年累计救助金额不超过60000元。对于当年门诊救助金额已经超出年度封顶线，个人负担仍然较重的，可将门诊和住院医疗救助封顶线合并计算给予救助，但当年累计救助金额不得超过门诊与住院救助封顶线之和，具体补偿标准见表8。

表7　陕北样本地区普通门诊救助补偿标准

自付费用分段	报销比例(%)
0～3000元	50
3000～4000元	55
4000～5000元	60
5000元以上	65

表 8　陕北样本地区重特大疾病门诊救助补偿标准

	个人自付费用	报销比例(%)
特殊慢性病的贫困患者	3000～5000 元	60
	5000～7000 元	65
	7000～10000 元	70
	10000 元以上	75
特大疾病的贫困患者	10000～20000 元	60
	20000～50000 元	65
	50000～70000 元	70
	70000 元以上	75

住院救助方面。一是基本医疗住院救助。针对医疗救助对象在一个参保年度内的住院医疗费用，在经基本医疗保险支付后，符合大病保险的经大病保险报销后，在医疗救助政策范围内针对个人自付部分的救助如下。特困供养人员给予全额救助；城乡最低生活保障对象按照不低于 70% 的比例给予救助，年度累计救助封顶线不超过 3 万元；低收入救助对象、特定救助对象按不低于 50% 的比例给予救助，年度累计救助封顶线不超过 2 万元；因病致贫救助对象按照不低于 30% 的比例给予救助，年度累计救助封顶线不超过 1.5 万元。二是重特大疾病住院救助。针对患重特大疾病的救助对象，当其单次住院医疗费用经基本医疗保险支付后，在首次给予医疗救助后，其医疗救助政策范围内的个人自付部分年度累计金额如果仍超过大病保险起付线，经大病保险报销后，可给予二次医疗救助，具体救助比例由县区根据救助资金筹集情况自行确定。

2. 保障对象衔接

（1）建档立卡贫困户的补助。以 2019 年为例，陕北样本地区城乡居民医疗保险针对普通居民的个人缴费标准为每人每年 250 元，针对建档立卡贫困户均有一定程度的财政补贴，以资助参保。农村建档立卡贫困人口由省市县财政按照每人每年 200 元的标准予以资助，个人缴纳 50 元。对于脱贫贫困户继续补贴，但稳定脱贫户不列入补贴范围。陕北样本地区为确保扶贫政策的延续性，脱贫后不享受医保扶贫政策的个人由县财政每人每年补贴 200

元，但2016年及之前的稳定脱贫户不列入补贴范围。

（2）特困人员资助参保情况。陕北样本地区对特困供养人员实施给予全额补贴的政策。陕北样本地区城市“三无”人员，持有《中华人民共和国残疾人证》的一、二、三、四级残疾人，残疾家庭，“三无”家庭中的各类学生和婴幼儿，个人不缴费，由市县区财政按照250元标准全额资助。

（3）低保户资助参保情况。陕北样本地区对农村低保户资助参保补贴水平与贫困户基本一致；城市低保人员、城市低保家庭中的各类学生和婴幼儿，个人缴纳125元，市县区财政共资助125元（见表9）。

表9　陕北样本地区不同类型城乡居民医保个人缴费标准

单位：元/（人·年）

缴费标准	建档立卡贫困户	特困人员	低保户
250	市县财政补贴200 个人缴纳50 脱贫后不享受健康扶贫政策的个人继续享受财政补贴	全额补贴	农村：市县财政补贴200 个人缴纳50 城市：市县财政补贴125 个人缴纳125

3. 保障水平

（1）住院费用保障水平。一是按制度类型分层次保障水平。陕北样本地区基本医疗保险的人均补偿额为4415.39元，占总费用的59.68%；大病保险人均补偿额为570.38元，占总费用的7.7%；医疗救助的人均补偿额为1359.96元，占总费用的18.38%；兜底补助人均补助11.22元，占总费用的0.15%（见表10）。二是按总费用分段保障水平。从不同费用档次分段看，随着医疗费用的增加，陕北样本地区制度补偿金额与个人自费金额都随之增加，但是制度补偿金额与个人自费额在医疗总费用中的占比则随着医疗费用的增加而出现不同的变动，前者随着医疗费用的增加而变小，后者则与之相反。此外，制度补偿的三种主要类型中，基本医保的补偿额度占费用总额的比例与费用水平呈负相关关系；而大病保险补偿额度占总费用的比例与费用分段呈正相关关系，随着总医疗费用的上升，大病保险补偿比例相应升高，基本医保的补偿比例则相应降低；医疗救助的补偿额度与费用档次分

表 10　陕北样本地区按制度类型分层次保障水平

项目		陕北样本地区	
		人均金额(元)	比例(%)
制度补偿	合计	6356.95	85.93
	基本医保	4415.39	59.68
	大病保险	570.38	7.7
	医疗救助	1359.96	18.38
	兜底补助	11.22	0.15
个人自费		1041.30	14.07
医疗总费用		7398.25	100

段呈正相关关系，但医疗救助额度占比总体上则随着医疗费用的上升而下降。具体见表 11。三是按患者类别分组保障水平。以陕北样本地区为例，接受重特大疾病医疗保险与救助制度受益者中，农村居民人均医疗费用为 7468.18 元，基本医疗保险人均补偿金额为 4493.51 元，占总费用的比例为 60.25%；大病保险人均补偿金额为 564.43 元，占总费用的比例为 7.57%；医疗救助人均补偿金额为 1358.45 元，占总费用的比例为 18.21%。经基本医疗保险、大病保险和医疗救助补偿后，人均自付金额为 1041.69 元，自付比例为 13.97%（见图 1）。城镇居民人均医疗费用为 9275.74 元，基本医疗保险人均补偿金额为 5020.4 元，占总费用的比例为 54.13%；大病保险人均补偿金额为 685.15 元，占总费用的比例为 7.39%；医疗救助人均补偿金额为 2261.45 元，占总费用的比例为 24.38%。经基本医疗保险、大病保险和医疗救助补偿后，人均自付金额为 1307.11 元，自付比例为 14.09%（见图 2）。四是重特大疾病分病种保障水平。对重特大疾病医疗保险和救助制度的补偿数据明细的分析结果显示，按常见重特大疾病住院费用排序发现，总费用最高的疾病为主动脉瓣疾病，其次为肝衰竭和 IgA 肾病，具体见表 12。在制度补偿水平方面，补偿比例最高的病种为中风，人均补偿金额为 11696.99 元，占总费用的比例为 94.11%。补偿比例最低的病种依次为急性心肌梗死、IgA 肾病与慢性肾炎综合征，其中，急性心肌梗死人均补偿金额为 19162.71 元，补偿比例为 50.54%，平均自付金额为 18750.48 元，自付比例为 49.46%；IgA 肾病人均补偿金额为 20116.09 元，补偿比例为 51.93%，平均自付费用 18619.56 元，自

表 11　陕北样本地区按总费用分段保障水平

费用分段	总费用（元）	制度补偿		基本医保		大病保险		医疗救助		个人自费	
		金额（元）	比例（%）	金额（元）	比例（%）	金额（元）	比例（%）	金额（元）	比例（%）	金额（元）	比例（%）
0.5 万元以下	2796.17	2489.81	89.04	1929.77	69.01	31.90	1.14	528.14	18.89	304.05	10.87
0.5 万～1 万元	6951.62	6127.23	88.14	4524.50	65.09	232.94	3.35	1369.79	19.70	819.05	11.78
1 万～5 万元	18455.52	15608.21	84.57	10159.63	55.05	1860.39	10.08	3588.19	19.44	2833.08	15.35
5 万～10 万元	67087.51	55906.64	83.33	35303.80	52.62	10694.29	15.94	9908.55	14.77	11027.96	16.44
10 万～20 万元	127184.95	99727.08	78.41	58939.40	46.34	24678.57	19.40	16109.11	12.67	26355.01	20.72
20 万元以上	367361.30	235860.5	64.20	112221.10	30.55	100646.81	27.40	22992.59	6.26	124759.54	33.96
总体	7398.25	6356.95	85.93	4415.39	59.68	570.38	7.71	1359.96	18.38	1041.30	14.07

注：兜底补助分段数据缺失。

付比例为48.07%；慢性肾炎综合征人均补偿金额为12293.91元，补偿比例为61.83%，平均自付费用7590.56元，自付比例为38.17%。

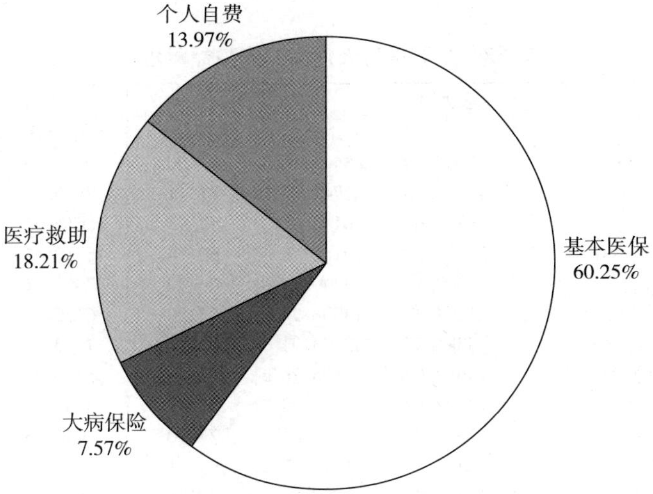

图1　陕北样本地区农村居民保障水平

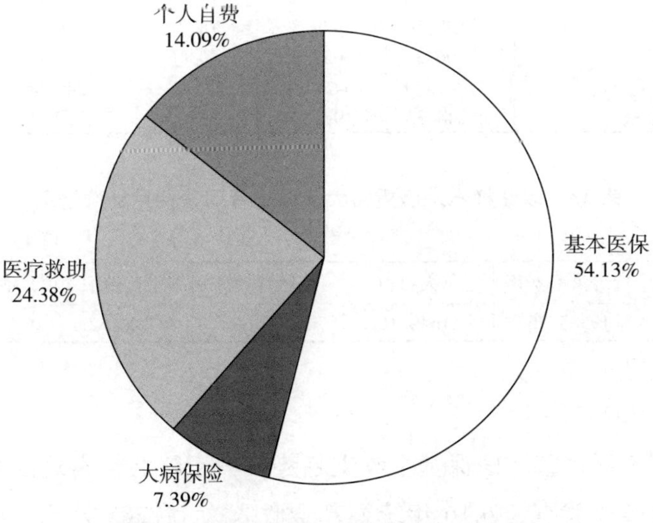

图2　陕北样本地区城镇居民保障水平

（2）门诊费用保障水平。调查数据显示，陕北样本地区门诊费用补偿比例较低，调查对象年均门诊家庭费用为19905.76元，其中自付费用为11640.16元，门诊补偿费用为8265.60元，门诊费用补偿比例平均值为

41.52%，具体见表13。门诊慢性病购药是家庭门诊自付费用中的最主要开支项目，占家庭自付总费用的47.30%。

表12　主要重特大疾病分病种保障水平

病种	总费用（元）	制度补偿		个人自费	
		费用（元）	比例（%）	费用（元）	比例（%）
主动脉瓣疾病	109268.90	88506.96	81.00	20761.95	19.00
肝衰竭	41599.70	33743.35	81.11	7856.35	18.89
IgA肾病	38735.66	20116.09	51.93	18619.56	48.07
急性心肌梗死	37913.20	19162.71	50.54	18750.48	49.46
白血病	30300.18	23240.77	76.70	7059.41	23.30
心肌梗死	21264.27	14308.24	67.29	6956.03	32.71
慢性肾炎综合征	19884.47	12293.91	61.83	7590.56	38.17
恶性肿瘤	19652.03	14405.76	73.30	5246.27	26.70
冠心病	14477.09	10711.23	73.99	3765.86	26.01
脑出血	12920.23	9974.65	77.20	2945.58	22.80
中风	12428.67	11696.99	94.11	731.67	5.89
肝硬化	11392.99	8807.37	77.31	2585.62	22.69
肾病综合征	10491.73	7977.99	76.04	2513.75	23.96
糖尿病	9503.48	7517.63	79.10	1985.85	20.90
脑梗死	7595.56	5979.32	78.72	1616.24	21.28
心脏病	7506.32	6054.70	80.66	1451.62	19.34
类风湿关节炎	7002.19	5460.54	77.98	1541.66	22.02
风湿病	6244.35	4973.74	79.65	1270.60	20.35

表13　陕北样本地区重特大疾病患者门诊费用补偿情况

单位：元，%

	门诊家庭费用	个人自付	门诊补偿	补偿比例平均值	补偿比例中位数
陕北样本地区	19905.76	11640.16	8265.60	41.52	45.79

4. 基金可持续性

（1）城乡居民基本医保基金收支趋势。关于陕北样本地区城乡居民基本医保基金收支状况，2016年统筹基金收入为112385万元，年度补偿总额为94240万元，2017年统筹基金收入为117580万元，年度补偿总额为112618万元，2018年统筹基金收入为130217万元，年度补偿总额为128328万元，2019年统筹基金收入为184024万元，年度补偿总额为145139万元（见图3）。利用指数法对基金结余进行拟合分析，可以发现，陕北样本地区城乡居民基本医保基金总体效益较好，并有继续增加向好的趋势。

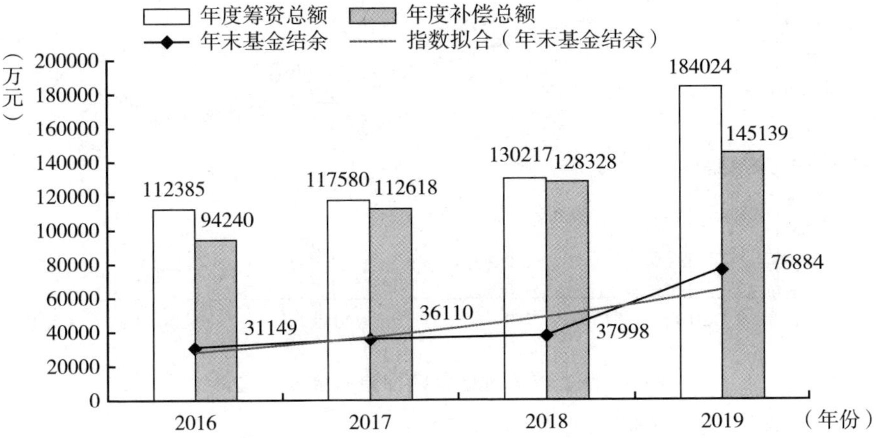

图3　陕北样本地区城乡居民医保基金收支趋势

（2）大病保险基金收支趋势。关于陕北样本地区大病保险基金收支状况，2016 年统筹基金收入为 15803 万元，年度补偿总额为 7750 万元，2017 年度补偿总额为 7553 万元，2018 年度补偿总额为 8775 万元，2019 年统筹基金收入为 4359 万元，年度补偿总额为 9328 万元（见图 4）。利用线性模型对基金结余进行拟合分析，可以发现，近四年陕北样本地区大病保险基金总体效益较好，但是总体结余有减少的趋势。

（3）医疗救助资金收支趋势。关于陕北样本地区医疗救助资金收支状况，2016 年医疗救助资金拨款为 14542.93 万元，年度救助资金支出为 12531.72 万元，2017 年医疗救助资金的拨款和支出分别为 12489.00 万元和 14587.74 万元，2018 年的拨款和支出分别为 15738.00 万元和 16732.79 万元，2019 年的拨款和支出分别为 13860.00 万元和 13694.42 万元（见图 5）。利用多项式模型对资金结余进行拟合分析，可以发现，近四年陕北样本地区医疗救助资金年度结余先降后升，并在 2019 年恢复“略有结余”状态。

5. 制度认知与服务利用

（1）制度认知。从获知自己家庭成员有重特大疾病和医疗救助制度保

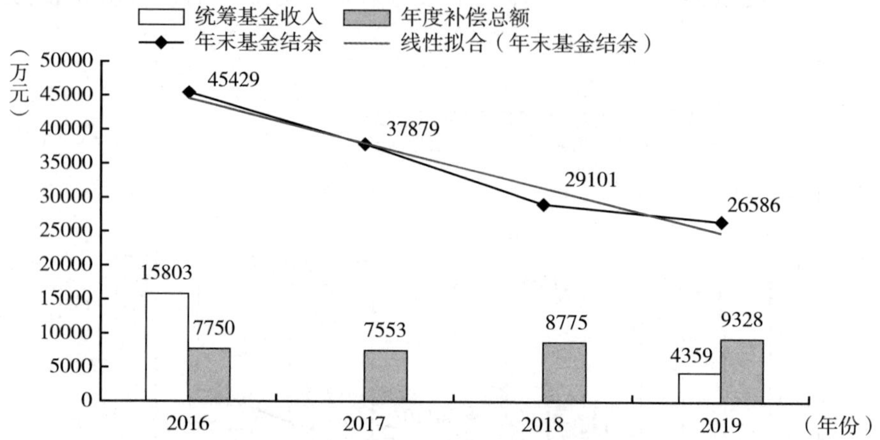

图4　陕北样本地区大病保险基金收支趋势

注：2017 年、2018 年统筹基金收入数据缺失。

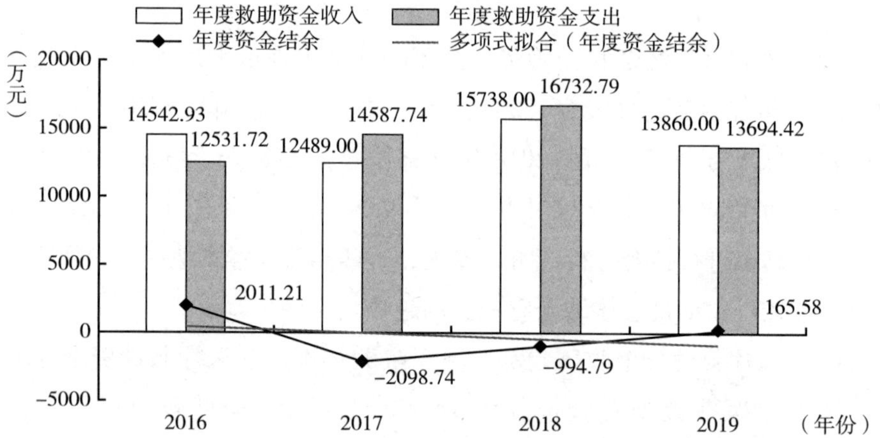

图5　陕北样本地区医疗救助资金收支趋势

障资格的途径分析中，可以发现：村/社区中宣传获知是最主要信息来源，约占 50.10%，其次，住院病友告知这种方式也是获知的重要途径，约占 22.40%，网络、电视等媒体未能充分发挥其作用，只占获知途径的 1.20%（见图 6）。

（2）制度保障满意度。采取李克特五分量表的形式，对重特大疾病医

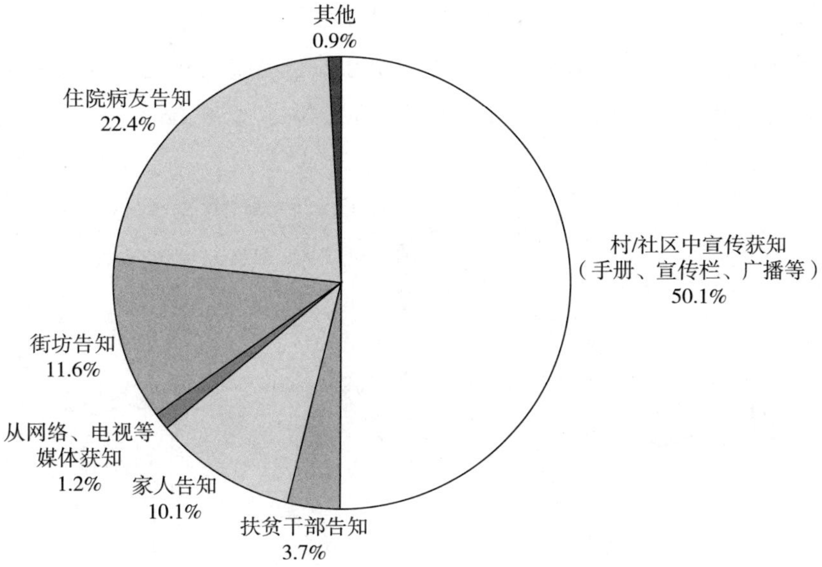

图6　陕北样本地区重特大疾病医疗保险和救助制度保障资格信息获知途径

疗保险与救助制度受益者进行满意度调查，结果显示，陕北样本地区被调查对象对大病保险保障水平满意度最高，达到4.18分，其次是医疗救助，满意度达到4.12分，满意度最低的是基本医疗保险保障水平，为4.06分，这可能与不同制度对重特大疾病患者补偿的绝对值有关。具体见图7。

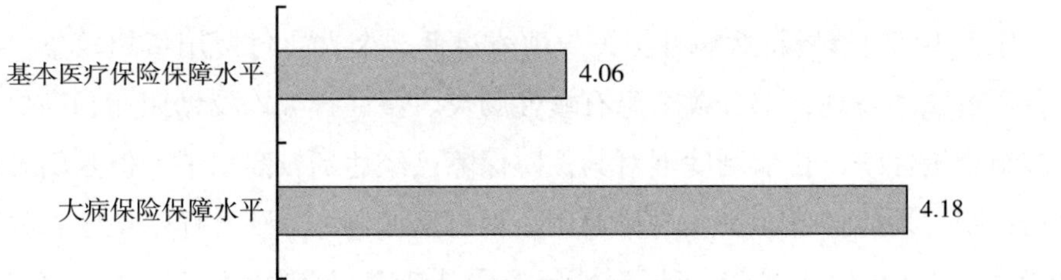

图7　陕北样本地区受益对象的制度保障满意度

（3）就诊的主要医疗机构类型。分析陕北样本地区重特大疾病患者最常去的医疗机构类型，结果显示，卫生院和综合医院为陕北样本地区重特大疾病患者最常去的机构，所占比例分别为42.54%与38.06%。具体见图8。

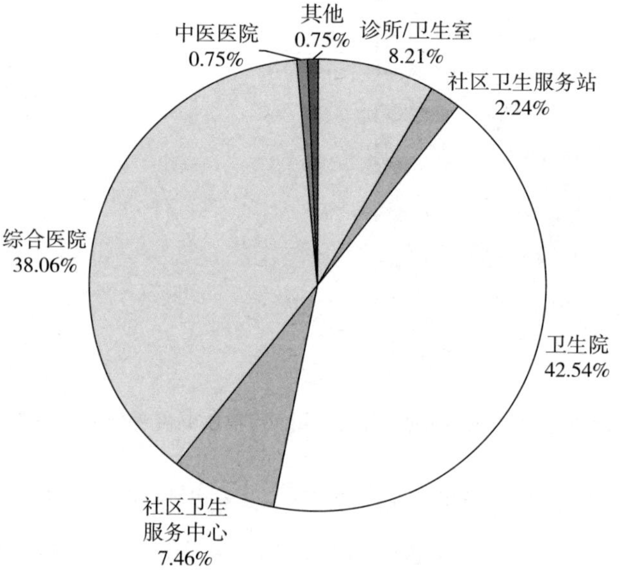

图8　陕北样本地区重特大疾病患者最常去的医疗机构类型

6. 典型案例分析

案例1：门诊慢特病病种报销封顶线过低，个人自付费用负担较重。实际调研过程中发现，部分群众患有慢性肠炎、慢性肾炎以及糖尿病和高血压等多组合慢性病，目前制度下对其住院保障已经达到较高水平，但是门诊部分的报销封顶线过低，个人自付费用负担过重。例如，陕北样本地区农村居民梁某于2019年11月25日因慢性肠炎住进延安大学附属医院，12月20日出院。此次住院总费用为18429.11元，基本医疗保险报销9829.18元，大病保险报销3440.22元，补充保险报销4974.47元，医疗救助结算185.24元，个人实际自付基本为零。但是，梁某反映出院后的药品费用成为巨大负担，甚至导致放弃治疗："住院报销后，基本上花不了什么钱，但是我一年吃药就将近6000多块钱，门诊报销和救助的钱根本不够，我本身属于贫困户，一年下来光吃药就有点扛不住。”

案例2：异地就医尚未实现一站式结算，报销程序复杂。陕北样本地区农村居民魏某浩因慢性肾脏病于2019年3月20日住进西安交通大学医学院第一附属医院，3月27日出院，该次住院总费用为12182.01元，其中基本医疗保险报销4624.29元，大病救助2372元，补充医疗救助494.07元，医疗救助为0元，实际自付为4691.65元，实际自付比例为38.51%，未享受医疗救助政策。同年11月22日，魏某浩再次住进西安交通大学医学院第一附属医院，12月4日出院，该次住院总费用为329624.95元，其中基本医疗保险报销70147.72元，大病救助45490.75元，补充医疗救助2218.86元，医疗救助为0元，实际自付为211767.62元，实际自付比例为64.25%，未享受医疗救助政策。两次住院虽然均经基本医保、大病保险、补充医保报销，但是个人实际自付金额仍较大，使患者家庭承受了巨大的经济压力，其家庭经济状况恶化。

根据陕北样本地区医保政策，住院医疗救助实行定点医疗机构“一站式”结算，但该患者就医地点为西安市，市外就医医疗救助无法进行一站式结算，该患者若符合医疗救助政策条件并计划享受医疗救助待遇，只能进行医后救助申请。但是经调研发现，大部分建档立卡贫困户对医疗救助政策并不熟悉。若该家庭接受医后医疗救助，根据政策规定，该家庭年度累计可以相应减少3万元的医疗开支，缓解了家庭经济压力。

（二）关中样本地区重特大疾病医疗保险和救助制度现状

2019年度，关中样本地区城镇职工医疗保险参保人数为53.38万人，享受住院医保待遇人次为15.01万人次，统筹基金支付8.83亿元，政策范围内报销比例为87.25%。城乡居民医疗保险参保人数为36.86万人，享受住院医保待遇人次为5.84万人次，基金支付1.95亿元，政策范围内报销比例为66.88%。新型农村合作医疗参合人数为262.11万人，参合率为98.98%，享受合疗补助人次为472.28万人次，基金支付19.89亿元，政策范围内报销比例为78%。

1. 补偿标准政策衔接

（1）城乡居民医疗保险。经过近十年的城乡居民医保整合建设，现已完全实现住院补偿待遇衔接。在住院补偿待遇方面：一是起付线。城乡居民在市行政区域内定点医疗机构住院起付标准为：一级医疗机构 400 元（包括乡镇卫生院、社区卫生服务中心等），二级医疗机构 800 元，三级医疗机构 2000 元；对于建档立卡贫困人口，免除县域内公立协议医疗机构住院押金。具体见表 14。二是补偿比例。参保人员在市行政区域内定点医疗机构住院，基金补偿比例为：一级医疗机构 90%，二级综合医疗机构 75%，二级专科医疗机构 80%，三级医疗机构 55%；针对建档立卡贫困人口，提高其在二级以上医疗机构的住院报销比例，在同级医疗机构报销比例的基础上提高 10 个百分点。具体见表 15。三是年度补偿限额。参保人员在一个待遇年度内基本医疗保险基金累计补偿不超过 13 万元。

表 14　关中样本地区城乡居民基本医疗保险住院起付标准

单位：元

	普通居民	建档立卡贫困户
一级医院	400	400
二级医院	800	800
三级医院	2000	免交押金

表 15　关中样本地区城乡居民基本医疗保险住院补偿比例

单位：%

	普通居民	建档立卡贫困户
一级医院	90	90
二级医院	综合医院 75 专科医院 80	综合医院 85 专科医院 90
三级医院	55	65

在门诊补偿待遇方面：一是普通门诊补偿待遇。参保城乡居民在本市医保定点的乡镇卫生院、社区卫生服务中心（站）、村卫生室、高校内设卫生室（所）发生的符合规定的门诊医疗费用实行门诊统筹，统筹基金支付不设起付线。基金补偿比例为镇卫生院、社区卫生服务中心 50%；村卫生室、

社区卫生服务站、院校内部单独设置的卫生室（所）60%。同时，对普通门诊统筹基金支付实行限额管理，镇卫生院、社区卫生服务中心每日（每次）支付限额为50元；村卫生室、社区卫生服务站、高校卫生室（所）每日（每次）支付限额为30元；一个待遇年度内，基本医疗保险基金年累计支付限额为每人每年80元。对于建档立卡贫困人口，免除门诊统筹中一般诊疗费，由城乡居民基本医疗保险全额报销，取消个人负担部分。二是门诊慢特病补偿待遇。城乡居民门诊慢特病基金支付费用从城乡居民基本医疗保险基金列支，不设起付线，按比例报销，与城乡居民住院基金支付费用累加计算，一并纳入城乡居民基本医疗保险基金年最高补偿限额（13万元）管理。脱贫攻坚期内，建档立卡贫困人口门诊慢特病年最高补偿限额提高20%。关中样本地区对32种纳入城乡居民门诊慢特病保障范围的疾病补偿比例做出具体规定，基金支付限额以下部分，由城乡居民基本医疗保险基金按70%予以支付。

（2）城乡居民人病医疗保险。城乡居民大病医疗保险报销起付线为0.8万元，年度个人累计报销补助封顶线为30万元；对于参保人员一个年度内多次住院的，在大病医疗保险报销时，只负担一次起付线，大病医疗保险报销后剩余部分不再累计计算。大病医疗保险报销区间分为三段；针对参保的建档立卡贫困人口、农村特困人员、农村低保对象、民政部门认定的参保城镇特困人员、城镇低保对象、城乡低收入救助对象，大病医疗保险起付线统一调整为5000元，取消建档立卡贫困人口大病医疗保险封顶线，报销比例在报销区间的每段内比普通居民提高5个百分点。具体见表16。

表16　关中样本地区大病医疗保险待遇保障水平

类型	起付线	封顶线	报销比例
普通居民	8000元	30万元	0.8万~3万元为60% 3万~10万元为70% 10万元以上为75%
贫困人口	5000元	建档立卡贫困人口无封顶线	每段内比普通居民提高5个百分点

（3）城镇职工医疗保险。一是起付线。城镇职工在本市统筹区域内住院的，单次住院起付标准为：一级及以下医疗机构300元、二级医疗机构600元、三级医疗机构1500元；城镇职工经批准在本市统筹区域外转诊住院的，单次住院起付标准为1800元。二是住院报销比例。城镇职工在本市统筹区域内住院的，基金报销比例为：一级及以下医疗机构92%、二级医疗机构90%、三级医疗机构85%；城镇职工经批准在本市统筹区域外转诊住院的，基金报销比例为83%。具体见表17。退休职工住院的，基金报销比例在以上规定的基础上提高2个百分点。三是支付限额。在关中样本地区实行城镇职工基本医疗保险生育保险市级统筹后，城镇职工基本医疗保险住院最高支付限额由2.4万元提高到13万元。

表17　关中样本地区城镇职工医疗保险住院待遇补偿标准

<table>
<tr><th rowspan="2">地区</th><th colspan="3">起付标准(元)</th><th colspan="3">报销比例(%)</th><th rowspan="2">最高支付限额（万元）</th></tr>
<tr><th>一级医院</th><th>二级医院</th><th>三级医院</th><th>一级医院</th><th>二级医院</th><th>三级医院</th></tr>
<tr><td>市内</td><td>300</td><td>600</td><td>1500</td><td>92</td><td>90</td><td>85</td><td rowspan="2">13</td></tr>
<tr><td>异地</td><td colspan="3">1800</td><td colspan="3">83</td></tr>
</table>

（4）城镇职工大额医疗补助保险。城镇职工大额医疗补助保险按每人每月8元计征，其中用人单位缴纳5元，职工及退休人员个人缴纳3元。参加大额医疗补助保险后，单次或一个保险年度内住院医疗费用累计超过城镇职工基本医疗保险基金年最高支付限额13万元以上的合规医疗费用，由职工大额医疗补助保险支付90%。大额医疗补助保险支付后，个人年负担累计仍超过1万元的合规医疗费用，大病互助基金在次年第一季度内再次按比例予以支付。具体见表18。年度城镇职工基本医疗保险和大病互助基金支付封顶线为30万元。

表18　关中样本地区城镇职工大病互助基金补偿标准

自付费用分段	补偿比例(%)
10000～50000元	60
50000～100000元	70
100000元以上	90

（5）城乡医疗救助。在门诊救助方面：一是普通门诊救助。医疗救助对象因日常门诊产生的费用经基本医疗保险报销后，对特困供养人员年度累计个人自付费用给予全额救助；对最低生活保障救助对象年度累计个人自付费用800元以上的部分，按50%的比例给予救助，救助封顶线为200元。二是重特大疾病门诊救助。针对救助对象门诊特殊慢性病诊疗费用，经基本医疗保险报销后，对特困供养人员年度累计政策范围内的个人自付费用，按100%比例给予救助；对最低生活保障对象年度累计政策范围内的个人自付费用，按50%比例给予救助，救助封顶线为2000元。

在住院救助方面：一是基本医疗住院救助。针对救助对象单次住院的医疗费用，在经基本医疗保险支付后，政策范围内个人自付部分低于本市大病保险起付线的，按以下比例报销：农村特困人员（五保）的剩余费用按100%比例给予救助；农村最低生活保障政策范围内人员，其剩余费用按70%比例给予救助，年度累计救助封顶线为1.5万元；农村低收入救助对象、农村特定救助对象、其他建档立卡贫困对象、医疗救助政策范围内人员，其剩余费用按50%比例给予救助，年度累计救助封顶线为1.2万元。二是重特大疾病住院救助。针对患重特大疾病的救助对象，当其单次住院医疗费用经基本医疗保险支付后，政策范围内个人自付部分高于本市大病保险起付线的，经大病医疗保险、贫困大病医疗补充保险支付后，按以下比例报销：对于农村“五保”、城市“三无”人员，其剩余费用按100%比例给予救助；对于城乡低保对象，其政策范围内费用按70%比例给予救助，年度累计救助封顶线为3万元；对于城乡低收入对象、其他建档立卡贫困对象、特定救助对象，其政策范围内费用按50%比例给予救助，年度累计救助封顶线为2万元；对于因病致贫救助对象，其个人自付费用6000元以上部分救助30%，年度累计救助封顶线为1.5万元。

2. 保障对象衔接

（1）贫困户参保补贴。关中样本地区城乡居民医疗保险个人缴费标准为每人每年250元。农村建档立卡贫困人口参保补贴为150元，其中，省级财政补助45元、市级财政补助45元、县级财政补助60元，个人缴纳100元。关中样本地区参保资助补贴对象为：2016年已脱贫和年末未脱贫建档立卡贫困人口；2017~2020年新增贫困人口、返贫人口；稳定脱贫户不列入补贴范围。

（2）特困人员资助参保情况。城市“三无”、农村“五保”等特困人员，其参加城乡居民医保的个人缴费部分由医疗救助资金全额资助。

（3）低保户资助参保情况。对最低生活保障对象、优抚对象及计划生育家庭成员在参加城乡居民医保时的个人缴费部分实行定额资助，资助资金由相关部门根据缴费凭证及相关资料按原渠道发放。具体见表19。

表19　关中样本地区不同类型城乡居民医保个人缴费标准

单位：元/（人·年）

缴费标准	建档立卡贫困户	特困人员	低保户
250	省级财政补助45 市级财政补助45 县级财政补助60 个人缴纳100 稳定脱贫户不列入补贴范围	全额补贴	实行定额资助

3. 保障水平

（1）住院费用保障水平。一是按制度类型分层次保障水平。关中样本地区基本医保制度的补偿最多，人均补偿金额为3831.12元，占总费用的56.14%；其次是医疗救助的制度补偿，人均补偿金额为871.25元，占总费用的12.77%；人均补偿金额最少的是大病保险，仅有184.58元，占比仅为2.70%。具体见表20。二是按总费用分段保障水平。随着医疗费用的增加，关中样本地区医疗制度补偿额度与个人自费额度相应增加，这一点与陕北样本地区相同，但是不同医疗费用分段下，制度补偿额度与自费额度占总费用的比例所发生的变化，两市则存在差异。除去费用在20万元以上的分段时，随着总费用的上升，制度补偿额度的费用占比在逐渐上升，个人自费额度的费用占比在逐渐降低。具体地，制度补偿额度在0.5万元以下费用区间的占比为70.50%，在10万～20万元区间的上升为77.07%；个人自费额度在0.5万元以下费用区间的占比为29.50%，在10万～20万元区间的下降为22.93%。这一变化关系与陕北样本地区相反。制度补偿的三种主要类型，基本医保、大病保险以及医疗救助，各自的补偿额度在总费用中的占比变化与费用分段的关系总体上与陕北样本地区相同。基本医保与医疗救助的补偿额度在总费用中的占比随着费用的增加，总体呈下降趋势；大病保险补偿额度在总费用中的占比则随着医疗费用的增加，总体呈上升趋势。具体的，当医疗费用从0.5万元以下增加至20万元以上时，大病保险补偿额度在总费用中的占比从0.19%增加至20.24%。具体见表21。

表20 关中样本地区按制度类型分层次保障水平

项目		关中样本地区	
		人均金额(元)	比例(%)
制度补偿	合计	4886.95	71.61
	基本医保	3831.12	56.14
	大病保险	184.58	2.70
	医疗救助	871.25	12.77
	兜底补助	—	—
个人自费		1937.33	28.39
医疗总费用		6824.28	100

（2）门诊费用保障水平。调查数据显示，关中样本地区门诊补偿比例较低，调查对象年均门诊家庭费用为12194.99元，其中个人自付费用为7017.26元，门诊补偿为5177.73元，门诊费用补偿比例平均值为29.79%，补偿比例中位数仅为16.67%。具体见表22。

表 21　关中样本地区按总费用分段保障水平

费用分段	总费用（元）	制度补偿		基本医保		大病保险		医疗救助		个人自费	
		金额(元)	比例(%)	金额(元)	比例(%)	金额(元)	比例(%)	金额(元)	比例(%)	金额(元)	比例(%)
0. 5 万元以下	3113. 9	2195. 3	70. 50	1800. 8	57. 83	5. 8	0. 19	388. 7	12. 48	918. 6	29. 50
0. 5 万 ~1 万元	6844. 7	4896. 8	71. 54	3929. 2	57. 40	49. 2	0. 72	918. 4	13. 42	1948	28. 46
1 万 ~5 万元	17765. 7	12798. 24	72. 04	9827. 7	55. 32	708. 14	3. 99	2262. 4	12. 73	4967. 4	27. 96
5 万 ~10 万元	66683. 1	48481. 6	72. 70	32675. 4	49. 00	8178. 0	12. 26	7628. 2	11. 44	18201. 5	27. 30
10 万 ~20 万元	135994. 0	104809	77. 07	68783. 1	50. 58	21481. 9	15. 80	14544. 0	10. 69	31185. 0	22. 93
20 万元以上	229259. 6	162159. 8	70. 73	97315. 7	42. 45	46409. 4	20. 24	18434. 7	8. 04	67099. 7	29. 27
总体	6824. 3	4886. 9	71. 61	3831. 1	56. 14	184. 6	2. 70	871. 3	12. 77	1937. 3	28. 39

表 22　关中样本地区重特大疾病患者门诊费用保障水平

单位：元，%

	门诊家庭费用	个人自付	门诊补偿	补偿比例平均值	补偿比例中位数
关中样本地区	12194.99	7017.26	5177.73	29.79	16.67

4. 基金可持续性

（1）城乡居民基本医保基金收支趋势。关于关中样本地区城乡居民基本医保基金收支状况，2016 年统筹基金收入为 25313.58 万元，年度补偿总额为 24673.3 万元，2017 年统筹基金收入为 29435.49 万元，年度补偿总额为 29584.49 万元，2018 年统筹基金收入为 31424.52 万元，年度补偿总额为 33542.02 万元，2019 年统筹基金收入为 33958.64 万元，年度补偿总额为 33057.51 万元，利用线性模型对基金结余进行拟合分析，可以发现，关中样本地区城乡居民基本医保基金总体效益一般，总体上处于基金收支平衡，未能达到“略有结余”的状态。具体见图 9。

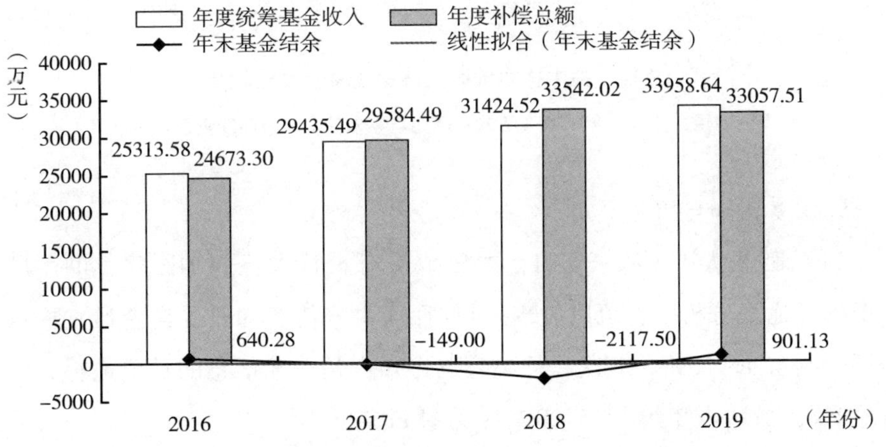

图 9　关中样本地区城乡居民医保基金收支趋势

（2）大病保险基金收支趋势。关于关中样本地区大病保险基金收支状况，2016 年统筹基金收入为 211 万元，年度补偿总额为 1671.41 万元，

2017 年统筹基金收入为 221 万元，年度补偿总额为 1391. 18 万元，2018 年统筹基金收入为 137 万元，年度补偿总额为 1592. 98 万元，2019 年统筹基金收入为 212 万元，年度补偿总额为 2114. 15 万元，利用指数法对基金结余进行拟合分析，可以发现，近四年关中样本地区大病保险基金总体运行良好，基金结余长期位于 1000 万元以上，并且总体结余逐年增加。具体见图 10。

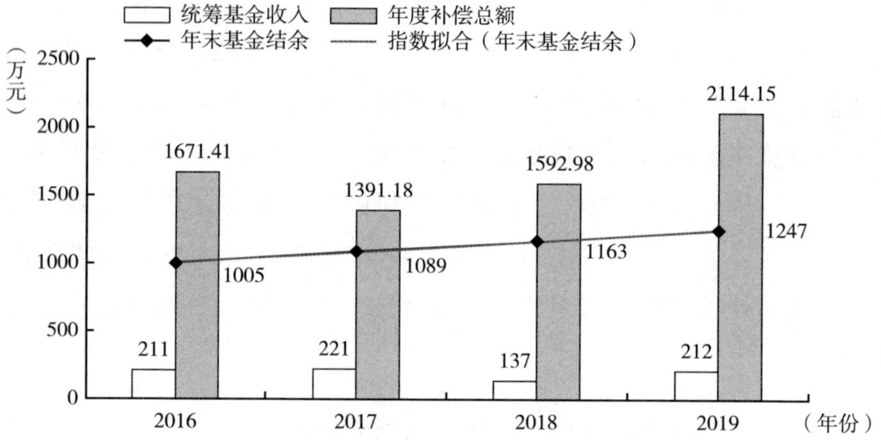

图 10　关中样本地区大病保险基金收支趋势

注：本图中指数拟合（年末基金结余）两线与年末基金结余曲线重合。

5. 制度认知与服务利用

（1）制度认知。从获知自己家庭成员有重特大疾病和医疗救助制度保障资格的途径分析中，可以发现：村/社区中宣传获知是受访者最主要信息来源，约占 41. 10%，其次，住院病友告知也是获知信息的重要途径，约占 21. 10%，街坊告知约占 15. 20%（见图 11）。

（2）制度保障满意度。关中样本地区被调查对象对三重保障补偿水平满意度排名与陕北样本地区存在较大差异，他们对医疗救助保障水平满意度最高，达到 4. 14 分，其次是大病保险，满意度达到 4. 09 分，满意度最低的是基本医疗保险保障水平，为 4. 04 分，同样地，我们推测，

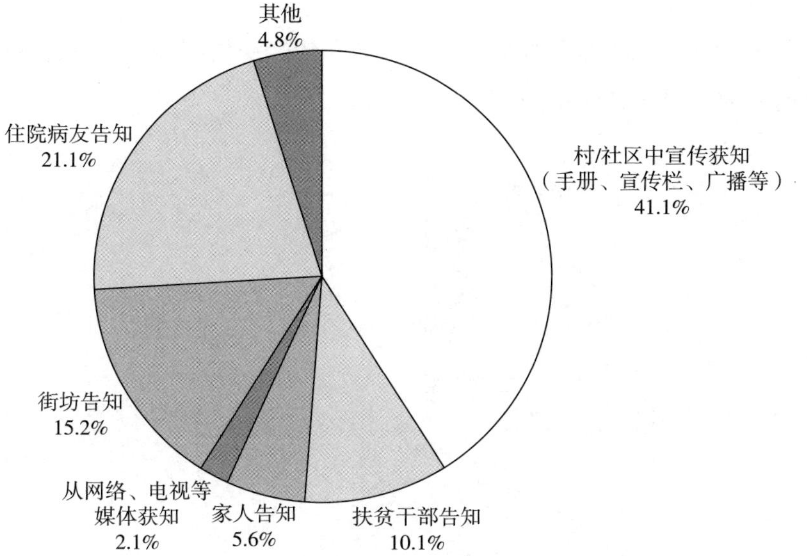

图 11　关中样本地区被调查对象医疗救助资格信息获知途径

调查结果与不同制度对重特大疾病患者补偿的绝对值有关。具体见图 12。

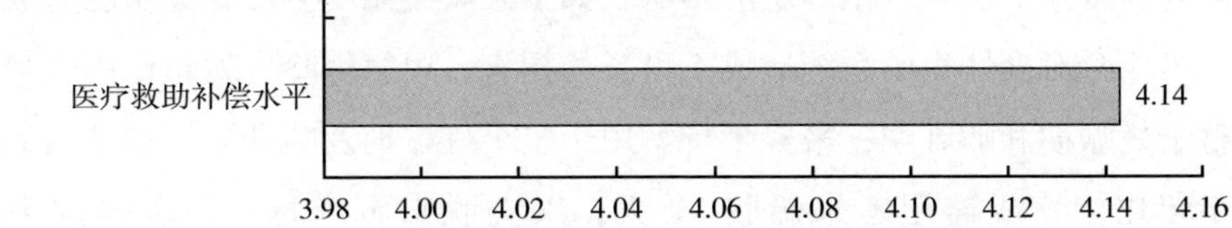

图 12　关中样本地区受益对象的制度保障满意度

（3）就诊的主要医疗机构类型。分析关中样本地区重特大疾病患者最常去的医疗机构类型，结果显示，社区诊所/卫生室和综合医院为最常去的医疗机构，所占比例分别为 36. 92% 与 29. 23% 。结合访谈分析，一般较重病情，患者直接前往综合医院，就近买药和较轻病情则选择去最近的医疗服务机构更为方便。具体见图 13。

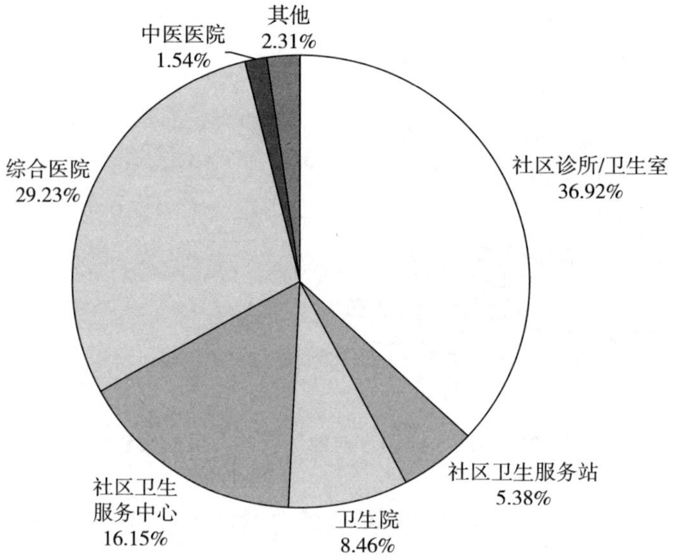

图 13　关中样本地区重特大疾病患者最常去的医疗机构类型

6. 典型案例分析

案例 1：部分病种用药不在合规目录内，实际报销比例较低。近年来，育龄期类风湿关节炎女性的生育需求越来越强烈，但是治疗类风湿关节炎的很多药物可能对胎儿产生一定的影响，如雷公藤类制剂会对卵巢功能造成影响，可能会对女性生殖系统造成不可逆的损害；甲氨蝶呤有致畸作用，禁用于整个妊娠期和哺乳期；来氟米特禁用于整个妊娠期及哺乳期，备孕前需停用半年以上，或连用考来烯胺 11 天，以洗脱来氟米特；非甾体抗炎药（NSAIDs）有消炎止痛作用，可改善关节肿痛症状，但禁用于妊娠期晚期。合规目录内用于治疗女性类风湿关节炎的药物均不能全程使用，而适合该患者群体全程使用的药品则不在合规目录内，这类患者群体若想获得合理的治疗方案必须要承担较高的经济负担。从自付比例看，类风湿关节炎等病种的经济负担较低，但实际上，实际用药一般为外国进口药或未进入目录的药品，经基本医保报销、大病报销、补充医保报销后，合规比例较低，按政策规定难以启用医疗救助，导致患者实际自付费用较高，进一步加剧家庭贫困程度。

案例 2：保障对象界定刻板，保障对象识别缺乏程序标准。牛某（非贫困户）于 2015 年前后患上淋巴瘤。2019 年自付药费 12279. 51 元，70% 的医疗救助金额为 8595. 66 元。经与其父访谈发现，自患病以来，整个家庭合计花费 140 万元左右，其中 30 万元由医保报销，家庭的经济状况非常困难，除患者父亲有微薄收入，其母亲要照顾患者，加上自身的疾病无法就业增加收入，患者姐姐正在就读大学亦无收入，整个家庭难以负担巨额医疗费用支出。由于患病期间牛某并非贫困户，同时因为家庭尚有一定收入来源，低保申请难以通过，而重特大疾病医疗保险和救助制度保障对象完全依赖民政部门对困难群众的界定，并不能完全反映患者是否面临灾难性卫生支出，部分面临医疗费用困难的群众被挡在制度保障之外，因此，制度对象识别需要进一步改善，应当建立起一套独立、科学的保障对象识别机制。

（三）陕南样本地区重特大疾病医疗保险和救助制度现状

2019 年度，陕南样本地区城镇职工医疗保险参保人数为 38. 77 万人，城乡居民医疗保险参保人数为 44. 10 万人，新型农村合作医疗保险参保人数为 293. 49 万人，参合率为 99. 81%。

1. 补偿标准政策衔接

（1）城乡居民医疗保险。经过近十年的城乡居民医保整合建设，现已完全实现住院补偿待遇衔接。在住院补偿待遇方面：一是起付线。对于普通居民，一级医院起付线为 200 元，二级综合医院起付线为 800 元，二级中医院、妇幼保健院、专科医院起付线为 700 元，三级医院（含三级特等）起付线为 2000 元；对于建档立卡贫困人口，免除一级医院起付线，二级医院起付线为 450 元，县级三级医院起付线为 550 元，市级及以上三级医院市内起付线为 800 元，市外起付线为 1200 元。具体见表 23。二是补偿比例。对于普通居民，一级医疗机构补偿90%，二级综合医院补偿75%，二级中医院、妇幼保健院、专科医院补偿80%，三级医疗机构补偿55%；对于建档立卡贫困人口，提高其在二级以上医疗机构住院的补偿比例，在同级医疗机构补偿比例的基础上提高10个百分点。具体见表24。三是年度补偿限额。参保人员在一个待遇年度内基本医疗保险基金累计补偿不超过15万元。

表23　陕南样本地区城乡居民基本医疗保险住院起付线

单位：元

	普通居民	建档立卡贫困户
一级医院	200	免除
二级医院	综合医院800 专科医院700	450
三级医院	2000	县级550 市内800 市外1200

表24　陕南样本地区城乡居民基本医疗保险住院补偿比例

单位：%

	普通居民	建档立卡贫困户
一级医院	90	90
二级医院	综合医院75 专科医院80	综合医院85 专科医院90
三级医院	55	65

在门诊补偿待遇方面：一是普通门诊补偿待遇。陕南样本地区按照每人每年80元标准从城乡居民医保基金中提取，纳入城乡居民基本医保门诊统筹账户管理。门诊费用报销不设起付线，实行年度定额报销管理，参保人年度基金支付限额为80元（户内不通用）。当年累计报销未达限额的，跨年不结转。普通门诊就诊范围为统筹区内二级及以下定点医疗机构、乡镇卫生院、社区卫生服务中心和符合条件的村卫生室、社区卫生服务站，由门诊病人选择就近就医。一个待遇年度内发生的门（急）诊医疗费用，在二级医

疗机构就诊的，个人自付70%，基金支付30%；在乡镇（社区）医疗机构就诊的，个人自付50%，基金支付50%；在村卫生室（社区卫生服务站）就诊的，个人自付40%，基金支付60%。此外，对于建档立卡贫困人口，免除县域内门诊统筹中的一般诊疗费。二是门诊慢特病补偿待遇。城乡居民基本医疗保险门诊慢特病同样实行分类管理。陕南样本地区将门诊慢特病分为三类（Ⅰ类病种5个、Ⅱ类病种22个、Ⅲ类病种5个），分别确定报销比例和报销限额。其中，第Ⅰ、Ⅱ类门诊慢特病起付线和报销比例参照同级别定点医疗机构住院标准执行，在病种限额内报销。第Ⅲ类病种不设起付线，报销比例为70%。建档立卡贫困人口封顶线提高20%。

（2）城乡居民大病保险。城乡居民大病医疗保险报销起付线为1万元，年度个人累计报销补助封顶线为30万元；大病医疗保险报销实行分段按比例报销。对于建档立卡贫困人口、未纳入农村建档立卡贫困人口、低保对象，起付线降低为3000元；对于城镇特困人员，起付线降低为5000元。对于各类贫困人口，各分段赔付比例在城乡居民大病保险赔付比例的基础上提高5个百分点；同时，取消建档立卡贫困人口大病保险封顶线。具体见表25。

表25　陕南样本地区大病保险待遇保障标准

地区	起付线	封顶线	报销比例
普通居民	10000元	30万元	1~3万元为60% 3~8万元为70% 8万元以上为80%
贫困人口	3000元	建档立卡贫困人口无封顶线	每段比普通居民提高5个百分点

（3）城镇职工医疗保险。自2018年起，陕南样本地区城镇职工医疗保险住院起付标准调整为：三级医疗机构2000元，二级医疗机构1000元，一级医疗机构500元，凡转市外医疗机构住院治疗的，起付标准提高20%，在一个参保年度内第二次住院的起付标准降低10%，多次住院的执行第二

次住院的起付标准。统筹基金年内最高支付限额为6万元（包括住院和门诊慢性病总额），在起付标准以上，最高支付限额以下的医疗费用主要由社会统筹医疗基金支付，但个人也要负担一定比例，社会统筹医疗基金的具体补偿比例为：在职人员，三级医疗机构90%，二级医疗机构92%，一级医疗机构94%；退休人员，三级医疗机构92%，二级医疗机构94%，一级医疗机构96%。陕南样本地区城镇职工医疗保险住院医疗待遇补偿标准具体见表26。

表26 陕南样本地区城镇职工医疗保险住院医疗待遇补偿标准

地区		起付标准(元)			补偿比例(%)			最高支付限额(万元)
		一级医院	二级医院	三级医院	一级医院	二级医院	三级医院	
市内	初次	500	1000	2000	94	92	90	6
	多次	450	900	1800				
异地	初次	600	1200	2400				
	多次	540	1080	2160				

（4）城镇职工大额医疗保险。陕南样本地区城镇职工大额医疗保险基金筹资标准为每人（含退休人员）每年200元，用人单位承担60%、个人承担40%；参保职工住院医疗费用报销超过基本医疗保险最高支付限额的，其超出部分医疗费进入大额医疗保险基金支付范围，但个人须承担6%的自付比例，报销限额为24万元（即报销6万元~30万元部分）。

（5）城乡医疗救助。在门诊救助方面：一是普通门诊救助。医疗救助对象因日常门诊产生的费用经基本医疗保险报销后，对特困供养人员年度累计个人自付费用给予全额救助；对最低生活保障救助对象年度累计个人自付费用按50%的比例给予救助，日常门诊每人每年不超过1000元。二是重特大疾病门诊救助。对特困供养人员医疗救助政策范围内的个人自费部分给予全额救助；对最低生活保障对象医疗救助政策范围内的个人自付费用在年度限额内按50%的比例给予救助，重特大疾病门诊救助每人每年不超过4000元；如果当年门诊救助金额已经超出年度封顶线，个人负担仍然较重的，可将门诊和住院医疗救助封顶线合并计算给予救助，但当年累计救助金额不得超过门诊与住院救助封顶线之和。

在住院救助方面，一是基本医疗住院救助。针对救助对象住院医疗费用，在经基本医疗保险支付后，政策范围内个人自付部分不超过大病保险起付线的，按以下标准给予救助：特困供养人员给予全额救助；最低生活保障对象按照70%的比例救助，年度累计封顶线不超过2万元；低收入救助对象、特定救助对象按50%的比例救助，封顶线不超过1.5万元。二是重特大疾病住院救助。重特大疾病救助对象单次住院医疗费用经基本医疗保险支付后，政策范围内个人自付部分超过城乡居民大病保险起付线的，经城乡居民大病保险报销后，按以下标准予以救助：特困供养人员给予全额救助；最低生活保障对象按70%的比例给予救助，年度累计救助封顶线不超过4万元；低收入救助对象、特定救助对象按50%的比例给予救助，封顶线不超过2.5万元；因病致贫对象按照30%的比例救助，封顶线不超过2万元。基本医疗和重特大疾病住院救助金额达到封顶线后，自付医疗费用超过1万元的，再按照超过部分的35%给予救助，救助总额不超过1万元。救助对象年度内多次住院，经基本医疗保险报销后，个人自付合规费用累计符合城乡居民大病保险，经大病保险报销后申请医疗救助的，要扣除当年基本医疗住院救助在先前已救助的金额后，再给予救助。

2. 保障对象衔接

（1）贫困户资助参保情况。陕南样本地区城乡居民医疗保险个人缴费标准为每人每年250元，农村建档立卡贫困人口按照每人150元的标准给予定额补贴，个人缴纳100元。参保资助对象范围为2016年以来的农村建档立卡贫困人口。

（2）特困人员资助参保情况。对于特困供养人员（农村“五保”对象和城市“三无”人员）、计划生育特殊困难家庭（失独家庭和伤残家庭），政府按照每人250元的标准给予全额补贴，参保人员个人不缴费。

（3）低保户资助参保情况。农村最低生活保障对象A档，城市低保中的

"三无"人员，政府按照每人 125 元的标准给予补贴，个人缴纳 125 元。具体见表 27。

表 27　陕南样本地区不同类型城乡居民医保个人缴费标准

单位：元/（人·年）

地区	缴费标准	建档立卡贫困户	特困人员	低保户
陕南样本地区	250	财政补贴 150 个人缴纳 100	全额补贴	财政补贴 125 个人缴纳 125

3. 基金可持续性

（1）城乡居民基本医保基金收支趋势。关于陕南样本地区城乡居民基本医保基金收支状况，2016 年统筹基金收入为 161848.80 万元，年度补偿总额为 147836.45 万元，2017 年统筹基金收入为 186987.23 万元，年度补偿总额为 170180.01 万元，2018 年统筹基金收入为 205397.18 万元，年度补偿总额为 199653.31 万元，2019 年统筹基金收入为 215988.57 万元，年度补偿总额为 214991.43 万元，利用指数法对基金结余进行拟合分析，可以发现，陕南样本地区城乡居民基本医保基金总体效益较好，基金结余有继续增加向好的趋势。具体见图 14。

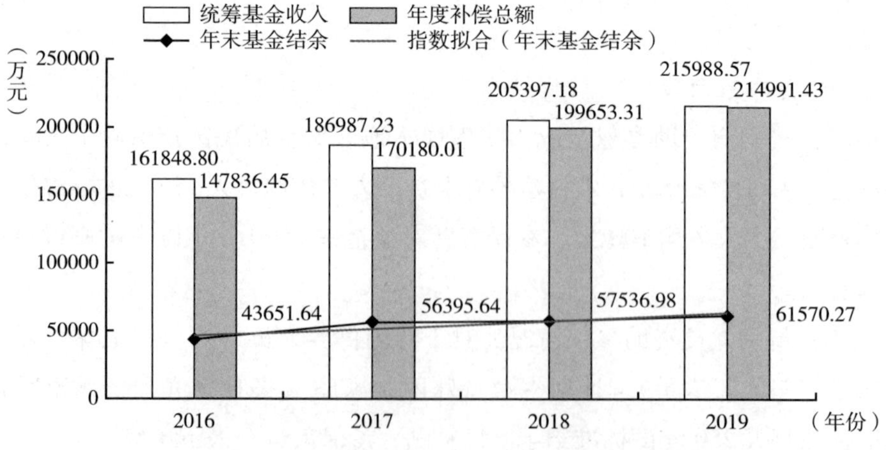

图 14　陕南样本地区城乡居民医保基金收支趋势

（2）大病保险基金收支趋势。对于陕南样本地区大病保险基金收支状况，2016 年统筹基金收入为 6904. 16 万元，年度补偿总额为 7406. 52 万元，2017 年统筹基金收入为 6967. 07 万元，年度补偿总额为 8857. 15 万元，2018 年统筹基金收入为 6906. 71 万元，年度补偿总额为 10763. 79 万元，2019 年统筹基金收入为 6897. 03 万元，年度补偿总额为 11578. 18 万元，利用线性模型对基金结余进行拟合分析，可以发现，近四年陕南样本地区大病保险基金结余长期亏损。具体见图 15。

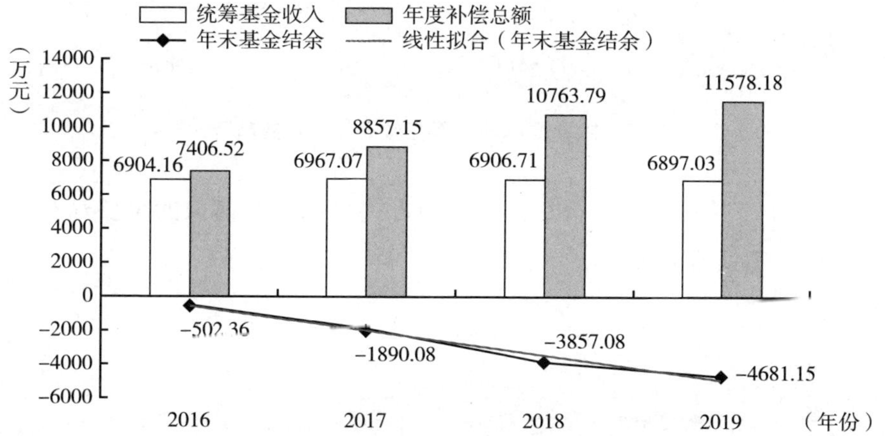

图 15　陕南样本地区大病保险基金收支趋势

（3）医疗救助资金收支趋势。关于陕南样本地区医疗救助资金收支状况，2016 年医疗救助资金拨款为 7928 万元，年度救助资金支出为 12865. 8 万元，2017 年的拨款与支出分别为 8860 万元和 12409. 3 万元，2018 年的拨款与支出分别为 12518 万元和 17677. 82 万元，2019 年的拨款与支出分别为 17711 万元和 20011. 36 万元。利用线性模型对基金结余进行拟合分析，可以发现，近四年陕南样本地区医疗救助资金长期处于入不敷出的状态，但总体趋势来看，结余亏损金额在波动中收窄。具体见图 16。

4. 制度认知与服务利用

（1）制度认知。从获知自己家庭成员有重特大疾病和医疗救助制度保障资格的途径分析中，可以发现：村/社区中宣传获知是最主要信息来源，

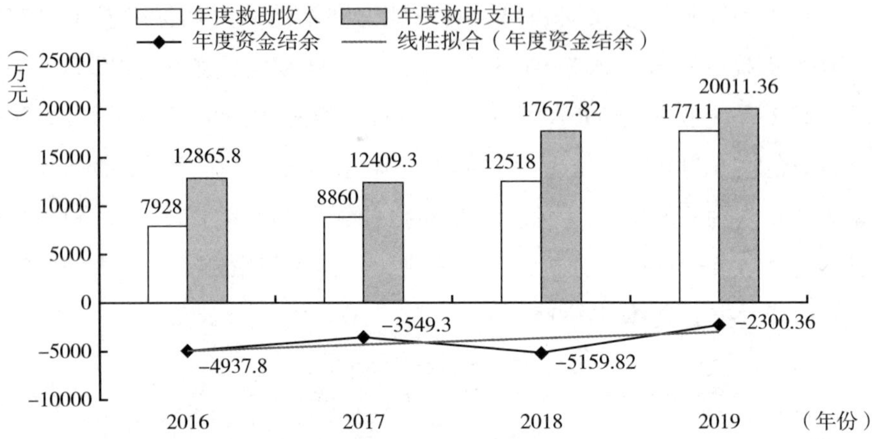

图16　陕南样本地区医疗救助资金收支趋势

约占46.5%，其次，住院病友告知这种方式也是获知信息的重要途径，约占20.20%（见图17）。

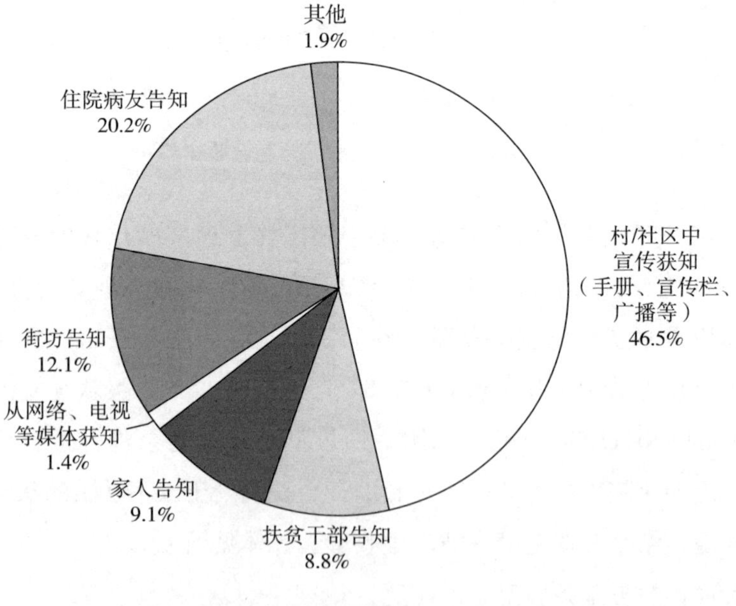

图17　陕南样本地区重特大疾病医疗保险和救助制度保障资格信息获知途径

（2）保障水平满意度。陕南样本地区被调查对象对三重保障水平满意度排名与陕北样本地区存在较大差异，他们对医疗救助保障水平的满意度最高，达到4.12分，其次是基本医疗保险补偿水平，满意度达到3.92分，满意度最低的是大病保险保障水平，为3.90分（见图18），这一方面与不同制度补偿的绝对值有关，同时与陕南样本地区大病保险的补偿门槛高、补偿水平低有关。

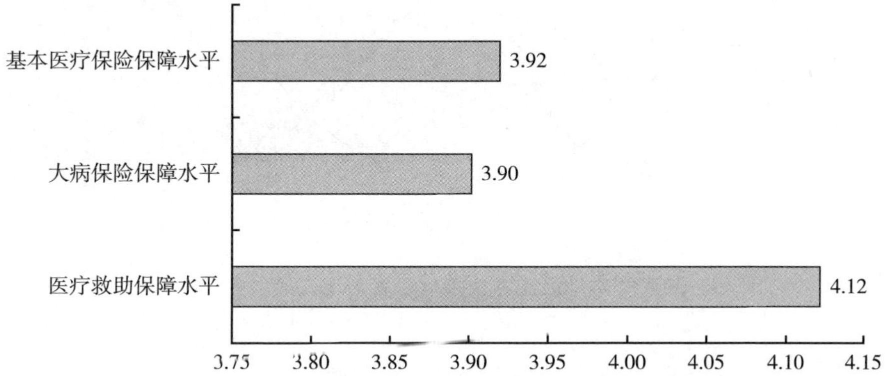

图18　陕南样本地区受益对象的制度保障满意度

（3）就诊的主要医疗机构类型。分析陕南样本地区重特大疾病患者最常去的医疗机构类型，结果显示，社区诊所/卫生室和综合医院为最常去的机构，所占比例分别为37%和38%（见图19）。

5. 典型案例分析

案例：大病医保与医疗救助缺乏有效衔接，医疗救助资金流失。陕南样本地区农村居民刘某于2020年8月3日因卡斯钦－贝克病（大骨节病）住院，住院总费用为44691.8元，基本医疗保险报销28895.44元，大病保险未报销，医疗救助补偿结算15796.36元，个人实际自付基本为零。对于属于大病保险对象的救助对象，未按照“先保险，后救助”的流程审核救助基数，在未经大病保险报销的情况下，直接审批并进行救助，医疗救助承担了本应由大病保险支付的医疗费用，导致医疗救助资金流失。

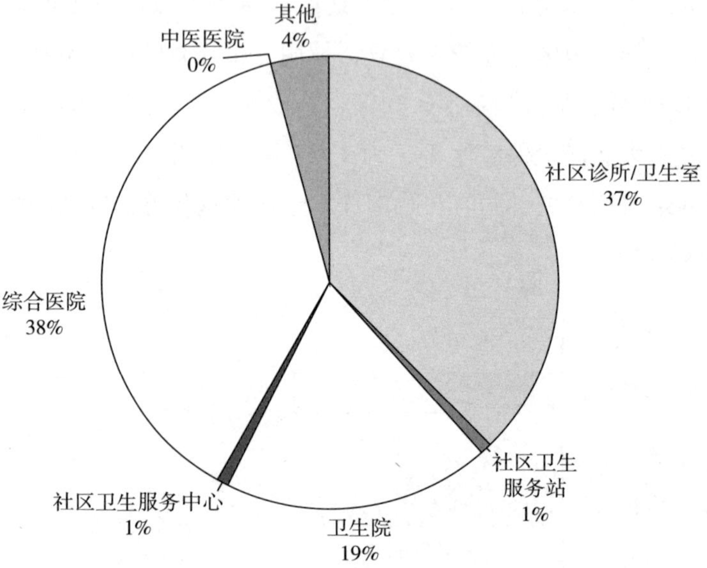

图19　陕南样本地区重特大疾病患者最常去的医疗机构类型

二　样本地区重特大疾病医疗保险和救助制度问题分析

从前述分析可见，样本地区的重特大疾病医疗保险和救助制度在实践中收到了一定的效果，但存在的问题也较为突出。为了不断完善制度体系，亟须充分认识到重特大疾病保障体系建设还存在诸多需要解决的问题。

（一）总体评论

在政策衔接方面，样本地区基本实现城乡居民基本医疗保障整合建设，但是医疗保障制度仍以基本医疗保险模式为主，商业保险、医疗救助等作用不能有效发挥，医疗经济风险分散效率不高，不同层次的医疗保障制度存在一定程度上的脱节，制度之间不能有效衔接。并且由于各地医保局成立仅有两年时间，目前政策衔接尚未实现。

在保障水平方面，随着医疗费用的增加，样本地区医疗制度补偿额度与个人自费额度相应增加，但是在不同医疗费用区间，补偿额度与自费额度占总费用的比例所发生的变化，各地则不尽相同。

在基金可持续方面，除关中样本地区，其他样本地区城乡居民基本医保基金总体效益较好；样本地区大病保险基金总体效益较好，但陕北样本地区总体结余逐年减少；陕北样本地区医疗救助资金年度结余先降后升，并在2019年再次恢复“略有结余”状态，陕南样本地区医疗救助资金长期处于入不敷出的状态，但从总体趋势来看，结余亏损金额在波动中收窄。

在制度认知方面，样本地区调查对象获知医疗救助资格信息的主要途径为“村/社区中宣传”。制度满意度方面，陕北样本地区被调查对象对大病保险保障水平满意度最高，关中与陕南样本地区被调查对象对医疗救助保障水平满意度最高，本研究认为其满意度差异或许与不同制度补偿水平有关。

在典型案例分析方面，样本地区存在以下问题：门慢病病种报销封顶线过低，个人自付费用负担较重；异地就医未实现一站式结算，报销程序复杂；部分病种用药不在合规目录内，造成实际报销比例较低；保障对象界定刻板，保障对象识别缺乏程序标准；大病医保与医疗救助缺乏有效衔接，医疗救助资金流失。

（二）多主体多层次保障尚未形成，制度衔接不充分

1. 三重保障制度内部衔接机制不合理

一是大病保险与医疗救助衔接混乱。未按照“先保险后救助”的流程审核救助基数，在未经大病保险报销的情况下，直接审批并进行救助，医疗救助承担了本应由大病保险支付的医疗费用，导致救助资金流失。二是医疗救助作用机制与定位不符。现行制度以基本医保与大病医保合规费用报销比例是否达到一定比例作为是否实施医疗救助的依据，但对于部分依赖目录外用药的病种，实际报销比例较低，个人自付费用难以得到救助。三是医疗救助高额医疗费用保障能力不足。对于高额医疗费用，经保险补偿后个人负担绝对值仍然较大，医疗救助未能实现兜底保障的作用。

2. 商业保险、慈善捐赠等未发挥补充性保障作用

一是商业保险等补充性保障机制覆盖范围较小。以样本地区为代表的西部农村居民，对商业保险、互助医疗等医疗保障形式认知度、信任度、参与度较低。二是商业保险对目录外重特大疾病药品报销水平不足，应当关注非合规费用报销这一制度化保障盲点。三是以社会力量为主体的商业保险、补充医疗保险、医疗互助、慈善捐赠等补充性保障与制度化保障的运行系统相互独立，缺乏有效的信息交流，导致重复保障的现象时有发生，甚至引发道德风险，大病保险、医疗救助与非政府组织资金难以精准有效流向因病返贫等群体。

3. 全省一站式结算尚未实施，重特大疾病异地报销程序复杂

陕西省医疗资源配置现状导致重特大疾病患者异地就医成为一种常态，特别是关中地区。但在目前的医疗保险基金、医疗救助资金的统筹层次下，难以实现异地就医一站式结算，加上全省信息系统未联网，医疗救助的申请与审核仍依赖于纸质报销材料，这既加大了医疗保险与医疗救助经办机构的工作负担，又降低了患者的受益率与获得感。

4. 保障对象的认定依赖民政系统的标准，缺乏动态调整机制

一是重特大疾病医疗保险和救助制度保障对象以民政部门对贫困户等困难群众的认定为标准，缺乏基于灾难性卫生支出的对象识别机制，这将会导致医疗保险、医疗救助在资金管理、收支平衡控制上较为被动；二是以身份认定为前提的救助资格审核难以识别“类边缘人群”，由于缺乏制度保障，这类人群因遭遇重特大疾病而陷入相对贫困状态的风险甚至高过建档立卡贫困户。

（三）特定病种保障水平较低，门诊补偿成为制度漏洞

1. 慢性病补偿标准较低，认定申请工作流程复杂

一是部分老年群众不止身患一种慢性疾病，而是罹患组合慢性病，门诊报销额度不足以支撑这类患者慢性病用药；二是慢性病认定申请工作流程复杂，导致很多慢性病患者申请不上慢性病门诊卡；三是慢性病药品参与医保报销的数量过少，很多慢性病药品无法报销，并且某些在医保报销名录内的药品功效欠佳，导致一些患者只能到药店或者地下药品交易场所购买不在保

险名录内的有类似功效的廉价仿制药。

2. 部分病种非合规费用高，实际补偿比例低

一是基本医疗保险的药品目录滞后，部分病种常用药、必用药未能纳入药品目录，导致住院合规费用较低，即使实现 70% ~80% 报销比例，仍有高额个人自付费用；二是 IgA 肾病、急性心肌梗死等疾病个人自付比例高达 50%，个人自付费用净值超过 18000 元，制度补偿水平明显不足。

3. 高额医疗费用补偿水平不足，个人自付金额较大

调研结果显示，住院医疗费用的补偿比例随着总费用上升而下降，对于总费用超过 20 万元的患者，个人自付比例超过 30%，医疗费用负担较重。一方面，由于高额医疗支出的病种以罕见病为主，合规费用比例较低；另一方面，医疗救助实行以补偿比例为标准的补偿方案，对于高额医疗费用支出，未能较好地补偿医疗支出绝对值，制度未能完全发挥兜底保障作用。

4. 重特大疾病患者门诊用药个人费用负担过重

目前的制度安排对住院费用负担的补偿已经达到较高水平，但是绝大多数重特大疾病需要院后长期用药治疗。现行政策对门诊补偿存在以下问题：一是门诊报销封顶线过低且未能考虑不同疾病药品费用负担差异性、药品目录不合理的制度现状，导致部分患者在接受住院治疗后，却因为难以支付长期服药费用而放弃治疗；二是门诊费用补偿未能实现一站式结算，以及调研中反映的补偿政策知晓率较低等现状，使重特大疾病患者部分可报销门诊费用未能得到补偿。

（四）制度缺乏长效筹资机制，基金可持续性较差

1. 筹资机制不健全导致制度保障水平难以提高

现行制度缺乏稳定、可持续的筹资机制，只能将有限资源提供给贫困人群中最急需的大病保障，并设置病种范围、封顶线和补偿比例等限制，间接导致了贫困人群横向与纵向的覆盖中存在政策盲点，致使低收入患者普遍认为大病保险与医疗救助病种范围狭窄、封顶线过低，补偿水平低。

2. 医保基金可持续性不强，医疗救助财政压力过大

重特大疾病医疗保险与救助制度是一项防止因病导致相对贫困的长效机制，因重大突发性公共卫生事件、人口老龄化、经济增速放缓等因素导致用人单位及个人缴费能力不足，由此给大病保险基金带来的冲击和收支平衡压力持续增强，保险与救助资金的可持续能力难以得到有效保障；特别是人口流出型城市，人口结构老龄化导致其重特大疾病保障负担加大，医疗保障基金运行状况较差，医疗救助在政府财政拨款中的比重增高，给地方财政带来较大压力。

（五）信息系统不统一不完善，医保大数据优势难以发挥

1. 重特大疾病医疗保险与救助制度信息系统不完善、共享不足

一是各地医疗保险信息共享系统不统一、不完善，导致重特大疾病医疗保险和救助制度信息平台难以无缝衔接，省级范畴一站式结算难以落地；二是部分承担大病医保的商业保险公司信息未融入基本医保、医疗机构信息系统形成体系，保险公司服务与医疗服务是两个独立的过程，无法实施一站式结算，保险公司服务效果也不尽理想；三是商业保险公司与重特大疾病医疗保险和救助制度信息系统缺少合规、安全的信息交互渠道，难以实施医疗费用、医疗事件风险管控，进而导致背后的风险隐患增加。

2. 医疗救助信息系统发展不充分，与医保信息平台融合不到位

尽管医疗救助职责已由民政部门移交至医保部门，但由于移交时间不长、长期受管理体制制约，目前样本地区仅针对贫困户实施一站式结算，尚未与基本医保、大病保险信息平台形成完善的有机衔接，尤其在结算环节，信息系统障碍导致患者治疗费用信息阻隔，申报手续相对繁杂，审办过程相对冗长，患者不能得到及时和充分救助，损害了医疗救助制度应有的兜底保障功能。

三　健全陕西省重特大疾病医疗保险和救助制度政策建议

在全面深化医疗保障制度改革的进程中，针对当前存在的问题，基于完善重特大疾病医疗保障制度的要求，还需要多管齐下推动相关政策改革向纵深发展。

（一）加强多主体多层次制度建设，提升政策衔接水平

1. 完善多主体参与的多层次重特大疾病医疗保险和救助制度

在政府责任层面，应当统筹规划基本医疗保险、大病保险、医疗救助、商业医疗保险和慈善援助等制度模块的功能定位与责任边界，充分发挥系统性、协同性特点。具体而言，一要厘清基本医保补偿比例、封顶线与大病保险起付线关系；二要加强大病保险与医疗救助衔接，切忌将医疗救助视为“医疗补充保险”，重视医疗救助在高额费用支出中的机制作用；三要完善重特大疾病医疗保险与救助制度财政支持长效机制，建立制度风险储备金。

在社会机构层面，一要鼓励有条件单位建立补充保险，提高城镇职工重特大疾病自我保障能力；二要针对城市低保、农村“五保”和重点优抚对象等民政救助人群，用医疗救助资金为该部分人群投保补充性大额商业医疗保险，重视目录外药品及相关疾病保障；三要支持医疗互助有序发展。

在社会慈善层面，应当鼓励社会慈善捐赠投向重特大疾病保障，统筹调动慈善医疗救助力量，将慈善捐赠与医疗救助有机结合，丰富资金来源，探索罕见病用药保障机制。

2. 完善保障对象认定标准，转变资格审核形式

随着我国脱贫攻坚任务的完成，重特大疾病医疗保险和救助制度将由以贫困身份为标准实施保障转变为以灾难性卫生支出为标准实施保障，因此，应当建立解决因灾难性卫生支出导致相对贫困的医疗保障长效机制。随着相对贫困或低收入人口代替绝对贫困人口成为救助的重点对象，对救助人群的认定标准也将随之更新，重特大疾病医疗保险和救助制度应当合理确定新形势下保障对象认定的过渡标准，积极探索后扶贫时代常态化标准。一是贫困人口“摘帽不摘政策”原则短期内不能变；二是医保局通过服务购买等方式，及时对接民政部门“居民家庭经济状况”数据，完善系统数据库；三是探索从按照身份保障转向按费用保障，及时调整救助资格审核与认证体系，根据居民家庭经济状况与医疗费用支出状况，建立基于灾难性医疗支出、符合医疗保障特点的对象识别动态机制。

3. 构建重特大疾病医疗保障治理体系

基于国家重大战略和人民需求，以政府、保险机构、医疗服务提供主体以及参保者为核心的治理主体，需结合国家带量采购、医保基金监管、分级诊疗及医保整合等政策，协同医保付费、基金监管、医保引导及市场竞争机制，打通基本医保、大病医保、医疗救助、商业医保及其他补充医保的连接通道，构建重特大疾病医疗保障治理体系，形成公平、协同、高效、可持续的治理成果。具体见图20。

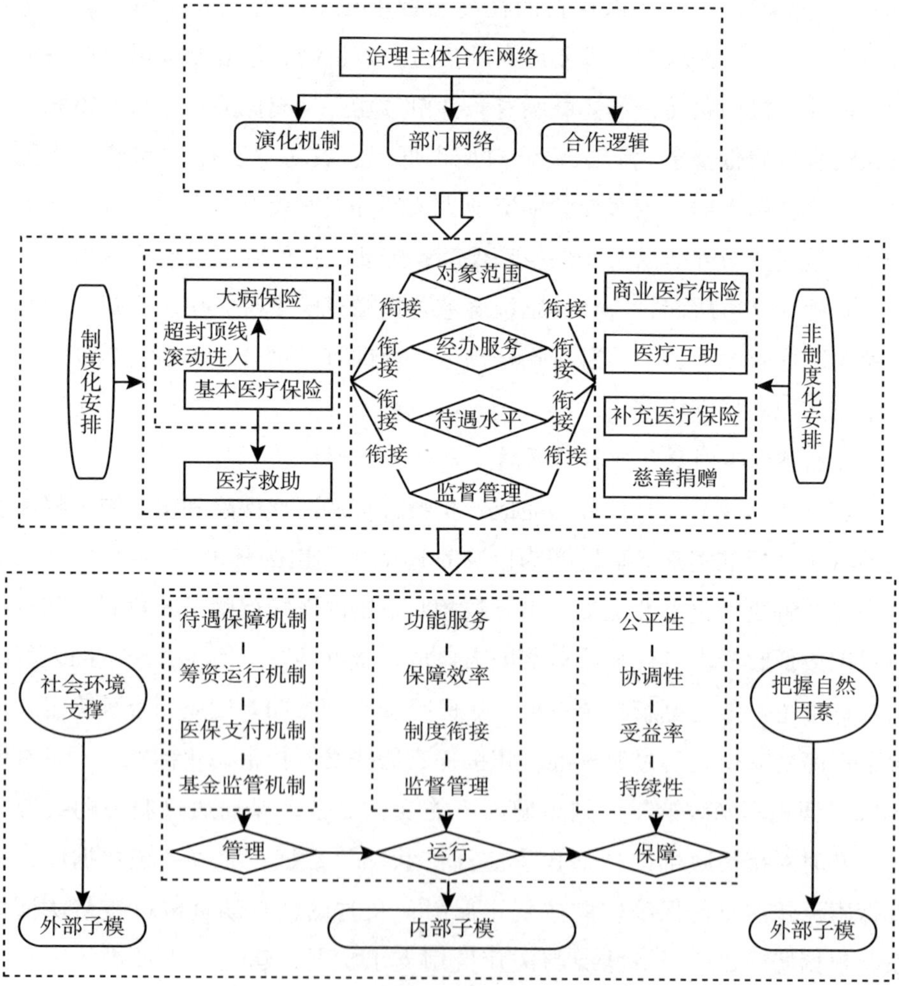

图20　重特大疾病医疗保障治理体系

（二）提高住院实际补偿比例与重特大疾病门诊待遇

1. 合理确定病种药品目录，减轻患者疾病负担

应当积极推动制度报销比例趋近于实际报销比例，持续优化完善医保药品目录、诊疗项目目录和诊疗设施目录，在医保目录层面实现对基本诊疗需求的全覆盖。具体建议包括：一是厘清何种病种应纳入救助范围，扩大重特大疾病医疗保障的病种范围，根据定点医院报销情况，统计大病发生率最高的病种，优先纳入救助范围；同时根据救助资金情况，制定资金可承受的救助比例与限额。二是探索按病种救助方式。实行单病种的定额或限额救助，同时确定适合的病种药品和诊疗服务目录和不同的救助比例，不仅可以控制费用的不合理增长，也可以减轻贫困患者个人负担。

2. 针对性制定门诊报销封顶线，降低门诊费用负担

对于低收入人群而言，门诊费用也是不小的负担。因此，应当采取更加有效的措施来化解这部分负担。一是要避免门诊报销封顶线一刀切的现象，定期科学测算病种用药费用，根据合理的比例动态调整封顶线，避免患者因为住院后重特大疾病用药负担过重而放弃治疗；二是要建立门诊救助机制，对符合条件的门诊患者实施医疗救助，既可以解决贫困居民医疗负担问题，还可以节省一定的因住院产生的医疗资源消耗。

3. 重视高额医疗费用补偿，增强制度兜底保障作用

在这方面，必须加强医药谈判，将高价药、创新药纳入报销目录，以目录内用药价格降低带动目录外用药价格降低，切实降低居民医药负担。同时，调整医疗救助按比例补偿的方式，对于高额医疗费用支出，实施比例补偿与定额救助相结合的方式，充分发挥医疗救助的功能定位，实现制度的兜底保障作用。

4. 发挥商业医疗保险的作用，提升制度保障层次

商业保险对目录外重特大疾病的药品给予一定程度的报销，是对整体医疗保障体系有效和必要的补充，对于完善多层次医疗保障体系具有重要意义。建议通过加大财税政策的支持力度，采取对购买团体健康保险给予税收

减免、对个人购买健康保险给予适当补助等政策措施，刺激居民对商业健康保险的需求。同时，要提高商业健康保险的创新效能和服务质效，强化专项医疗保险产品的针对性，增加慢性疾病保险产品种类，开发和推广面向特殊群体的健康保险产品，丰富长期护理保险产品，推广失能收入保险等各类商业保险产品。

（三）拓宽制度资金来源，提高制度保障可持续能力

1. 提高统筹层次，强化区域间资金调剂

在这方面，应当采取下列措施：一是将医疗救助资金收归市级统管，提高区域内资金调剂能力。将目前医疗救助的县级统筹提升到市级统筹，完成管理层级权限与业务呈现的统一，与基本医保、大病保险在市级层面实现统一。二是进一步探索提高统筹层次。通过在更大范围建立一致的缴费标准、待遇标准与基金管理，加强信息系统互联互通，实现更大程度的风险分散，实现省级层面的一站式结算。三是明确各级财政医疗救助资金配套责任和各级财政医疗救助补助资金按财政收入的配套比例。对于部分欠发达地区，通过更高比例的政府补贴来缓解当地居民的缴费负担。四是建立省级重特大疾病保险与医疗救助调剂金，对灾难性卫生支出群体分布集中、大病费用负担较重的地区给予适当支持。

2. 定期评估各地市医疗费用病种结构，调整制度保障范围

医疗保障部门应当与卫健部门开展合作，定期对各地不同种类疾病的负担水平进行评估，建立大病负担预警的医保应对机制。允许各地市结合本地人口健康状况，确定大病医疗保障的重点范畴，以健康产出为目标，建立有调整空间的大病目录，及时对本地主要大病的医疗费用提供保障。

3. 建立健全补充性保障资金协同机制

按照中共中央、国务院《关于深化医疗保障制度改革的意见》的要求，应当建立高效、协同的多层次医疗保障制度体系。基于协调统一的制度设计与信息系统建设，统筹设计重特大疾病补充性保障资金参与方式与路径，医疗互助与补充医疗保险关注保障水平与层次的提升，商业医疗保险关注非合

规费用及目录外药品的补偿，慈善捐赠加强与医疗救助制度有机融合，关注医疗费用的兜底保障。

（四）加强信息系统建设，实现制度化与补充性保障一体化

1. 省级层面推动统一完善的信息系统建设

在省级层面建立健全统一的、完善的重特大疾病医疗保险和救助信息系统，确保医疗救助制度职责移交后信息平台能够快速实现信息整合。为此，一是要实现医保、卫健、人力资源和社会保障等部门之间信息联网，助力各平台相互衔接，协作达成“一站式”信息服务。二是要强化完善基本医疗保险、大病保险、医疗救助信息系统的网络、数据对接，为大病保险支付向低收入群体倾斜、大病保险与医疗救助相衔接等提供信息支撑。三是要建立涵盖医学、药学等多领域的专家库，制定专家咨询工作机制，积极发挥专家在行政决策、争议解决等方面的专业作用。

2. 加强制度化保障与补充性保障信息系统衔接

一方面，应当由政府牵头负责制定医保信息化建设规划，强力推进医疗机构、商业保险机构、医保部门之间信息联网和数据交换。另一方面，应当加强对补充医疗保险、医疗互助、慈善捐赠等相关机构资质审核，纳入统一的信息系统平台管理，充分发挥大数据优势，探索如何使医疗救助资金发挥最大效用，实现医疗救助得更加精细精准。

B.10
江苏省做实基本医疗保险市级统筹调研报告

赵广川*

摘　要： 全面做实市级统筹是促使基本医疗保险制度走向公平统一的关键性举措，也是全面深化医疗保障制度改革的重要任务。江苏省从省级层面提出了市级统筹的“六统一”方案，即统一基本政策、统一待遇标准、统一基金管理、统一经办管理、统一定点管理、加快统一信息系统建设。经过两年多的努力，江苏省基本医疗保险市级统筹取得了基金抗风险能力显著增强、待遇政策统一平稳有序、社会反响较好等阶段性成效，其中医保结余基金处理、待遇政策统一的过渡性办法对其他地区基本医疗保险市级统筹具有很好的借鉴意义。然而，市级统筹中仍然存在部分制度政策未统一、管理体制不顺、道德风险多发等问题有待解决。为此，本文从加强制度统筹谋划、完善基本医疗保险管理运行机制、建立健全医保基金管理机制和推进综合改革等方面提出相应的政策建议。

关键词： 基本医疗保险　市级统筹　江苏省

---

* 赵广川，博士，南京财经大学讲师，研究领域为健康经济与政策。

自 1998 年正式提出建立城镇职工基本医疗保险以来，经过 20 多年的努力，我国已经建立起了覆盖全民的基本医疗保障制度。虽然在制度建立初期，国家就明确要求基本医疗保险原则上以地级市（盟、州）为统筹单位，2010 年制定的《中华人民共和国社会保险法》更明确提出医疗保险实行省级统筹的目标，但在实际推行过程中，多数地区的医保统筹层次仍然停留在县级统筹，这意味着医疗保险基金的征缴、管理和使用只能在县级层面统一筹划。这种格局不仅直接造成不同地区（县域）参保人享受医疗保障待遇的差异，而且还会导致医保统筹基金抗风险能力和经办效率的低下，并且阻碍劳动力跨统筹区自由流动。①因此，2009 年，在中共中央、国务院发布的《关于深化医药卫生体制改革的意见》中明确要求“随着经济社会发展，逐步提高筹资水平和统筹层次”，从主要以县级统筹为主提升到主要以市级统筹为主，进而向更高层次发展。然而，截至 2019 年，全国仅有一半的城市实现了城镇职工基本医疗保险的市级统筹，城乡居民医疗保险城乡整合进展迟缓但依然以县级统筹为主。②鉴于此，2020 年 2 月，中共中央、国务院发布的《关于深化医疗保障制度改革的意见》再次明确提出“全面做实基本医疗保险市地级统筹”的改革任务，其实质是要在市级层次真正实现基本医疗保险制度政策统一、基金统收统支和管理服务一体化。

事实上，以往很多地区都在尝试推动基本医疗保险市级统筹，其中江苏、江西、浙江、湖南、吉林、山东等省份从省级层面制定了政策性文件和市级统筹工作安排，但总体进展并不理想。就江苏而言，统筹层次偏低带来政策碎片化、基金风险大、公共服务不统一等问题，这些问题不仅是江苏省基本医疗保险制度建设需要解决的重要问题，也是全国大多数地区共同面临的问题。2019 年，江苏省从省级层面推动，统一布局，不仅制定了目标明

① 付明卫、王普鹤、赵嘉珩、朱恒鹏：《市级统筹、制度设计与医保控费》，《产业经济评论》2020 年第 6 期。

② 付明卫、徐文慧：《中国基本医疗保险省级统筹的影响因素和经验模式研究》，《消费经济》2019 年第 5 期。

确、切实可行的基本医疗保险市级统筹方案，而且明确了市级统筹的“时间表”和“任务书”。目前，江苏省13个地级市均按照时间节点要求稳步推进市级统筹，取得了阶段性成效。本报告旨在全面总结江苏省在全面深化医疗保障制度改革背景下，其基本医疗保险市级统筹的工作进展及初步成效，同时针对市级统筹过程中存在的问题提出有针对性的建议。

一　做实基本医疗保险市级统筹的必要性

（一）市级统筹有利于破解基本医疗保险制度碎片化问题

统筹层次过低导致的制度碎片化，主要体现在不同统筹区在基本医疗保险制度设计上存在显著差异。数据显示，2011年我国基本医疗保险统筹区有2600个之多，[①]由于制度建立的渐进性以及地区间经济社会发展水平的差异，从城镇职工基本医疗保险的筹资比例、个人账户注资方式、待遇标准、基金管理运营、信息系统建设等，到居民基本医疗保险财政补助标准、个人缴费水平等，各个地区均有自己的规范，地区间制度差异较大。

全面做实市级统筹，意味着在同一个地级市范围内基本医疗保险实现统一的制度政策、统一的待遇标准、统一的经办服务、统一的基金管理、统一的信息系统等，地级市所辖区内居民可以享受同等政策。从全国层面看，市级统筹后，基本医疗保险统筹区数量将减少到不足300个，制度碎片化问题将得到大大缓解。

（二）市级统筹有利于提升医保基金抗风险能力

在县级统筹的情形下，由于统筹层次较低，参保规模和筹资能力有限，对部分规模较小、经济欠发达的县来说，医保基金收不抵支状况时有发生。

① 袁妮：《实现我国医疗保险市级统筹的建议》，《中国药房》2011年第9期。

即便经济状况较好的区县医保基金有大量结余，也不能相互调剂使用，其结果就是同一地级市下辖不同区县之间的医保缺乏共济性，人为地破坏了保险的“大数法则”。提高统筹层次，全面做实市级统筹，不仅使基本医疗保险参保规模呈倍数扩大，加强了不同县市之间医疗保险的互助共济，而且大幅提升了医保总体筹资能力和基金规模，增强了医疗保险的规模效应。

以宿迁市为例，截至2019年底，宿迁城镇职工基本医疗保险有市本级、沭阳、泗阳、泗洪、宿豫、宿城六个统筹区，总参保人数为58.64万人，平均每个统筹区仅有9.7万人参保，参保人数相对较少。实现市级统筹后，六个统筹区合而为一，参保规模扩大为原各统筹区平均参保规模的六倍，极大地增强了医保基金的共济能力。同时，市级统筹还扩大了参保人群的地域分布，能够在一定程度上规避小范围聚集性疾病、自然灾害、意外事故等对医疗保险基金造成的冲击，增强医疗保险基金的抗风险能力。

（三）市级统筹有利于提高医疗保险制度运行效率

市级统筹有利于规范管理，提高制度运行效率。在低层次的县级统筹中，经办管理机构多、人员复杂、标准不统一等非制度因素增加了基金运行风险。同时，在县级统筹情形下，由于县域的限制，需要搭建各自独立的信息系统，这导致信息系统基本架构建设重复投入，大大增加了管理难度和成本。市级统筹不仅意味着基本医疗保险的制度政策、待遇标准、经办服务、基金管理、信息系统等全市统一，而且在转换为市级统筹的过程中进一步理顺了医保基金管理、经办服务管理等体制机制问题，制度运行效率必将有所提高。

（四）市级统筹有利于促进劳动力自由流动

从宏观经济发展看，市级统筹有利于促进市域内劳动力的自由流动。由于医疗资源区域分布不平衡和人口流动，参保人在其参保统筹区以外发生异地就医行为非常普遍。在县级统筹情形下，在参保统筹区内的医疗机构就医报销比例通常较高，但如果跨统筹区就医，医疗保险报销比例不仅低而且手续复杂。这一制度上的障碍和阻力约束了劳动力人口的自由流动。虽然开通异地住院就医费用直接结算后，状况有所缓解，但是仍然存在直接结算不能覆盖门诊就医的问题。[①] 此外，同一个城市职工跨统筹区更换工作，也需要办理医疗保险关系转移接续手续，无形中增加了劳动力流动的制度障碍。要从根本上解决这一问题，就需要尽快提高基本医疗保险的统筹层次。市级统筹后，在同一个城市跨县或区就医将不存在任何制度上的障碍，劳动力自由流动也不再受医疗保障制度的约束。

二　江苏省做实基本医疗保险市级统筹的方案及进展

推进基本医疗保险市级统筹是江苏省深化医疗保障制度改革的重要工作内容，也是健全中国特色医疗保障制度的必然要求。2019 年初，江苏省委、省政府将基本医疗保险市级统筹列入省委深改委年度工作要点和省政府年度十大主要任务百项重点工作。为了完成这一工作任务，2019 年 10 月，江苏省政府办公厅印发了《关于实施基本医疗保险和生育保险市级统筹的意见》（苏政办发〔2019〕79 号），并系统阐述了基本医疗保险市级统筹的主要目标、基本原则、重点任务和时间安排等。随后，江苏省政府召开专题视频会议全面部署落实市级统筹工作安排，江苏省医疗保障局则发布了配套文件《关于做好基本医疗保险和生育保险市级统筹经办工作的指导意见》（苏医保发〔2019〕125 号），进一步明确了基本医疗保险市级统筹中经办工作要求。经过近两年的努力，江苏省取得了显著的阶段性成果，基本实现了包括基本政策、待遇标准、基金管理、经办管理、定点管理和信息系统建设在内的“六统一”。

（一）江苏省市级统筹方案：“六统一”

1. 统一基本政策

在基本政策方面，江苏省要求 13 个地级市在市所辖范围内执行五项“统一”：一是统一基本医疗保险参保范围；二是统一基本医疗保险筹资标

① 乌日图：《积极稳妥提高医保基金统筹层次》，《中国医疗保险》2019 年第 3 期。

准，包括统一职工医保缴费基数和缴费比例以及统一居民医保个人缴费标准和财政补助标准；三是统一职工医保中个人账户划入办法和标准；四是针对参加职工医保的退休人员，统一待遇政策；五是统一参保人员市内就诊程序、分类转诊办法和转市外就医登记手续。此外，还要求做好职工医保参保人员在市内流动时的参保缴费信息连续记载工作。

2. 统一待遇标准

在待遇标准方面，除了严格执行医疗保障待遇清单制度和全省统一的基本医疗保险药品目录、诊疗项目（含特殊医用材料）、医疗服务设施范围等3个目录外，所有地级市还需要在全市范围内达到如下目标：一是实现基本医疗保险起付标准、支付比例和最高支付限额的统一；二是实现门诊特殊疾病病种、门诊慢性病和门诊统筹等基本医疗保险门诊保障范围和标准的统一。对原各统筹地区待遇标准差距过大的项目，允许2年过渡，具体过渡办法须上报江苏省医疗保障局和江苏省财政厅备案。

3. 统一基金管理

在基金管理方面，江苏省13个地级市均采取“统收统支”模式，并实行市级财政专户管理。各地级市统一编制基金预、决算，下达各县（市、区）年度收支计划。从2020年1月1日起，各县（市、区）的职工医保当期基金收入由征缴部门全额及时缴入市级国库，再划转至相关市级财政专户。2019年末的基金累计结余可暂时存放原统筹地区财政专户，但由全市统一管理和调度使用。一个预算年度内，各县（市、区）若当年基金收支相抵出现缺口，由地级市通过结余基金补足。各级财政应按规定及时履行出资义务，县（市、区）未按规定补助到位或未严格执行缴费政策等情形形成的基金收入缺口，由县（市、区）政府负责补足或追缴到位。

4. 统一经办管理

在经办管理方面，江苏省要求各地级市统一基本医疗保险经办工作流程和服务规范，包括参保登记、缴费申报、保费征缴、待遇支付、档案和财务管理等。同时，江苏省要求各地级市加快推进一站式、一窗式服务模式，加强医疗保障公共服务标准化、信息化和便利化建设，健全由上而下的经办管理服务网络。

5. 统一定点管理

在定点管理方面，江苏省要求各地级市制定并执行“三个统一”：一是统一定点医药机构协议管理办法；二是统一申请纳入协议管理医药机构的准入条件、评估规则和工作流程；三是统一各类各级定点医药机构协议文本和考核办法。

6. 加快统一信息系统建设

在信息系统建设方面，按照国家和省统一的建设规范和标准，江苏省要求各地级市在 2020 年 12 月 31 日前构建市级集中的基本医疗保险和生育保险业务信息系统，为统一规范基本政策以及经办管理、定点管理等提供有力的支撑。

（二）江苏省市级统筹进展

自江苏省办公厅发布《关于实施基本医疗保险和生育保险市级统筹的意见》（苏政办发〔2019〕79 号）文件以来，除南京市外，① 其余 12 个地级市均在 2019 年底和 2020 年初开始出台相关文件并启动基本医疗保险市级统筹工作。具体文件出台时间、启动时间和预期完成时间见表 1。从表中可以看出，大多数地级市预期完成工作时间为 2021 年 12 月 31 日，基本按照江苏省要求的时间节点推进市级统筹工作，但还有部分城市因实际问题可能会延长完成时间。例如，南通市虽然 2021 年 1 月 1 日就实现了居民医保全市统一筹资标准，但对 2020 年度居民医保筹资低于此标准的县（市、区），要求将筹资差额分 5 年逐年补缴至市级居民医保基金账户；扬州市市级统筹预计完成时间为 2025 年，是因为累计结余基金需要分批上解到市级医保财政专户；此外，苏州市将 2022 年 1 月至 12 月设置为过渡期，相应基本医疗保险市级统筹完成时间至少要到 2022 年底。

从市级统筹进展来看，截至 2020 年 11 月 20 日，全省 13 个地级市城镇

① 2016 年初，南京市就已经启动了城镇职工基本医疗保险市级统筹。

职工基本医疗保险均实现市级统筹；7个地级市城乡居民基本医疗保险实现市级统筹，其他6个地级市则按照过渡期要求有序推进实施。可以看出，导致基本医疗保险市级统筹延迟的关键因素是筹资水平和待遇标准的统一、医保基金结余资金的处理。这是因为实行市级统筹前，地级市内部不同统筹区之间筹资水平、待遇标准差异较大，在缴费标准增幅不能太大和医保基金保持收支平衡的要求下，只能通过拉长时间线，逐步缩小地级市内部各统筹区间的筹资水平和待遇标准的差异。

表1　江苏省13个地级市市级统筹进程

序号	地区	文件出台时间	启动时间	预期完成时间	备注
1	南京	2015-12-24	2016-01-01	—	开始仅城镇职工基本医疗保险市级统筹
2	无锡	2019-12-31	2020-01-01	2021-12-31	
3	徐州	2019-11-19	2020-01-01	2021-12-31	
4	常州	2020-03-30	2020-03-30	2021-12-31	
5	苏州	2020-02-28	2020-01-01	2022-12-31	2022年1月至12月为过渡期
6	南通	2019-12-02	2020-01-01	2024	2020年1月1日起，全市居民医保筹资标准统一为1200元。2020年筹资低于此标准的县(市、区)，其总差额按每年20%的比例(2020~2024年)逐年补缴至市级居民医保基金账户。
7	连云港	2019-12-12	2020-01-01	—	
8	淮安	2019-12-23	2020-01-01	2020-12	市级统筹前各县(市、区)基金结余，按每年50%的比例分别于2019年12月底前、2020年12月底前上解至市级财政专户。
9	盐城	2019-12-18	2020-01-20	—	
10	扬州	2019-12-17	2020-01-01	2025	2020年起，每年4月底前按基金累计结余的30%上解市财政专户，原则上到2025年全部上解。
11	镇江	2019-11-08	2020-01-01	—	

续表

序号	地区	文件出台时间	启动时间	预期完成时间	备注
12	泰州	2019－12－13	2020－01－01	2021－12－31	职工医保2020年一步到位，居民医保在筹资、待遇等方面差异较大的项目分两年过渡，确保2021年12月31日前到位。
13	宿迁	2019－12－19	2020－01－01	—	结余资金2021年底之前全部上解到市财政专户

注：①表中资料来自江苏省13个地级市市级统筹文件；②“—”表示市级统筹文件中没有明确规定完成时间。

三 江苏省做实基本医疗保险市级统筹的主要做法及初步成效

（一）主要做法

1. 自上而下，高位推动，确保政策落地

实施基本医疗保险市级统筹是江苏省委、省政府按照中央文件要求做出的重大决策部署，是全省医保治理体系和治理能力现代化的基础工程。针对基本医疗保险制度碎片化、待遇水平不均衡、医保基金风险大、经办管理服务不统一等问题，江苏省明确提出了“六统一”的市级统筹制度安排。2020年，江苏省将“全面做实基本医保市级统筹”列入省政府重点工作任务和全省医疗保障工作要点，13个地级市也把市级统筹作为2020年推进医保改革发展的第一位工作加以推进，不仅形成了自省到县市一级抓一级、层层落实的基本医疗保险市级统筹推进机制，而且各地级市明确将扩面征缴、居民医保基金筹集、待遇支付、基金统收统支和预算管理、定点管理等落实情况纳入县一级政府工作责任制考核和年度综合考核范围，强化了责任考核机制，确保政策落地。

2. 抓住重点，刚柔并济，推进全面落实

围绕市级统筹目标任务，抓住重点，落实落细关键环节。基金统收统支和待遇标准统一是基本医疗保险市级统筹的核心和重点。在基金统收统支方面，江苏省要求自2020年预算开始，各地级市根据“以收定支、收支平衡、略有结余”的原则，统一编制基金预、决算，同时落实落细分级责任、绩效考核等环节。在待遇政策调整方面，大多数地级市均制定了统一的待遇标准，包括医疗保障待遇清单、医疗保险药品目录、医疗保险起付线、支付比例和最高支付限额等，同时落实了风险评估、预案防控和政策宣传等，但考虑到待遇调整涉及面广，群众关注度高，为了防范调整过程中可能产生的风险，对于居民医保待遇差距较大的泰州、苏州和常州等地区允许稳慎调整待遇，即允许在一些项目上设置过渡期，但必须明确过渡办法。对于2019年基金累计结余，南通、淮安、扬州等城市采取了分批、分时间节点上解到市级统筹后的市财政专户的方案，以尽可能降低市级统筹对县级政府积极性的影响。

3. 以人为本，协同推进，注重服务质量

为了提升人民群众在医保待遇、服务体验等方面的获得感，江苏省市级统筹工作要求，针对医保公共服务流程复杂，标准不统一、不规范，信息化水平不高等突出问题，开展医保公共服务专项治理年活动。一方面，以规范化、标准化、信息化、一体化为核心，以实现“最优办事流程、最短办事时限、最少提供材料、最小自由裁量”的“四最服务”为目标，推进全省公共服务清单和公共服务标准规范的统一，建立全省统一的公共服务绩效评估体系；另一方面，以县级地区为作战单元，大力推进服务下沉，实现乡镇（街道）、村（社区）全覆盖，所有经办窗口按照统一的工作要求，及时调整并落实相应的标准规范。省级制定标准，市县落实要求，上下协同，共同推进医保服务质量的提高。

（二）初步成效

1. 医保基金实现统收统支，基金管理更加科学规范

（1）基金共济性和抗风险能力明显提升。截至2020年7月1日，江苏

省 13 个地级市职工医保，以及南京、扬州、淮安、南通、盐城、连云港、宿迁等 7 个地级市居民医保全部实现基金统收统支。实行市级统筹后，2020 年上半年全省职工医保当期没有赤字地区，过渡阶段居民医保统筹区合并为 36 个，基金备付能力由 2019 年的 6 个月提高到 7.5 个月。

（2）基金管理更加规范科学。总的来看，13 个地级市均从基金预算管理、结余基金管理、收支管理、财务核算、风险分担等方面出台了配套文件，在县级扩面征缴、居民医保资金筹集、结余基金管理、基金监督等方面明确了具体程序要求和工作责任。其中，南通市构建了市级统筹基金管理及支付效能评估体系，该体系将基金收支全过程纳入评估范围，包含 21 个基金运行与风险管控评估指标及 16 个医疗费用支付管理评估指标，最终评分等级直接与各县（市、区）年度支出计划及医疗费用结算总量增幅挂钩。

（3）明确了结余基金过渡办法。江苏省明确提出，2019 年末基金累计结余可暂时存放原统筹区基金财政专户，但由全市统一管理和调度使用。在此基础上，部分城市明确规定在一定的过渡期限后，基金结余将统一上解市级财政专户。具体为，盐城、宿迁明确 2 年内逐年上解，连云港明确 3 年内上解，南通明确 5 年内逐年按 20% 上解，泰州市一次性预交 3 个月的周转金，剩余的 3 年内上解。

2. 待遇标准统一平稳有序，部分差异大的待遇项目设置了过渡期

（1）待遇标准逐步统一，公平性进一步增强。截至 2020 年 6 月末，13 个地级市中，南京、南通、连云港、淮安、盐城、宿迁、徐州、泰州等 8 个市的职工医保各项待遇标准以及南京、南通、连云港、淮安、盐城、宿迁、扬州等 7 个市的居民医保各项待遇标准均完全实现了统一，待遇公平性进一步增强。对于筹资差距较大的地区则具体做法各异，例如南通采取先统一筹资标准后逐年补缴差额的方式，具体规定为，从 2020 年 1 月 1 日起，城乡居民医保筹资统一按 1200 元标准执行，居民医保筹资低于此标准的县（市、区），按每年 20% 的比例分 5 年（2020 ~ 2024 年）逐年补缴至市级居民医保基金账户。而苏州、常州、泰州等筹资差异较大的地区，则充分利用了“过渡期”，过渡期内，要求筹资标准低的地区加大增长幅度，筹资标准高

的地区减缓增长幅度，最终在2022年实现全市统一的筹资标准。

（2）部分差异大的待遇项目，采取“先易后难”的策略。13个地级市中，苏州、无锡、常州、镇江、扬州等5市对参保范围、筹资水平、个人账户划拨、住院待遇、门诊待遇、结算周期等易于统一的政策先行明确了统一的时间和过渡的具体办法。对于门诊慢性病、个人账户等敏感性较强的政策，各地因地制宜采取整合措施。如泰州市保留各市区门诊特殊病病种，待遇就高不就低；苏州市鉴于门诊慢性病、门诊特殊病病种等差异较大，则进一步研究疾病编码、诊断标准、报销范围及报销目录，结合测算结果，采取逐年过渡的办法，成熟一项统筹一项。

此外，部分地级市以基本医疗保险市级统筹为契机，实现了其他待遇的市级统筹。例如，淮安、南通、宿迁、盐城、扬州统一了全市医疗救助政策，徐州、泰州统一了全市补充医疗保险制度。

3. 经办服务和定点管理持续优化升级，信息系统建设进一步加速

在经办管理方面，各地级市统一了基本医疗保险经办工作流程和服务规范，包括参保登记、缴费申报、保费征缴、待遇支付、档案和财务管理等。依托江苏省医保公共服务专项治理年活动，各市统一了公共服务事项以及医保公共服务规范和标准。按照“四最服务”要求，2020年6月底前实现经办事项名称、申办材料、经办方式、经办流程、办理时限、服务标准“六统一”，实现公共服务事项“简化快捷办”。此外，在经办机构管理上，无锡、常州、苏州等市理顺了经办机构管理体制，建立了独立设置的医保经办机构。

在定点医药机构管理上，各市执行了全市统一的定点医药机构协议管理办法，实施了全市统一的定点医药机构服务协议文本，对全市范围内医保定点医药机构进行定点互认和信息共享。为了强化医疗机构内控管理，南通利用大数据对比分析全市二级以上医疗机构医疗费用流向、次均费用、报销比例等情况进行监管，并与历年数据以及周边地区进行对比。

在信息系统建设上，截至2020年8月，除苏州、无锡、镇江等地外，其他10个地级市均建立了市级统筹的统一的信息系统。在过渡期，

镇江建立临时性集中数据库，先行实现全市参保人员按各统筹区政策待遇统一就医刷卡结算。无锡、苏州两地也在加快推进统一的信息系统建设。

四 存在的问题及发展建议

（一）存在的问题

1. 在制度政策上，部分差异较大的项目短时间很难实现统一

由于基本医疗保险制度建立的渐进性和地区发展的不均衡，各统筹区通常根据自身的经济发展水平、参保人员结构、自身财政实力和基金收支状况，建立相应的医疗保障体系，因此，许多医疗保障政策具有较为鲜明的地方特点，政策异质性比较明显。在市级统筹过程中，受制于医保基金备付能力和落实分级诊疗两大瓶颈，江苏省各地级市虽然统一了待遇政策，但在个人账户划拨、门诊慢特病病种及待遇、起付线、最高支付限额等具体待遇方面，部分地级市内原各统筹区做法不尽相同，有的差异较大。例如，徐州各县参保人员至市区三级医院享受住院医疗时仍需办理转院手续，且报销比例较徐州市内参保人员低 15 个百分点左右。连云港各县（市、区）个人账户划拨方法和比例尚未统一。无锡原各统筹区门诊统筹待遇的巨大差距，使得统一门诊统筹待遇面临较大难度。市级统筹前，无锡市区门诊统筹可报销 5000 多元，而江阴和宜兴只有 1000 多元。因此，强制做实市级统筹将使这些待遇标准和缴费水平差异较大的城市面临缴费增幅太大、待遇统一后基金承受能力不足的“两难”困境。无锡的做法是将一些较难统一的政策项目暂时从基本医疗保险调整为补充医疗保险项目，相关待遇标准仍根据各统筹区的实际情况确定。

此外，由于部分地级市基本医疗保险制度并轨的滞后，城镇职工医保缴费基数与机关事业单位医保缴费基数存在较大差异，在市级统筹过程中，缴费政策的统一也面临较大困难。

2. 在管理体制上，市级统筹造成了权责偏离，增加了制度运行的风险

市级统筹使得市、县两级政府在基本医疗保险制度建设中的权利和责任发生了改变。市级统筹后，原本归属同一层级的医疗保险政策拟定、医保基金管理等权责上移到市级层面，但相关经办等服务仍然保留在县级及以下层面，需要县（市、区）协调管理。在大多数地区医保经办机构采取属地管理模式下，市级医保主管部门原则上只负责医保业务的“事权”，县级经办机构的“人、财、物”则由县级政府负责，因此，对于地级市来说，在财政“分灶吃饭”的背景下，如何调动县级政府的积极性，并确保其在基本医疗保险经办服务等方面严格履行相关职责，是能否做实、做好市级统筹的关键和保障。市级统筹后，县级政府在基本医疗保险方面的职能被弱化，县级层面的医疗卫生投入将会倾斜到医院等医疗机构，县级政府甚至会放松对定点医药机构的监管，由于医疗保险与医疗服务供给之间天然的供需矛盾，一增一减之间，势必会增加基本医疗保险制度运行风险。

市级统筹所要求的基金“统收统支”管理与“省管县”财政体制相左。目前，全国大部分省份开展了“省管县”体制改革，例如，2011 年江苏省将昆山市、泰兴市和沭阳县纳入“省管县”改革试点。对“省管县”的财政体制来说，各县（市、区）财政直接与省财政厅进行体制结算。在市级统筹情形下，一旦当年度基金出现赤字，虽然可以要求当地政府予以补足，但还存在需由市财政先行垫资与医保定点医药机构进行结算等问题。更重要的是，在“省管县”的财政体制下，由于市财政与县财政在财政体制上没有严格意义上的上下级所属关系，市级统筹要求所辖县（市、区）必须按时足额划拨当期财政补助在有些地区常常难以保证。例如，在江苏省已实现居民医保市级统筹的地级市中，部分所辖县（市、区）确有未能按要求及时足额划拨当期财政补助资金的情况，这直接增加了基金运行的风险。

信息系统的统一面临管理体制障碍。以无锡为例，虽然单独成立了医疗保障局，但信息系统和信息队伍所在的信息中心并没有转移到医疗保障局，而是仍然在人社局。在市级统筹过程中，信息系统的统一面临管理体制障碍。目前，无锡经过分管市长协调，医疗保障局向信息中心借调了 5 人团队

来推进相关工作，但是并没有从根本上解决信息化建设中信息系统和信息队伍归属问题。

3. 市级统筹引发多种道德风险，使医保基金可持续发展面临较大压力

市级统筹是深化我国医疗保障制度改革的必然要求，但因路径依赖和地方利益的影响，也会促使参保人、医疗机构和医保经办机构的行为发生变化，产生道德风险。市级统筹后，医保基金管理和收支平衡的直接责任上移到市级层面，县级医保经办机构的职权被削弱，从而降低了其在参保缴费、筹资补贴以及对参保人和医疗机构监管方面的积极性，无形中增加了医保基金支出压力，浪费医疗资源。并且，即便县级政府践行了医疗保险相关职责，但由于市级统筹后“医保”县域界限被打破，全市范围内参保政策、待遇水平等趋于一致，原来在县级及以下医疗机构就诊的患者大量涌入市级医院，出现就医层次上移现象，进而增加人们的医疗负担和医保基金的报销负担。此外，由于县域内医疗机构是与同级医保经办机构签订的合作协议，在监管力度下降的情况下，县域内医疗机构可能会抓住制度设计漏洞诱使参保人过度消费，加重医保基金的支付压力。

近年来，随着药品目录扩大、待遇水平提高等多项医保惠民政策陆续实施，医疗费用连年大幅度增长。数据表明，2020 年上半年，江苏省 36 个统筹地区中有 11 个当期赤字运行，尤其是徐州市贾汪区医保基金备付水平仅 2.92 个月，远低于不少于 6 个月的要求。在此背景下，对于个人缴费和财政补助一直处于国家和省定标准低限的地区来说，各地普遍反映城乡居民医保基金收支平衡难度越来越大，市级统筹后医保基金将面临更大的压力。

（二）发展建议

1. 加强基本医保待遇政策的统筹谋划，确保落实待遇标准统一

虽然江苏省“六统一”方案围绕基本政策、待遇标准、基金管理、经办管理、定点管理和信息系统建设明确了建设内容，但在实践中，部分城市在一些具体的待遇政策上并没有实现完全的全市统一，如个人账户划入办法、门诊慢性病、门诊特殊病病种及待遇、门诊统筹等。为实现 2022 年江

苏省全面做实基本医疗保险市级统筹要求，应坚持问题导向和目标导向，针对各地级市难以统一的政策项目，从全省大局出发，倒推时间表，有针对性地制定全省统一的指导方案，统筹谋划，统一规范待遇政策确定标准。鉴于医疗保险制度地区差异性较大，在市级统筹过程中，首先，应厘清基本医疗保险的内涵，明确基本医疗保险与补充医疗保险的范围边界，从理论上做到基本医疗保险制度的统一；其次，对比江苏省基本医疗保险市级统筹中“六统一”的内容，逐条对各地级市的实行情况进行核查，特别是政策标准不统一的项目，明确是否属于基本医疗保险市级统筹范畴；最后，梳理各地级市市级统筹进展，以及各地级市尚未统一的政策项目，分析原因和面临的困难，督促各地级市加快出台具体过渡办法，并对已设置的过渡办法由省级主管部门统一核查。此外，密切关注不同地级市市级统筹政策的趋同性、医疗保障待遇的公平性，在保持地区合理差异的基础上，制定全省统一的基本医疗保险制度指导意见，为实现基本医疗保险省级统筹奠定基础，这也是解决财政管理体制与市级统筹之间矛盾的根本方法。

2. 完善与市级统筹相适应的管理运行机制，压实市、县两级责任

合理划分市、县两级职责是基本医疗保险市级统筹的重中之重。在基金征缴、基金预决算、经办服务等环节明确市、县两级的权利和责任，做到“基金上收，数据集中，服务下沉”。建立市级统筹奖励机制，在地级市层面提取一定比例的医保基金作为奖励金，通过建立收支预算、设定监控指标等考核办法，激励县级地区履行医疗保险相关责任的同时，提高县级医保经办部门的主动性和积极性。针对县（市、区）未按规定补助到位或未严格执行缴费政策等情形，建立“黑名单”预警机制，在上一个预算年度内，未按规定补助到位或未严格执行缴费政策的县（市、区）将被纳入“黑名单”，并重点监控，对多次进入“黑名单”的县（市、区）制定惩罚措施，全方位确保各县（市、区）能够按规定执行医疗保险费的征缴责任。概括而言，应在强化分级责任落实的同时，激发市、县两级的主动性和积极性，确保市、县形成市级统筹改革的“合力”。

探索实施市级以下医疗保障部门垂直管理，压实市、县两级责任。选

择部分地级市作为试点地区，实现全市医疗保障系统市、县两级行政主管部门和经办机构同步垂直管理，试点市所属县级医疗保障局统一调整为地级市医疗保障局派出机构，同时，将试点市所属县级医保经办机构调整为市医保经办机构的分支机构。在市级统筹的基础上，按照全市一盘棋的思路，统筹做好人员转隶、干部管理、财政经费调整等工作，统一各部门人财物管理，确保实现一体化管理格局。同时，做好垂直管理和属地管理两种模式下基本医疗保险市级统筹政策效果评估和比较分析，为未来管理体制改革总结经验。

此外，尽快理顺信息系统管理机制，建议将信息系统、人员队伍、编制统一转移到医疗保障局，并由医疗保障局组建和培养一支专业的、适应大数据时代的信息化队伍，更好地推进经办管理与信息系统建设的全市统一，为基本医疗保险市级统筹提供有力支撑。

3. 建立健全医保基金管理机制，超前防范基金运行风险

调查发现，江苏省部分统筹区居民医保基金收支平衡面临较大压力。在市级统筹过程中，特别需要注意居民筹资水平不高和待遇调整过快带来的基金运行风险。为防范医保基金运行风险，提高医保基金运行效率。首先，应严格落实相关主体医保基金管理责任，加强医保基金全过程绩效管理。一方面，建立市、县两级医保基金管理责任共担机制，合理划分市、县两级在基金收支、预决算和监管等各环节的权责；另一方面，充分发挥相关主体的绩效管理责任，定期开展医保基金绩效评价工作，优化医保基金配置。其次，建立医保基金动态监测机制，实时监控医保基金收支和运行情况，形成医保基金风险评估与预警报告。当医保基金达到一定的风险等级时，市医疗保障局需及时向市、县两级政府及相关部门通报，并提出切实可行的处理办法，必要时提请市政府研究解决，确保医保基金运行安全。最后，建立医保基金清查机制。成立由市政府牵头，市医疗保障局、市财政局、市税务局、市审计局等组成的医保基金清查工作组，定期对各县（市、区）医保基金征缴、使用等情况进行清查，并形成清查报告上报市政府。另外还要加快推进信息系统建设和统一，做好与医保基金监管的衔接与融合，加强部门间信息交换

和共享，加强大数据应用，实现基金监管从人工抽单审核向大数据全方位、全流程、全环节智能监测转变。

4. 锚定“三医联动”，推进综合改革，规避就医层次上移带来的风险

市级统筹后，基本医疗保险在全市范围内跨县域打通，参保范围、筹资标准、待遇政策、报销流程等全市统一。这会导致原来在县域内医院就诊的患者大量涌向市级医院，造成大城市医院更加拥挤，同时，还会带来医疗消费和医保基金支出的迅速增长，加剧“看病难，看病贵”问题。为规避这种就医层次上移带来的基金风险，缓解“看病难，看病贵”问题，应锚定“三医联动”这个支点，以统一医保定点管理和基金管理为抓手，综合推进分级诊疗、支付方式改革、基金监管改革等医改举措，完善不同层级医疗机构的医保差异化支付政策，优化就医结构，引导群众合理有序就医。其一，利用医保差异化支付政策形成的适度价格歧视合理过滤患者的过度需求，缓解市级统筹后市区大医院的就诊压力。其二，大力推进基层首诊制度，强化基础医疗卫生服务能力，支持基层医疗卫生机构及家庭医生团队与参保人员开展签约服务，进而抵消市级统筹带来的就医层次上移的影响。同时，统一参保人员市内就诊程序、分类转诊办法，简化备案手续，提升就诊效率和患者的就医体验。此外，政府应当广泛宣传，让群众详细了解基本医疗保险市级统筹以及县区等二级医疗机构的服务质量和服务能力，引导群众就近就医。

B.11

广东省医疗保障经办服务与管理能力建设调研报告

吴庆艳*

摘 要： 经办服务能力是确保医疗保障制度有序运行和高质量发展的重要保障，建立健全的医保经办机制并不断提升其服务能力是全面深化医疗保障制度改革的重要任务。广东省在这方面做出了努力，其医保经办管理体制伴随医疗保障行政管理的集中统一而大多得到合理调整，医保信息平台建设取得了新的进展，经办服务能力在稳步提升，但还有部分地市的医保经办体制尚未理顺，经办队伍力量不足，因此，需要加快推进医保经办管理体制改革，着力建设经办服务专业人才队伍，尽快形成全省统一的医保信息系统，推动全省医保经办服务走向统一、有序、高效。

关键词： 医疗保障 经办服务能力 稽核监管 广东

医疗保障制度的实施依靠医疗保障业务经办机构，其服务质量与服务能力通常决定着制度运行与发展的质量，因此，要建设高质量的中国特色医疗保障制度，必须健全经办机构并使之具备与其职责相匹配的能力。2020 年 2 月，中共中央、国务院印发《关于深化医疗保障制度改革的意见》（以下简

* 吴庆艳，博士，广东药科大学医药商学院副教授，研究领域为医疗保障理论与政策。

称《意见》)，明确指出医疗保障公共管理服务关系亿万群众的切身利益，并就如何通过深化改革对其进行优化做出了相应的部署。基于我国医疗保障经办服务相对滞后的现实，迫切需要将经办机构建设和提高服务能力作为全面深化医疗保障制度改革的重要内容，尽快实现从“事务经办型”向“能力提升型”的转变。[①] 而推进业务经办的规范化、标准化，精简办事流程，提高服务效率，提升服务对象的满意度，则构成了解决经办服务过程中“痛点”和“堵点”的关键。在这一进程中，国家制定了不少政策与标准化文件，广东省也做出了自己的探索，并取得了相应的成效。

本报告在梳理我国医疗保障经办服务的政策与文件的基础上，总结广东省的做法及广州、深圳、中山三市的实践成效，并提出进一步加强医疗保障经办服务能力建设的建议。

一 医疗保障经办服务与管理能力建设主要政策和要求

为了全面加强经办能力建设，劳动和社会保障部于2006年和2007年先后印发《关于加强社会保险经办能力建设的意见》和《关于城镇居民基本医疗保险经办管理服务工作的意见》，提出经办管理的“三化”建设要求。为适应电子社保的发展需要，2014年人社部社保中心设定了“一制四化”的建设目标，旨在促进社会保险经办管理服务从经验型向标准化转变。[②] 当时，城镇职工与居民基本医疗保险由人社部门主管，农村居民基本医疗保险由卫生部门主管，这种部门分割的体制加上低层次的地区统筹，使医疗保障经办能力建设未能取得预期的成效。

2018年国家医疗保障局成立后，建立了统一的医疗保障管理体制，也扫除了影响医疗保障经办服务能力建设的体制性障碍。在国家医疗保障局的

① 严娟：《全民医保下经办模式转型升级的思考》，《中国医疗保险》2013年第9期。

② 尚芳、刘洪清：《社保能力建设：从“三化”到“一制四化”》，《中国社会保障》2019年第Z1期。

高度重视下，医疗保障经办能力建设步伐明显加快。2020 年 2 月，中共中央、国务院发布的《意见》明确要求“优化医疗保障公共管理服务”。这份纲领性文件明确将医疗保障经办服务扩展成公共管理服务，提出的要求也更高、更全面。根据国家医疗保障局的部署，优化医疗保障公共管理服务主要包括：以编码标准化为引领，建设全国医疗保障信息系统；推进经办服务的标准化规范化；加强内控稽核等经办管理能力建设。

（一）医疗保障信息系统建设

随着互联网的普及，各地职工基本医保、居民基本医保及医疗救助等法定医疗保障均已实现信息化，但全国各地区医疗保障领域的信息系统建设缺乏统一的编码标准，无法实现信息的互联互通，也不能适应医疗保障发展对信息化的需要，亟待建设适应医疗保障发展的全国性的、统一、高效的信息系统。2018 年国家医疗保障局的成立，为推进医疗保障信息化建设提供了有力的组织保障，2020 年以来，信息化建设加速推进。

1. 医疗保障编码标准建设

在医保编码标准统一过程中，最早是卫生部先后推出的 2001 版及 2012 版《全国医疗服务价格项目规范》。2014 年至 2018 年国家药监局发布实施《医疗器械注册管理办法》、《医疗器械监督管理条例》和《医疗器械分类目录》，规范了医疗服务项目和医疗器械名称。人社部于 2012 年和 2017 年发布实施《社会保险药品分类与代码行业标准》和《社会保险医疗服务项目分类与代码》，为社会保险管理和服务信息化提供了基础标准。然而，由于医保与医疗服务的部门分割，加之地区分割统筹，主管部门出台的编码标准实际上并未真正带来全国医疗保障编码标准的统一。

2018 年国家医疗保障局成立后，将标准化建设列为优先项目。2019 年 6 月发布《医疗保障标准化工作指导意见》，要求以基础共性标准、管理工作规范、公共服务标准和评价监督标准等为重点加强标准化建设，同时发布医保疾病诊断和手术操作、药品、医疗服务项目、医用耗材等 4 项信息业务编码规则和方法。[①] 同年 10 月，国家医疗保障局又发布《关于印发医疗保障定点医疗机构等信息业务编码规则和方法的通知》，明确了定点医疗机构、医保医师、医保护士、定点零售药店等 11 项信息业务编码规则和方法。[②] 至此，15 项编码标准形成了“纵向全贯通，横向全覆盖”的编码体系。2020 年，这些编码开始在地方医疗保障经办实践中被普遍应用。

2. 医疗保障信息化建设

2000 年，为配合城镇职工基本医疗保险制度的实施，劳动和社会保障部发布《关于印发城镇职工基本医疗保险管理信息系统建设指导意见的通知》，开展信息系统建设。全国社保信息系统核心平台建设以 2003 年 12 月《关于全面实施金保工程统一建设劳动保障信息系统的意见》的印发为起点开始推动。[③] 但是，由于各省份医疗保险政策及落实情况参差不齐，医疗保险信息系统建设缺乏统筹规划，各地的信息系统建设一直处于零散状态，基本上都是各地自行开发和运行，各自为政的特征十分明显。

2019 年 1 月，国家医保局发布《关于医疗保障信息化工作的指导意见》，确定了全国医保信息化建设“一二三四”的工作目标，即建设一套全国统一的医保信息系统，搭建国家和省级两级医保信息平台，提高全国医保标准化、智能化、信息化水平，建设公共服务、经办管理、智能监控、宏观决策四大类业务子系统，由此推动形成医保信息化“一盘棋”格局。2020 年 2 月，中共中央、国务院发布的《意见》也明确要求，统一医疗保障业务标准和技术标准，建立国家医疗保障信息平台，实现全国医疗保障信息互联互通，加强数据有序共享。这一纲领性文件为推动全国范围内的医保信息化建设提供了权威的指导与动力。

---

① 《国家医疗保障局关于印发医疗保障标准化工作指导意见的通知》，国家医疗保障局，http：//www. nhsa. gov. cn/art/2019/6/27/art_37_1435. html，2019 年 6 月 27 日。

② 《国家医疗保障局关于印发医疗保障定点医疗机构等信息业务编码规则和方法的通知》，国家医疗保障局，http：//www. nhsa. gov. cn/art/2019/10/8/art_37_1836. html，2019 年 10 月 8 日。

③ 《关于印发〈关于全面实施金保工程统一建设劳动保障信息系统的意见〉的通知》，中华人民共和国人力资源和社会保障部，http：//www. mohrss. gov. cn/SYrlzyhshbzb/zhuanti/jinbaogongcheng/jbgczhengcewenjian/200512/t20051214_ 90312. html，2005 年 12 月 14 日。

（二）经办服务规范化标准化

医保公共服务作为基本公共服务的一部分，因直接关系到人民群众在医疗保障方面的获得感、幸福感和满足感，一直是经办能力建设的重点内容。而经办机构服务对象除了参保人之外，还包括定点医院与定点药店（以下简称“两定”机构），并且经办机构对二者的服务能力建设侧重点亦有所差异，因此，以下从参保人和两定机构两方面分别分析经办能力建设的要求。

1. 对参保人经办服务能力建设要求

2006年2月，劳动和社会保障部发布的《关于加强社会保险经办能力建设的意见》提出实现社会保险经办服务的规范化、信息化和专业化的“三化”建设要求。2010年，人社部发布的《关于开展社会保险标准化工作的指导意见》对标准化建设提出了全面要求。2011年，国家质量监督检验检疫总局、国家标准化管理委员会发布的《社会保险服务总则》明确指出，社会保险服务建设是服务型政府建设的重要内容。2014年，人社部社保中心提出“一制四化”的电子社保建设目标，即以综合柜员制为基础，全面实现全过程业务、档案、财务以网络为基础的一体化和服务的多样化提升。这些政策性文件在各地得到了不同程度的落实，但因部门分割管理，面向参保人的经办服务仍不能令人满意。

2020年2月，中共中央、国务院发布的《意见》中明确提出，推进医疗保障公共服务标准化规范化建设，实现医疗保障一站式服务、一窗口办理、一单制结算。构建全国统一的医疗保障经办管理体系，大力推进服务下沉，实现省（区、市）、市、县、乡镇（街道）、村（社区）全覆盖。2020年5月，国家医疗保障局发布《全国医疗保障经办政务服务事项清单》，要求各省级医疗保障部门按照全国清单的规定内容和格式要求，进一步精简办理材料、简化办理流程、缩短办理时限，同时要求各省份限时出台省级清单、办事指南和经办政务服务“好差评”制度体系。[①]

---

① 《国家医疗保障局相关负责同志就〈全国医疗保障经办政务服务事项清单〉答记者问》，国家医疗保障局，http：//www.nhsa.gov.cn/art/2020/5/12/art_38_3107.html，2020年5月12日。

2. 对“两定”机构经办服务能力建设要求

随着基本医疗保险制度的建立，确立了定点医药服务机构的协议管理制度。1999年，劳动保障部联合卫生部、国家中医药管理局发布《城镇职工基本医疗保险定点医疗机构管理暂行办法》，联合国家药品监督管理局发布《城镇职工基本医疗保险定点零售药店管理暂行办法》，分别规范了定点医疗机构和定点零售药店协议行为的管理。2014年人社部社会保险事业管理中心发布《关于基本医疗保险定点医疗机构医疗服务协议范本（试行）的通知》，对定点医疗机构协议的框架和内容形式提出了明确的指导意见。

在简政放权的要求下，人社部于2015年取消了“两定”资格审批，同时发布《关于完善基本医疗保险定点医药机构协议管理的指导意见》，对“两定”机构管理从具体行政管理向契约管理转变。2016年9月，人社部办公厅发布《关于基本医疗保险定点医药机构协议管理经办规程的通知》，并要求各地结合本地实际情况，进一步细化完善，明确各地“两定”协议主要环节应纳入管理规章。

国家医疗保障局成立之后，就定点医疗机构和零售药店的管理服务进一步进行了明确，于2021年2月发布《医疗机构医疗保障定点管理暂行办法》和《零售药店医疗保障定点管理暂行办法》，提出“3+3”的要求以保证医药机构及时纳入医保定点，进一步简化申请条件，完善经办流程，为定点医药机构和参保人员提供优质高效的经办服务。①

（三）经办机构管理能力建设

经办机构作为广大参保人的法定代理人，应加强管理能力建设，通过健全内控机制降低经办风险，加强对参保人和“两定”机构的稽核监管，减少欺诈骗保的发生。

1. 经办机构内控机制建设

2006年2月，在人社部发布的《关于加强社会保险经办能力建设的意

① 《医疗机构医疗保障定点管理暂行办法》，国家医疗保障局，http：//www.nhsa.gov.cn/art/2021/1/8/art_37_4243.html，2021年1月8日。

见》中，要求不断提高科学管理能力和水平，严格经办人员的准入资格，完善内部监督制约机制等。2007 年 1 月，劳动和社会保障部印发《社会保险经办机构内部控制暂行办法》，进一步明确了内部控制的内容，要求在规范经办业务工作的基础上，完善财务管理制度，优化操作流程；加强机制建设，实现岗位之间、业务环节之间相互监督、相互制衡；明确岗位职责，建立责任追究制度；充分运用信息化手段提高管理水平。

随着医保信息化建设的发展，医保经办业务已经基本实现了网上办理。“金保工程”社保核心平台的绩效管理、稽核管理和内控管理子系统通过信息系统权限的设置，有效保障不相容岗位的分离和有效制约，将经办内部控制与风险防控的措施嵌入经办业务活动和行为中。[①] 2019 年 1 月国家医疗保障局发布《关于医疗保障信息化工作的指导意见》，明确内部控制作为国家医疗保障信息系统的子系统加以建设，实现以信息化促进内控管理效能的提升。

2. 经办机构稽核监管能力建设

经办机构稽核监管对象包括参保人和“两定”机构两类。对参保人的监管方面，2003 年劳动和社会保障部印发《社会保险稽核办法》，要求对社会保险费缴纳情况和待遇领取情况进行核查，以日常稽核、重点稽核和举报稽核等方式进行。国家医疗保障局成立之后，打击欺诈骗取医疗保障基金是其第一个专项行动。2018 年 9 月，国家医疗保障局联合卫健委等部门联合印发了《关于开展打击欺诈骗取医疗保障基金专项行动的通知》，在全国范围内打击欺诈骗保行为。2021 年 5 月开始实施的《医疗保障基金使用监督管理条例》，规定了参保人员使用医保基金的“三应当四不得”，并明确个人违法使用医保基金应当承担的法律责任。

“两定”机构作为医保基金支付的主要方向，也是政策关注的重点。国务院 1998 年发布《关于建立城镇职工基本医疗保险制度的决定》，初步规

① 《金保工程概览（下）》，中华人民共和国人力资源和社会保障部，http：//www.mohrss.gov.cn/SYrlzyhshbzb/zhuanti/jinbaogongcheng/jbgcshouyemeitibaodao/200512/t20051214_90868.html，2005 年 12 月 14 日。

定了经办机构在医保基金管理和医疗服务管理方面的职能，对基本医疗保险“两定”机构资格进行审查，对通过审查的医疗机构和零售药店实行协议管理，以规范医药服务行为、维护参保人员权益。2007 年开展城镇居民医保试点时，劳动和社会保障部专门印发《关于城镇居民基本医疗保险经办管理服务工作的意见》，明确医保经办机构的主要职能除了服务参保人之外，需要开展定点机构协议管理、医疗费用支付与结算管理、管理医保基金等工作。2011 年 7 月实施的《社会保险法》第 31 条对医药服务治理机制表述为“社会保险经办机构根据管理服务的需要，可以与医疗机构、药品经营单位签订服务协议，规范医疗服务行为”。2015 年取消“两定”资格审批后，对“两定”机构的管理侧重于加强事中、事后监管。2017 年 2 月，财政部、人社部、国家卫计委发布《关于加强基本医疗保险基金预算管理发挥医疗保险基金控费作用的意见》，要求全面改革医保支付方式，充分发挥其控制医疗费用不合理增长的作用；完善服务协议管理和定点医疗机构考核办法，并将考核结果与基金支付挂钩，避免医疗机构为控制成本推诿病人、减少必要服务或降低服务质量。

国家医疗保障局成立之后，对基金监管高度重视。2019 年 6 月印发《关于开展医保基金监管“两试点一示范”工作的通知》，提出开展医保基金监管方式创新试点、基金监管信用体系建设试点和医保智能监控示范点建设工作。2020 年 2 月中共中央、国务院印发的《意见》中，要求建立管用高效的医保支付机制，创新医保协议管理和落实“放管服”精神要求，进一步促进定点医疗机构和零售药店管理的规范化、法治化。2020 年 7 月，国务院办公厅印发《关于推进医疗保障基金监管制度体系改革的指导意见》，要求强化政府及医疗保障部门对基金监管的责任，通过医保智能监控系统和规则建设，提升智能监控能力。推进就医、购药结算数据全部上线，建立省级乃至全国集中统一的智能监控系统，实现全面智能基金监管升级。2021 年 2 月施行的《医疗机构医疗保障定点管理暂行办法》和《零售药店医疗保障定点管理暂行办法》，明确了将“两定”机构纳入医保定点管理的要求，以及与医保经办机构双方的权益。2021 年 5 月实施的《医疗保障基金使用监督管理条例》要求医保经办机构做好医保基金当年支出的总额预算、费用监控、基金拨付、待遇审核及支付改革等内部控制管理工作，保障基金的安全和提升基金使用效率。

（四）国家层面的最新进展

2021 年 7 月，国家医疗保障局发布《关于优化医保领域便民服务的意见》，从推动医保服务标准化规范化建设、深化医保服务“最多跑一次”改革、推进“互联网 + 医保服务”、优化医保关系转移接续和异地就医结算、推行医保经办服务就近办理、优化定点医药机构协议管理、完善医保经办管理服务体系、强化医保服务数据支撑、打造医保经办服务示范窗口、打击医保领域欺诈骗保行为等十个方面做出了完整的部署，提出了明确的要求。

由此可见，在前期积累的基础上，伴随国家医疗保障局成立后对影响医疗保障经办服务机制建设的体制性障碍的消除，我国的相关政策体系已经日趋完善，对经办机构对外服务和管理能力建设的要求更加明确、具体、全面。

二　广东省医保经办服务与管理能力建设的整体情况

根据国家医疗保障局的整体部署，广东省积极推进医疗保障经办能力建设。在具体工作中，重点开展了经办管理体制机制建设、以标准化为核心的经办服务建设、信息系统建设和以智能监管为依托的管理能力建设工作。

（一）经办管理体制机制建设概况

医保经办机构开展能力建设以经办管理体制机制的确立和完善为基础。广东省医疗保障局成立于 2018 年 10 月，2020 年 1 月医疗保障事业管理中心成立。广东省医疗保障局及其下属的广东省医疗保障事业管理中心负责全省医保经办业务指导。

2019 年，全省 21 个地市的医疗保障局相继挂牌成立，实行属地管理。

但截至2021年4月，全省医保经办完成与社保分离的只有广州、深圳、中山、汕尾、河源、茂名、潮州7个地市。在完成与社保分离的地市中，广州、深圳两市实行垂直管理，其中，广州最早独立设置医疗保险经办机构，于2010年成立广州市医疗保险服务管理中心；深圳市医疗保险基金管理中心成立于2019年。茂名、汕尾、潮州、河源市医疗保障事业管理中心分别成立于2020年9～12月。已经成立的医疗保障事业管理中心基本上都是公益一类事业单位，级别从科级到正处级不等。

（二）医保经办信息平台建设情况

根据国家医疗保障局《关于医疗保障信息化工作的指导意见》和广东省人民政府《关于广东省“数字政府”建设总体规划（2018～2020年）的通知》，广东省医保局制定了《广东省医疗保障局政务信息化规划（2019～2021年）》和广东省医疗保障信息化建设方案，突出服务业务办理，加强应用开发，开展统筹信息平台建设，实现“数据省级集中、平台省级部署”。

作为全国16个首批医保信息化建设试点的重点省份之一，广东省全省医保信息平台于2020年6月正式启动项目实施，7月完成政务云医保专区建设，8月完成7个地市需求调研、国家系统测试部署，9月完成省市医保专网建设。广东省是国家统一医保信息平台全国首个落地的省份，其中第一批上线的城市包括汕尾、中山和韶关。2020年11月1日，国家统一的医保信息平台在广东省汕尾市成功上线，这是全国首个上线国家医疗保障信息平台的地级市；2021年1月1日，中山市成功上线；2021年1月3日，韶关市率先实现完整上线，实现国家系统全功能、全层级的使用。预计2021年将全面完成全省上线任务。在已经上线的地市，平台全面覆盖了“两定”机构，为参保人提供更加智能、便捷、高效的医保服务。

（三）经办服务能力建设情况

在为参保人服务方面，2020年8月，广东省医疗保障局印发实施《广东省医疗保障经办政务服务事项清单制度》，按照“六统一”的要求制定政务服务事项。清单共有 10 个主项和 30 个子项，涉及医保经办的主要环节和各类医保服务类型，突出标准规范、体现减证便民、缩减办理时间和简化办理手续等 4 方面的内容要求。这一政策性文件基本涵盖了目前医疗保障经办的通用服务事项，大幅精简了各事项所需的办理材料，通过数据共享减少了共性材料的重复提供，例如，单位、职工的参保登记、参保信息变更，通过与税务信息共享而无须提供任何材料，事项办理所需材料数量总体压缩超过 30%。全省清单中，即时办结的事项 15 项，占比 48.39%；20 个工作日内办结的事项 9 项，占比 29.03%；30 个工作日内办结的事项 7 项，占比 22.58%。办理时限较之前各地实际办理时限均有大幅缩减，整体压缩比例超过 20%。[①] 清单以“一站式”服务流程的角度进行设计，实行“承诺制”和“容缺受理制”模式，积极推行“互联网 + 医保”服务。截至 2020 年底，全省 21 个地市已经全部完成省清单服务内容的认领落实工作，实现了清单要求的服务标准化任务。

在“两定”机构服务方面，广东省推进了如下工作。一是简化“两定”申请办理环节和评估程序。缩短医药机构等待时间，由原来“集中受理”改为“随时受理，且自受理申请材料之日起，评估时间不超过 3 个月”；进一步规范定点协议签订、履行、变更和解除管理流程。二是全面采用网上受理方式开展服务。从申请到协议签订执行的全过程皆可通过网络办理，以扫描上传资料的方式，减少纸质资料递送环节。通过联网信息读取审核的方式，方便快捷提供定点医药机构支付结算服务。三是发挥平台信用评价功能。充分利用广东省第三方药品电子交易平台、广州和深圳的采购平台的作用，于 2020 年 12 月完成借助药品集中采购三个平台联合建立全省统一的招标采购信用评价制度，对照《国家医药价格和招采失信事项目录清单（2020 版）》所列失信行为，建立全省统一的失信信息库；以停止挂网采购

① 《全面实施“六统一”交出满意“民生卷”广东全面规范医保经办政务服务事项清单》，广东省医疗保障局，http://hsa.gd.gov.cn/zwdt/gzdt/content/post_3082321.html，2020 年 9 月 10 日。

该企业已中标或挂网的所有医药产品为约束，要求医药企业限期对信用进行主动承诺；通过平台分别开展信用评级，依据交易过程失信行为程度评定为一般、中等、严重、特别严重四个等级；兼顾药品可及性，分级处置失信违约行为，并针对性建立信用修复机制等多方面内容。

（四）经办管理能力建设情况

在提升医疗保障经办管理能力建设中，广东省着重加强了医保经办系统和医保基金管理的数字化建设，实现对参与主体的监管，在打击骗取医保基金的违法行为等方面取得突出成绩。一方面，着力推进医保基金监管体系建设。推动全系统健全医疗保障违法行为举报查处机制，完善医保智能监控系统，加强医疗保障经办稽核管理。截至 2019 年底，广东有 19 个地市建设了医保智能监控审核系统，引入第三方服务开展基金监管，有效遏制了欺诈骗保违法行为。2019 年 6 月，在国家医保局“两试点一示范”监管行动中，广州、深圳、湛江三市分别入选医保智能监控、基金监管信用体系建设和基金监管方式创新试点城市。另一方面，全面开展打击欺诈骗保专项检查。2018 年，根据国家医保局等部门的部署，广东省医疗保障局联合省卫生健康委等多部门开展打击欺诈骗取医疗保障基金专项行动，对恶意骗取医保基金的行为开展联合治理，切实保障医保基金的安全运行。随后，又开展了落实打击欺诈骗保专项行动“回头看”，召开工作会，总结交流地市的经验做法。2019 年进一步加大了打击欺诈骗保专项治理的范围和力度，集中全省医疗保障系统精干力量及第三方机构共组成 21 个检查组，实行地市间交叉检查。2018 年至 2020 年 11 月，全省各级医疗保障部门共检查定点医药机构 65244 家（次），处理违规机构 6859 家（次），涉及金额 26678.21 万元；处理违规参保人 71 人，经办机构违规人员 2 人，有效保障了基金安全。[①]

① 《广东省医疗保障局：管好“钱袋子” 用好“救命钱”》，广东省人民政府，http：//www.gd.gov.cn/zwgk/zdlyxxgkzl/fpgzxx/content/post_3119841.html，2020 年 11 月 4 日。

三　广东省医保经办服务与管理能力建设的地区实践

（一）广州市案例

广州是国家医保智能监控示范点和按病种分值付费的试点城市，其医保经办能力建设在广东省具有典型代表意义。广州从 2010 年开始独立设置医疗保险经办体系，并于 2019 年成立了医疗保险服务中心和医疗救助服务中心。为适应职能增加的需要，广州通过建立健全经办管理体制机制，加强经办队伍建设，推进信息化建设，有效促进了经办服务和管理能力的提升。

1. 经办管理体制的建立与完善

广州市医疗保险服务中心和广州市医疗救助服务中心是广州市医保业务的具体经办机构，二者均为事业单位。市医保服务中心承担统筹管理职能，内设 8 个职能部门，涉及信息、财务、定点机构管理等多个方面，统一开展全市医保业务一体化、集中化管理，并在各个行政区设立了 11 个分中心和 60 个经办服务窗口。广州市医疗保险服务中心对经办分支机构实施垂直管理，分支机构负责辖区内的医保经办事务，包括受理、审核、监督；分支机构根据业务办理的工作需要设立职能部门，无区级及街镇经办机构。

广州市医疗救助服务中心全面负责医疗救助从政策制定到牵头实施的全过程，在实施过程中与市医疗保险服务中心、教育部门、民政部门、卫生健康等多部门协同配合开展医疗救助服务。

2. 经办服务队伍建设

截至 2019 年底，广州市医保服务中心共有经办人员 455 名，其中医药背景专业人员约占 51.4%，计算机信息背景专业人员约占 3.96%，财务会计背景人员约占 6.59%。同期，广州市基本医保参保人数约为 1302 万人，其中职工医保约为 803 万人，城乡居民医保约为 499 万人，生育保险、市直医保参保人员分别为628万和18万人，全部服务对象合计约为1948万人。经办机构的人均服务对象约为42813人。在面临巨大经办压力下，经办机构通过加强政策知识、业务操作技能培训等，提升队伍的业务能力；采取多种形式的思想教育，实现队伍服务意识的全面提升；同时借助信息技术等手段，保障了广州市的医保经办服务效率。

3. 信息系统建设

依据国家和广东省颁布的相关政策，广州市从2010年9月实施医疗保险市级统筹开始，逐步打破统筹区界限，在“五统一”的业务管理模式下，建立了全市统一的医保经办一体化信息系统。通过持续推进各系统建设，构建起广州医保信息化“1+9”模式，即包括一个医保核心系统和九个外围系统。实现以核心系统为基础，各系统间数据互通共用的信息系统一体化运作模式，保障了移动支付、异地就医介绍、药店联网监控、医保内控稽核、DIP付费、医疗救助、GPO药品采购等系统和平台的运转。目前，广州市已实现医疗保险、生育保险、长期护理保险等多险种信息系统合一，广州市医保信息系统覆盖所有医疗经办业务，为11个行政区的全部参保人员及市直机关医疗服务享受人员提供不间断服务；对全部“两定”机构管理实现系统覆盖。于2020年5月全面上线的医保智能监控系统，运用互联网、人工智能和多种数字技术进行风险识别，实现基金安全的全方位全流程保护。

医保信息化为经办服务效率提升发挥了重要作用。为方便群众办事，减少群众跑腿，广州医保现有查询和打印个人参保信息、生育津贴支付、临时异地就医人员备案等37项医保业务实现线上办理。线上办理的渠道包括：广东省政务服务网和“穗好办App”，同时实现与广州市一体化在线政务服务平台的连接，通过信息的联通减少业务办理所需提供的资料，推进医保业务全面实现网上办理和进度查询。[①] 另外，信息化的推行也有效保障了2019

① 《医保业务可线上办随时查询办理进度》，广州市人民政府，http://www.gz.gov.cn/xw/zwlb/bmdt/sylbzj/content/post_7218937.html，2021年4月13日。

年9月1日开始的医疗救助全城通办试点和异地住院医疗“一站式”结算的实现。

4. 经办服务能力建设

广州市的经办服务标准化建设较为完善。一方面，服务大厅及设施全面实现标准化，完成了广州市医保中心和分中心服务大厅的标准化建设，使医保服务的硬件水平得到大幅提升。建设后的医保中心根据服务对象的需求差异，分类开展建设，设置统一配置的等候区和电子叫号系统，并专门为高龄、残疾人员开辟绿色通道以提供优先服务。另一方面，经办服务的理念与品质全面提高。制定包括服务项目、条件、流程、结果在内的134项业务工作标准，并推广到全市所有医疗保险服务大厅，确保提供统一、规范和优质的医疗保险服务。

在具体实践中，广州市全面实现经办服务下沉。目前，全市城乡居民医保参保登记业务已全面下放到基层办理。除此之外，在越秀区、天河区等7个区，依据《广州市进一步放权强区改革工作方案》等文件精神，将1项到27项数量不等的医保事项下沉，下放到街（镇）办理的公共服务事项的人、财、物均由区保障。同时，积极引入社会力量参与医保经办。广州市通过公开招标，引入商业保险机构承办居民大病保险，进一步完善“政府主导，商保承办，风险共担”的居民大病保险承办模式。2018～2020年采用联合承办模式，引入了中国人寿广东省分公司和中国人保财险广东省分公司两家商业保险机构。

2020年1月，广州市人民政府印发实施新修订的《广州市医疗救助办法》，救助申请人可以在本市任一街道办事处（镇政府）提出医疗救助申请，实现了医疗救助全城通办。在医保、民政、卫健部门等跨部门和省、市结算跨平台信息互通共享的基础上，实现了申请材料的进一步精简和规范，实现了医疗救助的“一站式”结算服务。广州市的医疗救助服务能力位于全国领先水平。①

① 《新修订的〈广州市医疗救助办法〉印发实施》，广州市人民政府，http：//www.gz.gov.cn/zfjg/gzsylbzj/bmdt/content/post_5627699.html，2020年1月10日。

5. 经办管理能力建设

在风险内控建设方面，广州市制定了医疗保险经办业务风险评估、内部控制等方面的规章制度。通过建立经办业务考评及内控自查机制，健全内控组织体系，坚持对各区经办机构开展定期考核，构建起“审、防、控”三位一体的内部控制体系；① 同时，还通过明确经办风险管理责任制、设立经办风险管理牵头部门、确保经办风险管理制度到位等三大手段，实现了经办业务风险防控工作有效问责制和风险防控机制完善化、制度化、标准化、常态化。

在反医保欺诈方面，自 2018 年 9 月起，广州市医保局在全市范围内持续深入开展“打击医保欺诈骗保专项行动”，聚焦于医保领域违法违规和欺诈骗保行为，加大了对定点医药机构的监督检查和打击力度，取得显著成效。截至 2019 年底，全市对 131 家定点医疗机构和 203 家定点零售药店开展了现场检查，对 4580 家定点医药机构开展警示教育，处理违规定点医药机构 31 家，追回医保基金 700 多万元，对各类欺诈骗保行为产生有力震慑。

2019 年，广州市被确定为国家医保智能监控示范点，2020 年被确立为全国按病种分值付费试点城市。在按病种分值付费的基础上，广州市建设并进一步完善了药店联网监管系统、医保稽核系统、医保计算机审核系统等六个联动的监控信息系统，运用多种新技术手段，提高医保监控的智能化、信息化、可视化水平。通过广州药品和医用耗材采购平台，加强对定点医疗机构、药店的联网监控，实施对药品生产企业和医疗机构的采、配、用、付、管各环节动态监控，形成对医疗机构支付与监管的一体化管理模式。广州的改革经验得到国家医保局的肯定，2020 年“广州经验”向全国 27 个省份的 71 个城市试点推广。

2020 年 10 月、11 月，广州医用耗材采购交易平台和广州医用耗材集中采购综合监管平台相继启动，加上 2018 年启用的广州药品集团采购（GPO）

---

① 潘惠娟、李欣、张蕾：《广州市医保经办一体化垂直管理的实践与创新》，《中国医疗保险》2020 年第 6 期。

平台，全面实现了药品和耗材平台挂网采购，为有效落实国采、省采对药品和耗材采购中的监控要求提供了智能化的、科学可靠的基础。

（二）深圳市案例

深圳市在智慧化医保服务方面具有突出优势。深圳市在经办管理体制机制确立的基础上，改革经办服务提供模式，在智慧化建设的支持下，推进经办服务全面进驻基层政务服务大厅，有效实现了经办服务能力的全面提升。

1. 经办管理体制的建立

2019 年 1 月 30 日，深圳市医疗保障局正式成立。同年 3 月 22 日，成立医疗保险基金管理中心，是隶属于深圳市医疗保障局的直属事业单位，它又包括内设机构和外派机构两部分：内设机构承担统筹管理职能，内设 8 个职能部门，涉及基金管理、财务、定点机构管理等多个方面，全面承担全市医保业务一体化、集中化管理。外派机构包括福田、罗湖、盐田、南山、宝安、龙岗、龙华、坪山、光明和大鹏 10 个医保分中心，委托区医疗保障局管理，负责辖区的具体监督管理，并依法对辖区内定点机构和参保人的医保违法行为进行查处。

2. 经办服务队伍建设

截至 2021 年 6 月，深圳市医疗保险基金管理中心核定事业编制工作人员 122 名，负责全市 1637 万医疗保险参保人和 1321 万生育保险参保人的待遇保障、7135 家定点医药机构服务管理、400 多亿元的医保基金收支核算管理等经办工作，经办人均服务量位居全国经办机构首位。[①] 面对经办人员短缺的状况，他们主要通过加强医疗保障标准培训力度，实现从业人员知识结构的优化，同时借助信息技术手段，以满足医疗保障业务经办工作的要求。

3. 经办智慧化信息系统建设

深圳市医疗保障局成立后延续使用的是深圳社保信息系统，该系统的建设立足于深圳相关业务经办管理的实际，有较长的建设历史，较好地满足了

① 数据由深圳市医疗保障局提供。

从预约、经办、标准化、档案管理、内控、统计分析等12个方面工作的需要，同时通过市政务信息资源共享高效地提供给业务办理所需的数据和信息。这一信息系统保障了全市的基本医疗保险、生育保险及补充医疗保险经办业务一周7天24小时不间断的服务；并管理覆盖全市总数接近7000家的定点医药机构。同时，深圳市大力加强智能审核系统建设，通过信息化手段进一步促进对“两定”机构及参保人就医行为的监督管理，从多角度充实监管途径，以实现全流程监控的目标。深圳市于2021年8月15日正式切换启用国家医疗保障信息平台，推动经办服务能力进一步提升。

深圳市政务服务整体信息系统建设特色突出，形成了以广东政务服务网（深圳站）为中枢，包括市内发改、财政、公安、卫计、民政等38个主要政务服务主体的信息共享平台，实现以平台为基础的统一受理。2019年，推出“i深圳”统一政务服务App以推动业务服务的“掌上办”，进一步方便了医保业务的办理。目前已经实现参保人医保费用报销在本地和异地的全流程网办，以及重特大基本补充医疗保险、医疗救助的“一站式”待遇结算。同时，基于医保业务系统，提供线上签订协议书功能，2021年6月定点医疗机构覆盖率达85%，5439家医院完成线上签约。

4. 经办服务能力建设

与医疗保障局成立之前相比，深圳市医保业务办理网点大幅增加，通过增设医保自助设备等方式，在医保本部、各级行政服务大厅、市区级大型医院、部分大型社康中心等场所，为参保人提供医保自助服务，大大缩短排队等候时间，实现了医保“企业办事不出区，群众办事不出街道”的目标。截至2020年6月，医保业务已全部进驻全市10个区（新区）、74个街道行政服务大厅，已进驻社区党群服务中心842个，占全市党群服务中心的80%。医保办事网点从机构改革前的33个增加到929个，增加了27倍；窗口从48个增加到1127个，增加了近23倍，实现区、街道、社区三级服务大厅全覆盖，可以就近办、自助办、全城通办、即来即办，群众办事体验明显提升。对于省外异地就医费用，深圳市通过委托泰康人寿、中国人寿、泰康养老、平安养老4家商业保险机构，在深圳市参保人异地就医量最大的省外10个城市设立40个受理网点，就近收件受理和开展真实性核查。

通过简化流程、完善机制、多重审核，深圳市保障了经办服务能下沉、基层经办机构也能承接和有效管理防范风险，并最终实现办事材料在原有227个的基础上精简109个，流程在原有408个步骤的基础上简化了190个，以标准化方式下沉19项业务。自2021年8月30日起，全市各行政服务大厅统一使用市一窗受理系统办理19项医保政务服务事项。服务下沉带动了经办服务体系整体改革，实现了医疗保障公共服务的“就近办”“网上办”“掌上办”“当地办”，大大缩短业务办理的往返及等候时间，凭借“i深圳”、个人网上服务系统、电子医保凭证等信息化系统和电子证件，大幅提升了医疗保障经办服务效率。①

深圳市还通过引入社会力量参与医保经办，提升服务能力。深圳市以购买服务的方式引入具有丰富医疗费用审核经验的商业保险公司，对于医疗保险相关单据进行审核，提升了业务审核的效率，也在一定程度上缓解了医保经办机构人员不足的困难；同时充分利用银行众多的营业网点，把握参保人对银行办理业务接受度较高的特征，开展与银行合作办理医保业务，并在银行App上嵌入医保经办业务，促进了业务的多渠道兼容办理。目前深圳市已与建设银行及招商银行协议开展业务合作。

（三）中山市案例

中山市是医疗保障管理体制改革后全省首个成立医保经办机构和第一批上线国家医保信息系统的地市。中山市的医保经办管理在多个方面为全国提供了样板与经验。

1. 医保经办管理体制建设

2020年7月1日，中山市医疗保障事业管理中心正式挂牌成立，根据医疗保障业务经办工作需要，设立财务部、稽核部、窗口服务部等8个部

① 吴红艳：《践行先行示范使命努力打造医疗保障公共服务“深圳样板”——〈关于深化医疗保障制度改革的意见〉的学习体会》，《中国医疗保险》2020年第4期。

室。中心主要承担中山市本级医疗保障经办管理工作，如基本医疗、补充医疗、大病保险、生育保险、医疗救助和离休人员医疗保障、定点医疗机构和医药机构管理，负责全市相关经办工作的拟定、实施和业务指导。为健全经办管理内部治理，中心建立了主任办公（扩大）会议议事决策、重点工作督办、问责追究等 5 项工作机制。

2. 经办服务队伍建设

中山市医疗保障事业管理中心成立以来，设法引进高素质人才，编制人员公开招考的起步线大部分是研究生，专业人员通过公开选聘的方式优中择优。目前，中山医保经办队伍呈现“学历高、素质强、年轻化”特点，医保中心事业编制人员全部为本科及以上学历，35 岁以下干部占比为 58.83%。同时，还通过创新选人用人方式，多渠道招聘专业人才，通过创新交接培训方式提升工作人员能力，促使整个经办服务队伍素质不断提升。

3. 信息系统建设

作为全省第一批上线国家系统的地市，中山市于 2020 年初完成了定点医疗机构、医保医师、医保护士、定点零售药店、医保药师、医保门诊慢特病病种及按病种结算病种的基础信息维护上报工作，为医保信息化工作打下了良好的基础。2020 年 10 月，按照国家医保局、省医保局关于医保信息平台上线工作的部署，中山市全面启动国家医保信息平台上线工作，建立部门联动机制，各定点医疗机构和参与项目各厂商密切配合，在项目技术团队和全市医疗保障系统夜以继日的努力奋战下，顺利完成了系统需求分析、政策配置、数据转换、业务验证等上线准备工作，全力打造了标准化的新平台。

2021 年 1 月 1 日国家医疗保障信息平台上线后，通过平台的使用，逐步实现全国范围内医保业务编码标准、医保数据规范和医保经办服务的“三统一”，从而推动了医保经办管理服务精细化水平的提升。

4. 医保经办服务能力建设

中山市把窗口服务作为践行群众路线，打通为民服务“最后一公里”的头号工程来抓，严格落实“三公开”，即：服务事项公开、政策制度公开、办事流程公开；深化经办服务流程再造，推行“马上办、网上办、就近办、一次办”的“四办”服务模式。窗口人员统一着装、挂牌上岗、服务周到、举止文明；在经办机构和定点医疗机构摆放“业务办理一次性告知单”、张贴宣传彩页，开通24小时自助办理终端机，手把手帮办具体事项；同时创新延时办理，用心用情服务好每一位办事群众。窗口服务设立以来群众诉求办结率和满意率均达100%。

中山市全面落实医疗保障事项清单，贯彻以人民为中心的执政理念和服务意识，加大医保政务服务事项“四办”改革力度，加快推进全流程“网上办”，全面提升跨区域管理服务能力，力争为参保人提供更便捷更高效的医保服务。按照“六统一”和“四最”要求，中山市着力实现“群众办事不求人，最多只跑一次”的目标。中山市稳步推进全国统一医保信息平台建设，作为国家第一批试点，于2021年元旦实现新系统正式上线。通过开展一网通办、一站式联办、一体化服务，逐步实现医疗保障各项经办服务事项在互联网终端和移动终端办理，通过“数据多跑路”打通医疗保障经办政务服务的堵点和痛点，不断提升政务服务能力。

5. 医保经办管理能力建设

市医保中心成立以来，通过内设稽核部协助开展医疗保障监督检查工作，负责参保人医疗保障待遇的核查审定，对享受医疗保障情况进行稽核。稽核部同时负责医疗保障基金内部审计及医疗保障经办机构内控工作，指导和监督检查镇区医疗保障经办业务，并督促被稽核部门落实整改工作。此外，稽核部还负责医疗保险基金先行支付、欠费资金的追缴工作。

加强内控管理，稳筑风险防控新机制。市医保中心初步形成了以协议管理为基础、以智能监控为支撑、以总额控制为核心的医保监管新机制。一方面加强风险防控。建立和完善权限内控制度，制定《中山市社会保险信息系统新增用户和权限管理办法（征求意见稿）》《中山市医疗保险经办业务分级审批制度（征求意见稿）》《中山市医疗保障事业管理中心业务经办分级授权制度（征求意见稿）》等制度，落实新进人员岗前考核制。通过以案说法方式组织医保基金风险警示教育系列活动，增强风险防控意识。另一方面开展大数据技术监控。利用医疗知识库和大数据信息，对定点医疗机构就诊人数、病种、医疗总费用等医疗保险费用数据进行分析，对异常情况及时检查整改。同时建立医保审核结果公示及反馈系统，将可疑违规数据反馈给医疗机构，形成“事前提醒、事中监控、事后追责”的全方位监管。2020年1月至7月，通过第三方智能监控平台发现涉及的可疑违规单据数23997条，涉及可疑违规金额285.56万元。中心将监控情况按月及时反馈给医疗机构核实及修正，保障基金使用安全。

四　广东省进一步提升医保经办能力建设的方向

全面加强医保经办能力建设是深化医疗保障制度改革的重要任务，广东省在这方面取得了一定的成效。但为了更好适应群众对经办服务不断增长的需要、满足医保功能完善的需求和保障医疗保障基金的安全，未来仍需进一步加强经办能力建设。

（一）加快完善经办管理体制

截至2021年4月，广东省21个地市中有7个地市医保经办机构已完成与人社部门主管或政府直接管理的社保经办机构的分离，但仍有14个地市处于待明确之中。在未与社会保险经办机构实现分离的地市中，虽然医疗保险经办设置了专门的窗口和柜台，但是其人员队伍管理仍隶属于人社部门或为政府直接管理（惠州市社会保险基金管理局为政府直属），这就存在医保业务经办缺乏医疗保障行政部门直接有效约束的问题，因此需要尽快建立统一的经办服务管理体制，明确医保经办主体的权责关系，通过具有约束力的合约机制，确保医保经办责任的落实和经办质量的提升。

（二）进一步加强经办队伍建设

面对庞大的参保人群和快速增加的定点医药机构，医保经办机构需要扩大日常经办服务队伍和医保基金稽核监管队伍的规模。然而，由于编制增长受限，各地市医保经办机构主要采取聘用部分编外人员的方法进行补充，导致出现同一机构有两种甚至多种用工形式，同工不同酬的现象普遍，严重影响了经办队伍的稳定性，同时存在部分经办人员专业化程度较低，信息、审计、保险等专业人员较为缺乏的问题。人才队伍的问题可能导致经办机构在工作中出现业务短板，不利于医保经办机构全面开展医保服务创新，制约医保经办能力的提升。因此，亟待从宏观层面统筹考虑解决经办队伍的建设问题。

（三）进一步推动信息系统建设

信息化建设和应用作为提升医疗保障经办能力的重要抓手，是未来广东省医保经办能力建设的重要方向。在建立准确的参保信息基础数据库、实现参保登记信息的规范动态管理的基础上，需要尽快实现国家统一医保信息平台在全省上线后经办业务的“一网通办、一站式联办、一体化服务”目标。同时，应积极贯彻落实“互联网 +”电子政务、数字政府建设任务，加强与公安、民政、银行等部门信息互联共享，尤其是与社保信息系统的互联互通，充分利用互联网系统，实现数据与资料共享、业务系统信息共享，实现从业务经办到监督管理的数字化升级。

B.12
浙江省医疗保障地方立法探索

何文炯*

摘　要：　现代社会是法治社会，关乎全民切身利益的医疗保障更加需要有法制保障，但现行法律法规体系对医疗保障行为的规制明显缺失。在全面深化医疗保障制度改革的背景下，迫切需要加快医疗保障法制建设步伐。近年来，浙江省对此进行了积极探索，省人大常委会于2021年3月颁布了《浙江省医疗保障条例》，并于7月1日起正式施行。这是我国医疗保障领域第一部综合性、创制性地方性法规。该《条例》涵盖了医疗保障制度的目标、原则、体系框架和医疗保障基金、医疗保障待遇、经办和服务、监督管理、法律责任等内容，是一部完整的医疗保障法规。浙江省的立法成果不仅为其他省区市立法提供了经验，也为制定国家医疗保障法提供了有益的参考。当然，地方医疗保障立法还有一些值得探讨的问题，如医疗保障条例的框架结构、医疗保障体系和管理体制、基本医疗保障中的权利义务、基本医疗保险和医疗救助的制度及其运行机制、基本医疗保障资金管理和经办服务、医疗保障的社会参与、监督、法律责任等。

关键词：　医疗保障立法　地方立法　浙江探索

---

* 何文炯，博士，浙江大学教授，研究领域为社会保障和风险管理。本文写作过程中，浙江大学社会保障专业博士研究生胡晓毅同学提供了重要的帮助和支持，谨致谢意。

疾病风险是每一个社会成员的基本风险，因而医疗保障是现代社会保障体系中的重要项目，是保障国民健康权益乃至实现国家长治久安的基础性制度安排。20 多年来，根据中央的统一部署，浙江省在医疗保障领域进行了持续的改革探索，在制度建设、覆盖范围、规范管理和优质服务诸方面持续努力，取得了良好的成效。近年来，在中央全面深化医疗保障制度改革的背景下，浙江省致力于探索医疗保障事业的法治化，并将其列入浙江省人大的地方立法计划。2019 年，浙江省医疗保障局起草了《浙江省医疗保障条例》草案初稿；同时，浙江省人大法制工作委员会通过浙江省哲学社会科学规划办公室设立专项课题，委托浙江大学老龄和健康研究中心①研究并提出《浙江省医疗保障条例》草案专家建议稿。在各方的共同努力下，2021 年 3 月 26 日，浙江省第十三届人大常委会第二十八次会议通过了《浙江省医疗保障条例》，并于 2021 年 7 月 1 日起施行。这是我国医疗保障领域第一部综合性、创制性地方法规。本文着重讨论此项法规的立法意义及核心内容，并就与之相关的若干重要问题进行讨论。

一　浙江省医疗保障立法的重要意义

20 多年来，浙江省的医疗保障事业在不断改革中得到了长足的发展，职工基本医疗保险、城乡居民基本医疗保险和医疗救助制度的实施，有力地提升了全省居民的医疗保障水平，促进了人民群众健康水平的提高。目前，全省基本医疗保险参保率达到 99% 以上，基本实现了“全民医保”，同时商业性医疗保险和医疗慈善事业也得到了快速发展，多层次医疗保障体系正在逐步形成。在医疗保障改革与发展进程中，浙江省进行了许多卓有成效的探索与实践，尤其是在城乡居民基本医疗保险制度整合、医疗救助制度城乡一体化、异地就医直接结算、基本医疗保险付费机制改革、基本医疗保障智能

① 研究团队核心成员：何文炯、陈信勇、杨一心、胡晓毅、施红、刘晓婷、刘涛、陈安然、时明涛、王中汉。

化监控、基本医疗保障办事“最多跑一次”改革、罕见病医药费用保障等方面走在全国前列。

同时应该看到，医疗保障领域还存在诸多问题，尤其是医疗保障法制化建设相对滞后，从医疗保障制度政策设计到社会成员基本医疗保障权益保护，从医疗保障制度运行规范设置到医疗保障权利与义务关系调整，从医疗保障管理体制、服务供给到工作绩效评价，法律规范均不健全，这在一定程度上制约着浙江省医疗保障事业的高质量发展，也制约着医疗保障治理的现代化进程。目前，国家层面仅在《社会保险法》、《基本医疗卫生与健康促进法》和《社会救助暂行办法》中对医疗保障有若干原则性规定，但都十分简略且不具可操作性，可以说，医疗保障领域还没有一部系统的法律规范；而《医疗保障基金使用监督管理条例》则是针对医疗保障某一方面的专项法规。鉴于全国性的医疗保障综合性法律法规近期难以出台，作为经济社会发展、医疗保障改革探索和地方性立法创新走在全国前列的省份，浙江省认为有必要也有可能制定一部专门的医疗保障综合性地方法规，作为调整医疗保障制度运行中各类关系的法律依据。

（一）适应医疗保障管理体制改革

2018 年，在新一轮国家机构改革中，组建了专司医疗保障的行政部门，将原来分散在多个部门的行政职责进行整合，以解决医疗保障领域部门分治、制度政策差异、经办服务分离、资源信息分割等问题，实现医疗保障尤其是法定医疗保障制度的统一管理和统一规范。2018 年 10 月，浙江省医疗保障局正式挂牌成立，全省医疗保障事业发展进入统筹规划、统一管理、资源整合、信息一体、统一实施的新时期，原有的诸多政策规定已难以适应新的医疗保障管理体制，急需一部系统的医疗保障地方性法规。

（二）推动医疗保障事业高质量发展

经过长期努力，浙江省在医疗保障领域实现了快速发展，并在“健康浙江”[1] 建设方面发挥着重要作用。但是，医疗保障事业发展的质量还不高，基本医疗保障制度公平性不足、可持续性令人担忧、制度运行效率不高，尤其是基本医疗保障在解决重大疾病高额医疗费用支出方面所发挥的作用还不够。健全医疗保障法制，将有助于基本医疗保障制度的成熟定型，有益于保障城乡居民能够公平地享有基本医疗保障权，有益于基本医疗保险制度的长期持续健康运行，有益于补充性医疗保障的发展，也有益于提升全体社会成员的获得感、幸福感和安全感。

（三）提升医疗保障治理的水平

基本医疗保障制度是国家在民生保障领域的重大制度安排，医疗保障体系则是国家治理体系的重要组成部分。从国家层面看，目前主要通过《社会保险法》和《基本医疗卫生与健康促进法》规范基本医疗保障制度，但相关规定过于原则和粗放，而医疗救助和基金监督的立法层次较低，其依据分别是国务院颁布的《社会救助暂行办法》和《医疗保障基金使用监督管理条例》。按照中央的要求，浙江省要“努力成为新时代全面展示中国特色社会主义制度优越性的重要窗口”，要在省域治理现代化方面走在全国前列，同时要在地方立法创新方面走在全国前列，因此，浙江省有责任通过医疗保障立法的先行先试，为国家医疗保障立法探路，为实现医疗保障治理现代化做出应有的贡献。

（四）实现医疗保障地方立法创新

基于医疗保障制度发展的紧迫需要，在国家层面有关医疗保障的法律规范缺失的情况下，发达地区先行制定地方性法规具有必要性。事实上，近几年来医疗保障治理理念革新、医疗保障制度改革、管理体制改革均取得了较大进展，目标已经明确，路径日益清晰，因此，医疗保障治理手段也应由人治向法治转变，需要尽快制定医疗保障专项法规，给人民群众以清晰、稳定

① 浙江省政府 2012 年正式提出“健康浙江”的方略，以此替代原先的“卫生强省”。

的保障预期。[①] 为此，浙江省应当且可以通过医疗保障地方性立法，为国家医疗保障立法创新做出应有的贡献。

二 《浙江省医疗保障条例》的核心内容

2021年3月，浙江省人大常委会通过的《浙江省医疗保障条例》（以下简称《条例》）是我国医疗保障领域第一部综合性地方法规。《条例》共8章，分别是总则、医疗保障体系、医疗保障基金、医疗保障待遇、经办和服务、监督管理、法律责任、附则，全部内容可以从浙江省人大官方网站上查阅，限于篇幅，这里重点介绍其核心内容。[②]

（一）推进医保、医疗、医药联动改革

医疗保障涉及众多的社会主体，是一个复杂的运行系统，推进医疗保障治理现代化，需要坚持系统集成、协同高效，在医保、医疗、医药联动改革中系统推进。据此，《条例》主要做了以下规定。

一是在明确医疗保障事业发展原则的同时，强调“三医联动”。《条例》第3条以党的十九大关于社会保障事业发展方针为指引，就医疗保障事业发展方针做了刻画，在此基础上明确提出医保、医疗、医药三个方面的改革要联动。

二是规定医疗保障与基本公共卫生服务的衔接配合。这是根据中共中央、国务院关于医疗保障制度深化改革有关精神做出的规定，明确二者要在疾病预防、诊断、治疗、护理和康复等方面的衔接配合，从而实现健康事业的持续发展。

---

① 郑功成：《希望我国的医疗保障发展之路能够按照高质量要求越走越好》，《中国医疗保险》2020年第6期。

② 这一部分内容重点参考了浙江省人大常委会委员、法制委员会主任委员丁祖年先生在《浙江省医疗保障条例》新闻发布会（2021年4月16日）上所做的关于《浙江省医疗保障条例》的主要内容介绍。

三是规定基本医疗保险支付规则与分级诊疗制度相衔接。[1] 分级诊疗制度是实现医疗服务资源优化配置的重要制度安排，也有益于基本医疗保障资源的合理利用，因而《条例》第 32 条强调医疗保障部门要与有关部门合作，健全基本医疗保障基金支付与分级诊疗制度的衔接，引导参保人员在基层医疗服务机构接受常见病、慢性病等治疗服务和各类健康管理服务。

四是规定药品、医用耗材带量采购和药品供应保障机制。药品、医用耗材的供应和质量、价格，直接关系到医疗保障服务的质量，也关系到医疗保障基金的效益，因而《条例》第 43 条明确规定，医疗保障部门应当与相关部门协同，组织开展药品和医用耗材集中带量采购工作，建立健全相关的工作机制，包括药品、医用耗材供应企业的产品质量和供应能力调查、评估、考核、监测等。第 41 条还规定了对药品和医用耗材采购配送、动态监测、货款结算、信用评价等方面的管理要求。

（二）加强数字化医疗保障建设

数字化治理是浙江省的重要特色，各部门、各行业都要按照省里确定的数字浙江建设目标，落实相关的工作要求和工作机制。为此，该《条例》按照浙江省整体智治的要求，就提高医疗保障领域数字化治理水平，做了以下若干规定。

一是建立医疗保障数字化平台。《条例》第 7 条规定，全省要建立统一、高效、兼容、便捷、安全的医疗保障数字化平台，并与浙江省公共数据平台有机结合，努力实现部门之间、地区之间的信息共享，切实推进医疗保障管理服务的智慧化，进而提升医疗保障治理能力，并适应长三角一体化的趋势。

二是规定医疗保障经办服务规范和医药费用即时联网结算。《条例》第 36 条明确规定，医疗保障经办机构应当就其经办的业务制定清晰的规范，形成标准化的流程并向全社会公开，以方便老百姓。同时，积极推进医疗保

① 申曙光、杜灵：《我们需要什么样的分级诊疗?》，《社会保障评论》2019 年第 4 期。

障经办服务的线上办理，完善省内外医保异地即时结算机制，推进基本医疗保障各项制度的费用即时联网结算和“一站式”办理。

三是积极推进互联网医疗服务。《条例》第 40 条就定点医疗机构开展远程诊疗、在线复诊、处方线上流转等互联网医疗服务做出明确规定，并提出推广电子凭证、电子病历、电子处方、电子票据及其应用。

四是实行医疗救助网上审核结算。《条例》第 45 条就医疗保障经办机构、定点医疗机构和社会救助经办机构（民政部门）的网上审核与合作机制做出了规定，明确支持医疗救助网上审核，方便群众并提高效率。

五是加强医保智能监管和智能审核。浙江是智能化监管和审核走得较早的省份，《条例》第 46 条就医疗保障部门运用智慧化手段进行基本医疗保障相关业务审核、处置，以及基本医疗保险基金运行风险分析做出了规定，同时要求定点医药机构应当及时报送相关信息。

六是强调网络安全和信息安全。《条例》第 51 条就医疗保障领域网络运行安全保障和基本医疗保障数据的管理和应用做出了明确规定，并落实了医疗保障行政部门的责任。此外，还规定了基本医疗保障经办机构、药械集中采购机构、定点医药机构及其从业人员对医疗保障相关数据的保护义务。

（三）建立健全多层次医疗保障体系

基于不同人群的多层次需要，医疗保障体系也应当是多层次的，这是 20 多年前就已经明确提出的改革发展目标，但长期以来，我国的基本医疗保障发展较快，补充性医疗保障发展缓慢，多层次医疗保障体系迄今尚未形成。在中央制定的全面深化医疗保障制度改革顶层设计中，再次强调要加快建设多层次医疗保障体系，据此，浙江省明确提出“到 2030 年，多层次医疗保障制度体系全面建成”这一目标。为此，《条例》做了以下规定。

一是建立健全多层次医疗保障体系。《条例》第 8 条按照中央有关文件的表述，就多层次医疗保障体系的主要项目做了规定，包括政府主导的基本医疗保险、医疗救助和由民间举办的商业医疗保险和医疗慈善等。

二是分别明确了基本医疗保障各项目的保障对象和保障内容。《条例》

第 9 条和第 10 条就职工基本医疗保险、城乡居民基本医疗保险的参保对象和保障责任做出了规定，其中包括强制参保、参保和选择参保三类情况，第一类是指国家机关、企业事业单位、社会团体、社会服务机构、有雇工的个体工商户等用人单位及其职工；第二类是指城乡居民；第三类是指无雇工的个体工商户、未在用人单位参加职工基本医疗保险的非全日制从业人员以及其他灵活就业人员，他们可以自主选择参加职工基本医疗保险或者城乡居民基本医疗保险。《条例》第 12 条还规定了医疗救助对象是符合条件的困难群众。

三是鼓励发展补充性医疗保障。《条例》第 13 条和第 15 条，分别就商业医疗保险、职工互助医疗保险和慈善医疗等做了规定，明确表示支持其发展。

（四）提高基本医疗保险统筹层次

根据现行制度安排，基本医疗保险是我国医疗保障体系中的主体性项目，惠及全体社会成员，并且需要投入大量的资金和社会资源。为此，需要采用适宜的统筹层次，即行政管理层级。由于历史和现实的诸多原因，与其他省份一样，浙江省基本医疗保险的统筹层次较低、制度政策不统一、基金分散管理，造成了不同统筹地区之间社会成员的基本医疗保险权益不同、地区之间基本医疗保险制度的运行成本不同，影响着基本医疗保险制度的公平性。为此，按照中央和浙江省的有关精神，《条例》第 17 条规定职工基本医疗保险、城乡居民基本医疗保险分别以设区的市为统筹地区实行基金统筹，逐步推进省级统筹。

（五）规范统一基本医疗保险资金的筹集政策

在现行制度框架下，基本医疗保险制度运行需要大量的资源，对经济社会有较大的影响。由于统筹层次较低，浙江省各地基本医疗保障资金筹集的政策差异较大，直接导致基本医疗保障制度运行成本的差异，从而影响地区之间的均衡发展。为了改变这一状况，《条例》做了如下规定。

一是明确基本医疗保险基金管理原则。《条例》第 18 条对此做了规定，其核心是收支平衡、略有结余，强调保障基金稳定、可持续运行。此外还规定了税务机关依法征收基本医疗保险费的职责，并规定相关信息要与医疗保障部门和财政部门保持及时沟通。

二是明确职工基本医疗保险费的缴费基数和比率。《条例》第 19 条就职工基本医疗保险的用人单位和参保者个人缴费标准做了规定，明确用人单位的缴费比率下限为 5.5%。此外，还就缴费基数确定方式和灵活就业人员的缴费原则做了规定。

三是明确城乡居民基本医疗保险筹资规则。《条例》第 22 条规定了城乡居民基本医疗保险的筹资额标准，明确规定筹资额不低于统筹地区上一年度居民人均可支配收入的 2.5%，而且还规定参保人员个人缴费不低于总筹资额的三分之一。此外，还明确了若干特殊困难群体的保费补贴规则。

四是明确并统一了参保职工的最低缴费年限。根据《社会保险法》的规定，各地都建立了最低缴费年限制度，但各地规定的最低缴费年限存在差异，这次立法将进行统一。《条例》第 21 条明确规定职工最低缴费年限为 20 年，同时还规定可以延续补缴或者一次性补缴。

（六）进一步统一基本医疗保障待遇

现代社会中，基本医疗保障权已经被公认为国民的一项基本权益，为社会成员提供基本医疗保障则是政府的一项基本公共服务。但是，由于历史和现实的诸多原因，城乡之间、地区之间和人群之间的基本医疗保障权益不同，因而需要从基本公共服务均等化的要求出发，尽快改变这种状况。据此，《条例》做了以下规定。

一是统一职工基本医疗保险待遇开始享受的时间。职工参保后何时开始享受基本医疗保险的保障待遇？过去各地有不同的规定，此次立法将其统一。《条例》第 28 条和第 29 条分别就职工和灵活就业人员做了同样的规定，即参保后的第二个自然月起即可享受职工基本医疗保险的保障待遇。

二是统一职工基本医疗保险中断缴费的待遇恢复享受时间。参保者由于各种原因中断缴费，其待遇如何恢复？过去各地规则不同，此番立法将其统一。《条例》第 28 条和第 29 条分别就职工和灵活就业人员参加职工基本医疗保险后的待遇暂停和恢复进行了统一规定。

三是统一城乡居民基本医疗保险参保人员中途参保政策。这一规则过去各地也不相同，此次立法将其统一。《条例》第 31 条规定，参保人员按时缴纳保险费者，每年 1 月 1 日起开始享受当年待遇；未按时缴纳保险费者，可以在当年补缴其全年个人缴费部分后，第三个自然月起开始享受待遇。

四是明确基本医疗保险基金支付的医疗费用范围。《条例》第 32 条就此项基金的支付范围做了明确规定，这里有三个要件：基本医疗保险目录范围，在定点医药机构接受医药服务，报销规则（起付线、封顶线和报销比率）。至于起付线、封顶线和报销比率的具体标准，则由统筹地区据情确定。

五是明确特殊病种和慢性病的特殊保险待遇。根据全国统一的政策精神，《条例》第 33 条对属于基本医疗保险规定范围内的特殊病种或慢性病，明确规定适当提高报销比率；但特殊病种和慢性病的范围，授权省医疗保障部门确定。

（七）完善经办服务体系

基本医疗保障制度属于基本公共服务的范畴，其经办服务也是一种基本公共服务，它是医疗保障体系运行的重要环节，直接体现医疗保障制度运行的效率、体现基本医疗保障经办机构提供基本公共服务的能力和水平，与社会成员的获得感密切相关。为此，浙江省致力于建设便捷高效的基本医疗保障服务体系，并在《条例》中做了以下规定。

一是实行定点医药机构协议管理制度，明确权利义务关系。《条例》第 37 条规定了定点医药机构与医疗保障经办机构之间的关系，明确医疗保障经办机构可以按照规定或服务协议之约定，对定点医药机构进行考核和管理，其中包括定点医药机构的退出机制；还明确规定定点医药机构及其从业人员应当遵守国家和省有关规定以及定点服务协议的约定。

二是建立健全基本医疗保险付费机制。基本医疗保险付费机制建设是一个世界性难题，这些年来各地都在探索。《条例》第 38 条要求健全基本医疗保险基金总额预算管理下的多元复合的支付方式，努力实现合理控制医疗费用，以提高基本医疗保险基金的使用效率。

三是建立健全医疗服务项目价格管理机制。医疗服务项目及其价格是医疗保障支付体系的重要组成部分，各地都在积极探索，努力做到既支持医疗服务创新、又保持基本医疗保险基金可承受。为此，《条例》第 39 条要求健全医疗服务项目价格管理机制，简化医疗服务价格项目申报流程；同时要健全市场主导的药品和医用耗材价格形成机制。

四是加强集中采购平台产品交易管理。药品和医用耗材与医疗保障制度运行成本有直接关系，《条例》明确要求加强省级药品和医用耗材集中采购平台的产品交易管理。第 41 条和第 42 条就市场化准入和退出机制、医保支付标准与集中采购价格协同、相关企业的诚信等问题做了具体规定。

五是充分发挥中医药优势。中医药在医药服务和医疗保障事业中占有特殊地位，因而《条例》第 44 条规定，在制定基本医疗保障政策和药物政策时，要听取中医药主管部门的意见，注重发挥中医药的优势；同时还规定要鼓励和支持中医医疗机构参与基本医疗保险定点服务。

（八）加强监督管理

基本医疗保障制度需要通过筹资、给付和资金管理等诸多环节才能实现其制度目标，尤其是在给付环节，由于医药服务的复杂性，其管理和服务均表现出多样性和复杂性，因此，除了明确各主体的职责定位并建立相应的规则外，还需要建立科学监督机制并采取有效的监督方法。基于此，《条例》根据学界最新的研究、业界最新的实践，并依照《医疗保障基金使用监督管理条例》，做了以下规定。

一是明确相关单位和个人在接受监督检查时的配合义务。为了保障医疗保障部门和相关部门监督职责的有效履行，《条例》第 47 条规定，被监督检查的单位和个人应当予以协助和配合，并实事求是地提供有关信息和资料，不得拒绝、阻碍检查人员依法执行公务。

二是明确对违反协议管理的定点医药机构可以采取的处理措施，以及定点医药机构的相关救济途径。《条例》第 48 条就医疗保障经办机构对定点医药机构违反服务协议行为的处置方式做了规定，包括督促协议履行、暂停或者不予拨付费用、追回违规费用、中止或者解除协议等。同时规定了定点医药机构寻求救济的几种基本方法和途径。

三是规定了针对涉嫌骗取基本医疗保险基金行为的调查程序。《条例》第 50 条就各类主体涉嫌骗保行为的调查程序做了规定，并对调查过程中相关问题的处置做出了相应的规定。

四是加强对相关人员的信用管理。医疗保障制度运行中涉及众多的主体，需要每一位参与者恪守信用。《条例》第 52 条规定要对相关主体的信用进行管理，重点是参保人员、参保单位、医药机构及其医保医师、药师等从业人员，要求完善医疗保障信息归集和信用评价机制，逐步形成守信联合激励、失信联合惩戒的机制。

三　关于医疗保障地方立法的若干讨论

从 2019 年开始的一年多时间里，笔者带领由社会保障学界和法学界学者共同组成的研究团队，将法学基本原理与医疗保障理论和具体实践相结合，全面系统地回顾了浙江省医疗保障改革与发展历史，在充分把握浙江省医疗保障事业发展的现实、深入借鉴国内外典型地区的经验和教训基础上，就浙江省医疗保障地方立法及相关问题进行了系统而深入的研究，许多建议已经得到立法机关的采纳并体现在《条例》中。这里以浙江省为例，就地方医疗保障立法的若干问题进行讨论，供有关方面参考。

（一）关于医疗保障条例的框架结构

本研究团队在学理分析和调查研究的基础上，提出了《浙江省医疗保障条例》（建议稿）。建议稿共有九章，包括总则、基本医疗保险、医疗救助、资金管理、基本医疗保障服务、社会参与、监督管理、法律责任、附则，共计57条。这里把“基本医疗保险”和“医疗救助”这两个最重要的基本医疗保障项目分别单独成章以体现其重要性，再与后面的“社会参与”一章相结合，构成一个多层次医疗保障体系。“资金管理”和“基本医疗保障服务”系针对基本医疗保障而言，加上后面的“监督管理”构成政府医疗保障部门及其经办机构业务活动的一个完整过程。

第一章“总则”着重阐明立法宗旨、多层次医疗保障体系、本条例适用范围、立法原则、参保者和用人单位的权利义务、各级政府、各部门和人民团体的职责，以及宣传工作等。

第二章“基本医疗保险”着重规定基本医疗保险制度及其参保对象、缴费主体、缴费基数、缴费比率、缴费年限、保障范围、支付范围、待遇标准确定和调整、费用结算和大病保险项目等。

第三章“医疗救助”着重规定救助对象、救助方式、资格认定、一站式结算、疾病应急救助制度等。

第四章“资金管理”着重规定基金管理原则、财政专户、预算管理和统筹层次、医疗救助资金管理等。

第五章“基本医疗保障服务”着重规定“三医”联动、经办机构、经办服务、数字化服务、协议管理、定价机制、支付机制、集中采购、中医药发展、工作机制、医疗救助服务等。

第六章“社会参与”着重规定补充性医疗保险、医疗慈善、舆论宣传等。

第七章“监督管理”着重规定人大监督、行政部门监督、信用管理、监督措施、定点机构义务、定点机构服务限制期、定点机构及其从业人员禁止行为、协议执行监督、经办机构监督措施、社会监督等。

第八章“法律责任”规定上位法规定的法律责任、定点医药机构法律责任、参保人员法律责任、定点医药机构以外的组织或个人法律责任、主管部门和有关部门责任等。

第九章“附则”规定外国人参保和实行开始时间等。

（二）关于医疗保障体系和管理体制

地方医疗保障立法，需要着重解决好体系结构与管理体制问题：

一是需要明确多层次医疗保障体系的制度框架，科学界定基本医疗保障和补充性医疗保障的职责定位。基本医疗保障是以国家法律为依据、由政府利用国家强制力组织实施的医疗保障项目，目前有基本医疗保险和医疗救助两类项目，至于城乡居民大病保险（以下简称“大病保险”）这是一个定位不清晰的项目，[①] 因而在此类法规中应淡化处理。尽管大病保险业务由保险公司经办，但其资金主要来自基本医疗保险基金，且主办者主要是政府医疗保障部门，因而建议将其归入基本医疗保险范畴为宜。补充性医疗保障是社会成员在已经取得基本医疗保障权的基础上，希望获得更好医疗保障的一类医疗保障，如互助合作性医疗保险、商业性医疗保险、慈善医疗救助等，这是社会成员个人、家庭或用人单位的自主自愿自费行为，国家要通过立法（如《保险法》等）予以规范，由政府承担监管之责。

二是需要明确省市县和乡镇各级人民政府负责本行政区域内的医疗保障工作，并要求卫生健康、药品监督管理、财政、民政、劳动就业、社会保险、市场监督管理、发展改革、公安、农业农村、教育、退役军人事务等其他有关部门以及国家派驻本地的税务、金融监督管理等机构，按照各自职责负责医疗保障相关工作，还要对村民（居民）委员会和各人民团体、社会团体的医疗保障职责做出规定。

三是考虑到医疗保障技术原理和制度政策的复杂性，地方性法规还需要规定县级以上人民政府及其有关部门应采取有效措施，做好宣传工作，增强公民的医疗保障意识。

此外，有人主张把长期照护保险制度列入《浙江省医疗保障条例》，本研究团队认为长期照护保险不属于医疗保障的范畴，因而建议不予列入。

---

① 何文炯：《大病保险辨析》，《中国医疗保险》2014 年第 7 期。

（三）关于基本医疗保障中的权利与义务

任何法律规范，都必须清晰地阐明当事人的权利与义务关系。现代社会中，医疗保障权已经被确认为国民的一项基本人权，因而医疗保障地方立法首先必须阐明国民的基本医疗保障权益，规定地方政府通过建立基本医疗保险制度和医疗救助制度，保障公民在患病时获得物质帮助和医药服务的权利，这里包括社会成员的基本医疗保险参保权益、享受基本医疗保险和医疗救助待遇的条件和具体规则，如基本医疗保险目录、定点规则、医药费用报销规则等，并列明不予支付的范围。其次是明确社会成员为取得此项权益而应尽的义务，尤其是参保者及其用人单位缴纳医疗保险费的责任，以及遵守基本医疗保障相关规则的责任。再次是写明基本医疗保险参保者的知情权，如参保者有权查询医疗保险缴费记录、医疗保险权益记录和所在单位为其缴费的情况。最后是明确各级政府财政部门对基本医疗保险基金的兜底责任、对城乡居民基本医疗保险的保费补助责任和对医疗救助的筹资责任。

（四）关于基本医疗保险制度及其运行机制

根据现行制度安排，基本医疗保险是现行基本医疗保障体系的主体且技术复杂、内容丰富，因而需要独立成章并有较大的篇幅。

一是应当明确赋权，规定基本医疗保险制度覆盖全民。每一位社会成员均有权参加基本医疗保险，并就职工基本医疗保险和城乡居民基本医疗保险这两个项目的参保对象和缴费主体分别载明。既然是国民的基本权益，用人单位为其员工办理职工基本医疗保险，或者其他社会成员参加城乡居民基本医疗保险，只需要到有关部门或机构登记并如实告知有关信息即可，不需要任何形式的“批准”，这就需要对现行《社会保险法》相应条款进行修改。①

① 何文炯：《社会保险费征缴：体制改革与法制完善》，《探索》2020 年第 3 期。

二是社会成员参加基本医疗保险后能够享受的待遇保障，这是社会成员普遍关注的问题。地方立法应当就基本医疗保险的保障范围予以清晰的刻画，明确基本医疗保险基金可以支付参保人员在定点医药机构发生的符合基本医疗保险目录范围的费用，同时明确该基金不予支付的情况，用正反两个方面的刻画方式，容易把问题说得更为清晰，类似于商业保险条款中的“保险责任”和“除外责任”。考虑到疾病谱改变、医疗技术的进步、药品的创新和社会成员需求的变化等因素，地方立法需要规定，基本医疗保险待遇标准根据当地经济社会发展水平、医疗消费水平、基本医疗保险基金筹集和运行情况等合理确定和调整，与医疗服务供给侧改革配套，同时还要规定基本医疗保险目录实行动态调整。

三是在明确基本医疗保险的保障待遇之后，必须明确筹资规则。只有筹集足够的资金，才能保障参保者得到相应的待遇保障。因此，地方立法必须规定基本医疗保险的筹资规则。众所周知，筹资规模决定于待遇保障，待遇水平一定，则筹资规模随之确定，此即“以支定收”的原则。一般地说，筹资水平由缴费基数、缴费比率和缴费年限等因素决定，为了使社会成员和用人单位拥有稳定的预期，地方立法需要就职工、灵活就业人员和城乡居民的缴费基数、缴费比率的确定方法做出清晰的规定。在现行“退休后不再缴纳社会保险费”的规则之下，还要明确规定参保职工的最低缴费年限，即缴费达到一定年限方可在退休后不缴费但可享受基本医疗保险待遇。

四是要规定参保人员医药费用中应当由基本医疗保险基金支付的部分，由医疗保障经办机构与定点医药机构直接结算。这里包括在统筹地区内发生的医药费用和统筹地区外发生的医药费用，通过便捷化的方式支付，为参保者提供便利。多年来，浙江省一直在探索跨统筹地区的基本医疗保险即时网络结算并取得了实质性进展，2010 年底开始，借助社会保障卡，通过“一个平台、一份标准、一张专网、一套流程、一张卡”，建立全省异地就医数据交换中心，实现了参保人员在全省范围内的异地就医即时网络结算。最近几年，长三角地区和全国的异地就医联网即时结算体系也在积极推动之中。

为此，地方立法应当就异地就医结算机制做出明确规定，不断提高基本医疗保险的便捷性。

（五）关于医疗救助制度及其运行机制

医疗救助是一项重要的基本医疗保障制度，因而地方医疗保障立法应当对此做出专门规制。

一是需要明确医疗救助的对象。将绝对贫困人员和因病致贫人员纳入医疗救助的保障范围。

二是需要明确医疗救助的主要方式，目前主要是资助参保和医疗费用救助两种。一般地说，医疗救助对象由民政部门进行资格认定，医疗保障部门和卫生健康部门则应做好医疗救助便捷结算服务工作。

三是应当明确应急救助。即对需要急救但身份不明或者无力支付急救费用的急重危伤病患者，给予疾病应急救助。

此外，关于罕见病医药费用保障亦应有相应的规定。前些年浙江省在罕见病医药费用保障方面进行了积极的探索，被称为“浙江模式”；有条件的地方需要从本地实际出发积极探索，据情就罕见病医药费用救助问题做出规定，如浙江省规定“按照省医疗保障部门的规则实行专项救助”。

（六）关于基本医疗保障资金管理

医疗保障资金是医疗保障制度运行的财务基础，其专业性和复杂性都很强，同时惠及每一位社会成员，其规模巨大，社会影响则更大。从资金性质看，基本医疗保障资金包括基本医疗保险基金和医疗救助专项资金；从资金运动过程看，医疗保障资金包括筹集、给付和投资运营等环节。根据现行规则，基本医疗保险基金由税务机关征收，按照以支定收、略有结余的原则筹集，[①] 因而地方医保立法对基本医疗保障资金管理应当进行规制。

一是必须明确缴费主体、缴费基数和缴费比率或缴费额度等。从多年的

① 何文炯、杨一心：《社会医疗保险筹资若干问题辨析》，《中国医疗保险》2011 年第 3 期。

实践看，缴费基数的真实性十分重要，因而需要就缴费基数的核定方法做出明确规定，以确保缴费基数的真实性，从而使得缴费比率处于适当的水平。

二是关于保险金的给付。这里最为重要的是医疗保障经办机构与定点医药机构之间的结算关系，即采用什么样的方法，使得在医药机构发生的费用是合理的。由于医药服务特别是医疗服务的复杂性，医疗保障经办机构与定点医药机构之间的付费机制建设变得十分重要，是多年来一直在探索的事情，包括总额预算、DRGs 等。由于缺乏成熟的支付方式，建议在地方立法时要对各类支付机制创新的探索予以支持。

三是对于基本医疗保险基金（含大病保险基金），需要明确规定实行收支两条线和财政专户管理。同时要采用适宜的统筹层次，加强基本医疗保险基金的预算管理和绩效管理。根据中央的精神，基本医疗保险基金实行市级统收统支，医疗救助资金管理和使用与基本医疗保险统筹层次相适应。

此外，为增强基本医疗保险基金管理的科学性，各统筹地区应当建立基本医疗保险精算制度，健全基金运行风险预警和处理机制，必要时建立区域调剂平衡机制。

（七）关于基本医疗保障经办服务

基本医疗保障体系的有效运行，需要医疗保障、医疗服务和药品生产流通等相关领域的政策统筹和协同管理，其中基本医疗保障经办服务机构扮演着重要的角色。这一机构既要向参保主体提供基本医疗保险参保登记、保费缴纳和费用结算等服务，也要向定点医药机构提供协议管理服务，这不仅与社会成员的获得感直接相关，还与整个体系的运行效率紧密相连。为此，地方立法需要明确做出以下规定。

一是经办服务机构应当按照职责分工及时为用人单位和参保人员建立档案，完整、准确记录基本医疗保险登记、缴费、待遇支付等个人权益的相关信息，并提供查询、咨询等相关服务。

二是医疗保障部门及其经办服务机构应当在医疗救助对象识别、分段救助、一站式结报等方面提供便捷的医疗救助服务。

三是医疗保障部门及其经办服务机构要充分发挥医疗保障部门积极的战略购买者功能，增强参保者医药服务的可及性，并建立健全医药服务项目价格管理机制、完善支付机制、落实药品、医用耗材集中采购、鼓励支持中医药事业发展。

四是强调数字化服务，明确医疗保障部门建立统一、高效、兼容、便捷、安全的基本医疗保障数字化平台，依托公共数据平台推进部门之间信息交换共享和有效利用，提升医疗保障领域的治理能力，同时注重互联网医疗保障服务发展，推广电子凭证、电子病历、电子处方、电子票据的应用，优化医疗保障线上服务。

（八）关于社会参与

医疗保障体系嵌入于整体社会运行体系之中，只有全社会的参与和支持才能使其有效运行，因而需要高度重视医疗保障事业的社会参与。为此，地方立法至少需要做出如下规定。

一是发展补充性医疗保险。这是根据多层次医疗保险体系建设思路提出的，在基本医疗保险之上发展互助合作性医疗保险和商业性医疗保险，这里的关键是明晰基本医疗保险的职责定位，给参保者以稳定的预期，从而提高他们参与和获得补充性医疗保险的内在动力，满足个性化的医疗保障需求。

二是发展医疗慈善事业。尽可能调动民间社会力量，为困难群体提供医疗帮扶。这里的关键是建立健全信息沟通机制，并通过税收等优惠政策鼓励民间慈善者参与。

三是加强舆论宣传和监督。通过积极而正面的社会舆论，培育互助共济、诚实守信的医疗保障文化，同时对医疗保障领域发生的各种不良行为进行监督。

（九）关于监督管理

医疗保障是一个复杂的运行系统，不仅主体众多，而且业务复杂，专业性技术性强，因而不仅需要各主体有清晰的定位、严密的规制，而且需要加强日常的监督管理。为此，地方立法需要做出如下规定。

一是明确各级人民代表大会及其常务委员会对医疗保障工作的监督检查职责。包括听取并审议医疗保障领域的专项报告、进行执法检查等。

二是规定医疗保障主管部门和其他行政部门及有关机构的监督职责。各机构根据自身的职责进行监督，同时还需要规定这些机构实行监督时可以采取的监督措施。

三是规定建立医疗保障信用管理机制。包括明确有关部门对参保人员、参保单位、经办机构、医药机构及其医保医师、药师等从业人员的信用管理，进行信息归集、信用评价并形成分级分类管理机制，将信用评价结果与定点医药机构绩效考评、参保人员服务供给、药械集中采购等活动相结合，按照有关规定实施守信联合激励和失信联合惩戒。

四是明确基本医疗保障经办服务机构与定点医药机构需要订立互相监督的协议，规定经办服务机构和定点医药机构的监督措施。此外，还要规定定点医药机构的义务、定点医药机构及其从业人员的禁止行为。

五是规定任何单位或个人有权对违反医疗保障相关法律法规的行为进行举报、投诉，医疗保障等有关部门、经办服务机构应当及时受理，依法调查处理，以加强社会监督。

（十）关于法律责任

明确法律责任及其落实机制，是确保法规得以有效执行的重要机制，对于医疗保障事业健康发展至关重要。为此，地方立法需要明确规定相关主体违反法规应承担的法律责任，除上位法规定的法律责任之外，地方立法需要做出如下规定。

一是定点医疗机构、定点药店及其工作人员可能产生的典型违法行为及其惩罚措施。

二是参保人员可能产生的典型违法行为及其惩罚措施。

三是定点医药机构以外的组织或个人可能产生的典型违法行为及其惩罚措施。

四是基本医疗保障主管部门和有关部门及其工作人员可能产生的典型违法行为及其惩罚措施。

附　　录

Appendixes

B.13
附录1　中共中央、国务院关于深化医疗保障制度改革的意见

（中发〔2020〕5号，2020年2月25日）

医疗保障是减轻群众就医负担、增进民生福祉、维护社会和谐稳定的重大制度安排。党中央、国务院高度重视人民健康，建立了覆盖全民的基本医疗保障制度。党的十八大以来，全民医疗保障制度改革持续推进，在破解看病难、看病贵问题上取得了突破性进展。为深入贯彻党的十九大关于全面建立中国特色医疗保障制度的决策部署，着力解决医疗保障发展不平衡不充分的问题，现就深化医疗保障制度改革提出如下意见。

一　总体要求

（一）指导思想。以习近平新时代中国特色社会主义思想为指导，全面贯彻党的十九大和十九届二中、三中、四中全会精神，坚持以人民健康为中心，加快建成覆盖全民、城乡统筹、权责清晰、保障适度、可持续的多层次

医疗保障体系，通过统一制度、完善政策、健全机制、提升服务，增强医疗保障的公平性、协调性，发挥医保基金战略性购买作用，推进医疗保障和医药服务高质量协同发展，促进健康中国战略实施，使人民群众有更多获得感、幸福感、安全感。

（二）基本原则。坚持应保尽保、保障基本，基本医疗保障依法覆盖全民，尽力而为、量力而行，实事求是确定保障范围和标准。坚持稳健持续、防范风险，科学确定筹资水平，均衡各方缴费责任，加强统筹共济，确保基金可持续。坚持促进公平、筑牢底线，强化制度公平，逐步缩小待遇差距，增强对贫困群众基础性、兜底性保障。坚持治理创新、提质增效，发挥市场决定性作用，更好发挥政府作用，提高医保治理社会化、法治化、标准化、智能化水平。坚持系统集成、协同高效，增强医保、医疗、医药联动改革的整体性、系统性、协同性，保障群众获得高质量、有效率、能负担的医药服务。

（三）改革发展目标。到 2025 年，医疗保障制度更加成熟定型，基本完成待遇保障、筹资运行、医保支付、基金监管等重要机制和医药服务供给、医保管理服务等关键领域的改革任务。到 2030 年，全面建成以基本医疗保险为主体，医疗救助为托底，补充医疗保险、商业健康保险、慈善捐赠、医疗互助共同发展的医疗保障制度体系，待遇保障公平适度，基金运行稳健持续，管理服务优化便捷，医保治理现代化水平显著提升，实现更好保障病有所医的目标。

二　完善公平适度的待遇保障机制

公平适度的待遇保障是增进人民健康福祉的内在要求。要推进法定医疗保障制度更加成熟定型，健全重特大疾病医疗保险和救助制度，统筹规划各类医疗保障高质量发展，根据经济发展水平和基金承受能力稳步提高医疗保障水平。

（四）完善基本医疗保险制度。坚持和完善覆盖全民、依法参加的基本医疗保险制度和政策体系，职工和城乡居民分类保障，待遇与缴费挂钩，基金分别建账、分账核算。统一基本医疗保险统筹层次、医保目录，规范医保支付政策确定办法。逐步将门诊医疗费用纳入基本医疗保险统筹基金支付范围，改革职工基本医疗保险个人账户，建立健全门诊共济保障机制。

（五）实行医疗保障待遇清单制度。建立健全医疗保障待遇清单制度，规范政府决策权限，科学界定基本制度、基本政策、基金支付项目和标准，促进医疗保障制度法定化、决策科学化、管理规范化。各地区要确保政令畅通，未经批准不得出台超出清单授权范围的政策。严格执行基本支付范围和标准，实施公平适度保障，纠正过度保障和保障不足问题。

（六）健全统一规范的医疗救助制度。建立救助对象及时精准识别机制，科学确定救助范围。全面落实资助重点救助对象参保缴费政策，健全重点救助对象医疗费用救助机制。建立防范和化解因病致贫返贫长效机制。增强医疗救助托底保障功能，通过明确诊疗方案、规范转诊等措施降低医疗成本，提高年度医疗救助限额，合理控制贫困群众政策范围内自付费用比例。

（七）完善重大疫情医疗救治费用保障机制。在突发疫情等紧急情况时，确保医疗机构先救治、后收费。健全重大疫情医疗救治医保支付政策，完善异地就医直接结算制度，确保患者不因费用问题影响就医。探索建立特殊群体、特定疾病医药费豁免制度，有针对性免除医保目录、支付限额、用药量等限制性条款，减轻困难群众就医就诊后顾之忧。统筹医疗保障基金和公共卫生服务资金使用，提高对基层医疗机构的支付比例，实现公共卫生服务和医疗服务有效衔接。

（八）促进多层次医疗保障体系发展。强化基本医疗保险、大病保险与医疗救助三重保障功能，促进各类医疗保障互补衔接，提高重特大疾病和多元医疗需求保障水平。完善和规范居民大病保险、职工大额医疗费用补助、公务员医疗补助及企业补充医疗保险。加快发展商业健康保险，丰富健康保险产品供给，用足用好商业健康保险个人所得税政策，研究扩大保险产品范围。加强市场行为监管，突出健康保险产品设计、销售、赔付等关键环节监管，提高健康保障服务能力。鼓励社会慈善捐赠，统筹调动慈善医疗救助力量，支持医疗互助有序发展。探索罕见病用药保障机制。

三　健全稳健可持续的筹资运行机制

合理筹资、稳健运行是医疗保障制度可持续的基本保证。要建立与社会主义初级阶段基本国情相适应、与各方承受能力相匹配、与基本健康需求相协调的筹资机制，切实加强基金运行管理，加强风险预警，坚决守住不发生系统性风险底线。

（九）完善筹资分担和调整机制。就业人员参加基本医疗保险由用人单位和个人共同缴费。非就业人员参加基本医疗保险由个人缴费，政府按规定给予补助，缴费与经济社会发展水平和居民人均可支配收入挂钩。适应新业态发展，完善灵活就业人员参保缴费方式。建立基本医疗保险基准费率制度，规范缴费基数政策，合理确定费率，实行动态调整。均衡个人、用人单位、政府三方筹资缴费责任，优化个人缴费和政府补助结构，研究应对老龄化医疗负担的多渠道筹资政策。加强财政对医疗救助投入，拓宽医疗救助筹资渠道。

（十）巩固提高统筹层次。按照制度政策统一、基金统收统支、管理服务一体的标准，全面做实基本医疗保险市地级统筹。探索推进市地级以下医疗保障部门垂直管理。鼓励有条件的省（自治区、直辖市）按照分级管理、责任共担、统筹调剂、预算考核的思路，推进省级统筹。加强医疗救助基金管理，促进医疗救助统筹层次与基本医疗保险统筹层次相协调，提高救助资金使用效率，最大限度惠及贫困群众。

（十一）加强基金预算管理和风险预警。科学编制医疗保障基金收支预算，加强预算执行监督，全面实施预算绩效管理。适应异地就医直接结算、“互联网 + 医疗”和医疗机构服务模式发展需要，探索开展跨区域基金预算试点。加强基金中长期精算，构建收支平衡机制，健全基金运行风险评估、预警机制。

四　建立管用高效的医保支付机制

医保支付是保障群众获得优质医药服务、提高基金使用效率的关键机制。要聚焦临床需要、合理诊治、适宜技术，完善医保目录、协议、结算管理，实施更有效率的医保支付，更好保障参保人员权益，增强医保对医药服务领域的激励约束作用。

（十二）完善医保目录动态调整机制。立足基金承受能力，适应群众基本医疗需求、临床技术进步，调整优化医保目录，将临床价值高、经济性评价优良的药品、诊疗项目、医用耗材纳入医保支付范围，规范医疗服务设施支付范围。健全医保目录动态调整机制，完善医保准入谈判制度。合理划分中央与地方目录调整职责和权限，各地区不得自行制定目录或调整医保用药限定支付范围，逐步实现全国医保用药范围基本统一。建立医保药品、诊疗项目、医用耗材评价规则和指标体系，健全退出机制。

（十三）创新医保协议管理。完善基本医疗保险协议管理，简化优化医药机构定点申请、专业评估、协商谈判程序。将符合条件的医药机构纳入医保协议管理范围，支持"互联网＋医疗"等新服务模式发展。建立健全跨区域就医协议管理机制。制定定点医药机构履行协议考核办法，突出行为规范、服务质量和费用控制考核评价，完善定点医药机构退出机制。

（十四）持续推进医保支付方式改革。完善医保基金总额预算办法，健全医疗保障经办机构与医疗机构之间协商谈判机制，促进医疗机构集体协商，科学制定总额预算，与医疗质量、协议履行绩效考核结果相挂钩。大力推进大数据应用，推行以按病种付费为主的多元复合式医保支付方式，推广按疾病诊断相关分组付费，医疗康复、慢性精神疾病等长期住院按床日付费，门诊特殊慢性病按人头付费。探索医疗服务与药品分开支付。适应医疗服务模式发展创新，完善医保基金支付方式和结算管理机制。探索对紧密型医疗联合体实行总额付费，加强监督考核，结余留用、合理超支分担，有条件的地区可按协议约定向医疗机构预付部分医保资金，缓解其资金运行压力。

五 健全严密有力的基金监管机制

医疗保障基金是人民群众的“保命钱”，必须始终把维护基金安全作为首要任务。要织密扎牢医保基金监管的制度笼子，着力推进监管体制改革，建立健全医疗保障信用管理体系，以零容忍的态度严厉打击欺诈骗保行为，确保基金安全高效、合理使用。

（十五）改革完善医保基金监管体制。加强医保基金监管能力建设，进一步健全基金监管体制机制，切实维护基金安全、提高基金使用效率。加强医疗保障公共服务机构内控机构建设，落实协议管理、费用监控、稽查审核责任。实施跨部门协同监管，积极引入第三方监管力量，强化社会监督。

（十六）完善创新基金监管方式。建立监督检查常态机制，实施大数据实时动态智能监控。完善对医疗服务的监控机制，建立信息强制披露制度，依法依规向社会公开医药费用、费用结构等信息。实施基金运行全过程绩效管理，建立医保基金绩效评价体系。健全医疗保障社会监督激励机制，完善欺诈骗保举报奖励制度。

（十七）依法追究欺诈骗保行为责任。制定完善医保基金监管相关法律法规，规范监管权限、程序、处罚标准等，推进有法可依、依法行政。建立医疗保障信用体系，推行守信联合激励和失信联合惩戒。加强部门联合执法，综合运用协议、行政、司法等手段，严肃追究欺诈骗保单位和个人责任，对涉嫌犯罪的依法追究刑事责任，坚决打击欺诈骗保、危害参保群众权益的行为。

六 协同推进医药服务供给侧改革

医药服务供给关系人民健康和医疗保障功能的实现。要充分发挥药品、医用耗材集中带量采购在深化医药服务供给侧改革中的引领作用，推进医保、医疗、医药联动改革系统集成，加强政策和管理协同，保障群众获得优质实惠的医药服务。

（十八）深化药品、医用耗材集中带量采购制度改革。坚持招采合一、量价挂钩，全面实行药品、医用耗材集中带量采购。以医保支付为基础，建立招标、采购、交易、结算、监督一体化的省级招标采购平台，推进构建区域性、全国性联盟采购机制，形成竞争充分、价格合理、规范有序的供应保障体系。推进医保基金与医药企业直接结算，完善医保支付标准与集中采购价格协同机制。

（十九）完善医药服务价格形成机制。建立以市场为主导的药品、医用耗材价格形成机制，建立全国交易价格信息共享机制。治理药品、高值医用耗材价格虚高。完善医疗服务项目准入制度，加快审核新增医疗服务价格项目，建立价格科学确定、动态调整机制，持续优化医疗服务价格结构。建立医药价格信息、产业发展指数监测与披露机制，建立药品价格和招标采购信用评价制度，完善价格函询、约谈制度。

（二十）增强医药服务可及性。健全全科和专科医疗服务合作分工的现代医疗服务体系，强化基层全科医疗服务。加强区域医疗服务能力评估，合理规划各类医疗资源布局，促进资源共享利用，加快发展社会办医，规范“互联网+医疗”等新服务模式发展。完善区域公立医院医疗设备配置管理，引导合理配置，严控超常超量配备。补齐护理、儿科、老年科、精神科等紧缺医疗服务短板。做好仿制药质量和疗效一致性评价受理与审评，通过完善医保支付标准和药品招标采购机制，支持优质仿制药研发和使用，促进仿制药替代。健全短缺药品监测预警和分级应对体系。

（二十一）促进医疗服务能力提升。规范医疗机构和医务人员诊疗行为，推行处方点评制度，促进合理用药。加强医疗机构内部专业化、精细化管理，分类完善科学合理的考核评价体系，将考核结果与医保基金支付挂钩。改革现行科室和个人核算方式，完善激励相容、灵活高效、符合医疗行业特点的人事薪酬制度，健全绩效考核分配制度。

七　优化医疗保障公共管理服务

医疗保障公共管理服务关系亿万群众切身利益。要完善经办管理和公共服务体系，更好提供精准化、精细化服务，提高信息化服务水平，推进医保治理创新，为人民群众提供便捷高效的医疗保障服务。

（二十二）优化医疗保障公共服务。推进医疗保障公共服务标准化规范化，实现医疗保障一站式服务、一窗口办理、一单制结算。适应人口流动需要，做好各类人群参保和医保关系跨地区转移接续，加快完善异地就医直接结算服务。深化医疗保障系统作风建设，建立统一的医疗保障服务热线，加快推进服务事项网上办理，提高运行效率和服务质量。

（二十三）高起点推进标准化和信息化建设。统一医疗保障业务标准和技术标准，建立全国统一、高效、兼容、便捷、安全的医疗保障信息系统，实现全国医疗保障信息互联互通，加强数据有序共享。规范数据管理和应用权限，依法保护参保人员基本信息和数据安全。加强大数据开发，突出应用导向，强化服务支撑功能，推进医疗保障公共服务均等可及。

（二十四）加强经办能力建设。构建全国统一的医疗保障经办管理体系，大力推进服务下沉，实现省、市、县、乡镇（街道）、村（社区）全覆盖。加强经办服务队伍建设，打造与新时代医疗保障公共服务要求相适应的专业队伍。加强医疗保障公共管理服务能力配置，建立与管理服务绩效挂钩的激励约束机制。政府合理安排预算，保证医疗保障公共服务机构正常运行。

（二十五）持续推进医保治理创新。推进医疗保障经办机构法人治理，积极引入社会力量参与经办服务，探索建立共建共治共享的医保治理格局。规范和加强与商业保险机构、社会组织的合作，完善激励约束机制。探索建立跨区域医保管理协作机制，实现全流程、无缝隙公共服务和基金监管。更好发挥高端智库和专业机构的决策支持和技术支撑作用。

八 组织保障

（二十六）加强党的领导。各级党委和政府要把医疗保障制度改革作为重要工作任务，把党的领导贯彻到医疗保障改革发展全过程。严格按照统一部署，健全工作机制，结合实际制定切实可行的政策措施。将落实医疗保障制度改革纳入保障和改善民生的重点任务，确保改革目标如期实现。

（二十七）强化协同配合。加强医疗保障领域立法工作，加快形成与医疗保障改革相衔接、有利于制度定型完善的法律法规体系。建立部门协同机制，加强医保、医疗、医药制度政策之间的统筹协调和综合配套。国务院医疗保障主管部门负责统筹推进医疗保障制度改革，会同有关部门研究解决改革中跨部门、跨区域、跨行业的重大问题，指导各地区政策衔接规范、保障水平适宜适度。

（二十八）营造良好氛围。各地区各部门要主动做好医疗保障政策解读和服务宣传，及时回应社会关切，合理引导预期。充分调动各方支持配合改革的积极性和主动性，凝聚社会共识。重要改革事项要广泛听取意见，提前做好风险评估。遇到重大情况，及时向党中央、国务院请示报告。

B.14
附录2　国务院办公厅关于建立健全职工基本医疗保险门诊共济保障机制的指导意见

（国办发〔2021〕14号，2021年4月13日）

各省、自治区、直辖市人民政府，国务院各部委、各直属机构：

为进一步健全互助共济、责任共担的职工基本医疗保险（以下简称职工医保）制度，更好解决职工医保参保人员门诊保障问题，切实减轻其医疗费用负担，按照党中央、国务院关于深化医疗保障制度改革任务部署，经国务院同意，现就建立健全职工医保门诊共济保障机制提出如下意见。

一　总体要求

（一）指导思想。以习近平新时代中国特色社会主义思想为指导，全面贯彻党的十九大和十九届二中、三中、四中、五中全会精神，既尽力而为、又量力而行，坚持人人尽责、人人享有，完善制度、引导预期，加快医疗保障重点领域和关键环节改革，将门诊费用纳入职工医保统筹基金支付范围，改革职工医保个人账户，建立健全门诊共济保障机制，提高医保基金使用效率，逐步减轻参保人员医疗费用负担，实现制度更加公平更可持续。

（二）基本原则。坚持保障基本，实行统筹共济，切实维护参保人员权益。坚持平稳过渡，保持政策连续性，确保改革前后待遇顺畅衔接。坚持协同联动，完善门诊保障机制和改进个人账户制度同步推进、逐步转换。坚持因地制宜，在整体设计基础上，鼓励地方从实际出发，积极探索增强职工医保门诊保障的有效途径。

二 主要措施

（三）增强门诊共济保障功能。建立完善职工医保普通门诊费用统筹保障机制，在做好高血压、糖尿病等群众负担较重的门诊慢性病、特殊疾病（以下统称门诊慢特病）医疗保障工作的基础上，逐步将多发病、常见病的普通门诊费用纳入统筹基金支付范围。普通门诊统筹覆盖职工医保全体参保人员，政策范围内支付比例从50%起步，随着医保基金承受能力增强逐步提高保障水平，待遇支付可适当向退休人员倾斜。针对门诊医疗服务特点，科学测算起付标准和最高支付限额，并做好与住院费用支付政策的衔接。同步完善城乡居民基本医疗保险门诊统筹，并逐步提高保障水平。

根据医保基金承受能力，逐步扩大由统筹基金支付的门诊慢特病病种范围，将部分治疗周期长、对健康损害大、费用负担重的疾病门诊费用纳入共济保障，对部分适合在门诊开展、比住院更经济方便的特殊治疗，可参照住院待遇进行管理。不断健全门诊共济保障机制，逐步由病种保障向费用保障过渡。将符合条件的定点零售药店提供的用药保障服务纳入门诊保障范围，支持外配处方在定点零售药店结算和配药，充分发挥定点零售药店便民、可及的作用。探索将符合条件的“互联网+”医疗服务纳入保障范围。

（四）改进个人账户计入办法。科学合理确定个人账户计入办法和计入水平，在职职工个人账户由个人缴纳的基本医疗保险费计入，计入标准原则上控制在本人参保缴费基数的2%，单位缴纳的基本医疗保险费全部计入统筹基金；退休人员个人账户原则上由统筹基金按定额划入，划入额度逐步调整到统筹地区根据本意见实施改革当年基本养老金平均水平的2%左右。个人账户的具体划入比例或标准，由省级医保部门会同财政部门按照以上原则，指导统筹地区结合本地实际研究确定。调整统筹基金和个人账户结构后，增加的统筹基金主要用于门诊共济保障，提高参保人员门诊待遇。

（五）规范个人账户使用范围。个人账户主要用于支付参保人员在定点医疗机构或定点零售药店发生的政策范围内自付费用。可以用于支付参保人员本人及其配偶、父母、子女在定点医疗机构就医发生的由个人负担的医疗费用，以及在定点零售药店购买药品、医疗器械、医用耗材发生的由个人负担的费用。探索个人账户用于配偶、父母、子女参加城乡居民基本医疗保险等的个人缴费。个人账户不得用于公共卫生费用、体育健身或养生保健消费等不属于基本医疗保险保障范围的支出。健全完善个人账户使用管理办法，做好收支信息统计。

（六）加强监督管理。完善管理服务措施，创新制度运行机制，引导医疗资源合理利用，确保医保基金稳定运行，充分发挥保障功能。严格执行医保基金预算管理制度，加强基金稽核制度和内控制度建设。建立对个人账户全流程动态管理机制，加强对个人账户使用、结算等环节的审核。强化对医疗行为和医疗费用的监管，严肃查处“挂床”住院、诱导住院等违法违规行为。建立医保基金安全防控机制，严厉打击欺诈骗保行为，确保基金安全高效、合理使用。创新门诊就医服务管理办法，健全医疗服务监控、分析和考核体系，引导定点医疗机构规范提供诊疗服务。加快全国统一的医疗保障信息平台建设，推进门诊费用异地就医直接结算。通过协同推动基层医疗服务体系建设、完善家庭医生签约服务、规范长期处方管理等，引导参保人员在基层就医首诊。结合完善门诊慢特病管理措施，规范基层定点医疗机构诊疗及转诊等行为。

（七）完善与门诊共济保障相适应的付费机制。对基层医疗服务可按人头付费，积极探索将按人头付费与慢性病管理相结合；对日间手术及符合条件的门诊特殊病种，推行按病种或按疾病诊断相关分组付费；对不宜打包付费的门诊费用，可按项目付费。科学合理确定医保药品支付标准，引导医疗机构和患者主动使用疗效确切、价格合理的药品。

三　组织实施

（八）加强组织领导。建立健全职工医保门诊共济保障机制是深化医疗保障制度改革的重要内容，涉及广大参保人员切身利益，政策性和技术性强。各省级人民政府要高度重视，切实加强领导，建立协调机制，抓好工作落实。国家医保局、财政部要会同相关部门加强对各地的工作指导，上下联动，形成合力。

（九）积极稳妥推进。各省级人民政府要按照本意见要求，统筹安排，科学决策，在2021年12月底前出台实施办法，指导各统筹地区推进落实，可设置3年左右的过渡期，逐步实现改革目标。各统筹地区要结合本地实际，进一步明确和细化政策规定，妥善处理好改革前后的政策衔接，确保参保人员待遇平稳过渡，已经开展相关工作的要进一步规范政策标准，尚未开展相关工作的要积极稳妥启动实施。

（十）注重宣传引导。要创新宣传方式，丰富宣传手段，广泛开展宣传，准确解读政策。充分宣传建立健全职工医保门诊共济保障机制对减轻参保人员医疗费用负担、促进制度更加公平更可持续的重要作用，大力宣传医疗保险共建共享、互助共济的重要意义。要建立舆情监测和处置机制，积极主动回应社会关切，营造良好舆论氛围。

B.15
附录3　2020年全国医疗保障事业发展统计公报*

（国家医疗保障局，2021 年 6 月 8 日）

2020 年是新中国历史上极不平凡的一年，全国各级医疗保障部门坚持以习近平新时代中国特色社会主义思想为指导，贯彻落实党的十九大和十九届二中、三中、四中、五中全会精神，坚持稳中求进工作总基调，统筹疫情防控和医疗保障高质量发展，奋力夺取医保扶贫全面胜利，扎实做好“六稳”工作，全面落实“六保”任务，积极构建中国特色医疗保障制度框架，坚持不懈推进重大改革，实现医疗保障运行平稳，基金安全可持续，群众待遇稳步提升，中国特色医疗保障制度建设取得明显进展。

一　医疗保险

2020 年参加全国基本医疗保险①（以下简称基本医保）136131 万人，参

* 本公报中部分数据因四舍五入，总计与分项合计略有差异。

① ［1］全国基本医疗保险含职工基本医疗保险、城乡居民基本医疗保险。生育保险基金并入职工基本医疗保险基金核算，不再单列生育保险基金收入，在职工基本医疗保险统筹基金待遇支出中设置生育待遇支出项目。

［2］受疫情影响，2020 年 2 ~7 月全国多地实施阶段性减半征收职工医保单位缴费，累计减征约 1649 亿元，职工医保收入较上年下降。若剔除减征因素的影响，职工医保基金总收入（含生育保险）较上年增长 9.6%。

［3］2019 年起政策范围内住院费用基金支付比例和实际住院费用基金支出比例计算口径调整，为基金支出全口径，将个人账户支出纳入基金支出统计，即基金支出为统筹基金、个人账户、补充医疗保险等其他基金支付之和。个人负担计算口径也相应调整，个人账户支出不纳入个人负担统计。

（转下页注）

保率稳定在95%以上。2020年，全国基本医保基金（含生育保险）总收入24846亿元，比上年增长1.7%，占当年GDP比重约为2.4%；全国基本医保基金（含生育保险）总支出21032亿元，比上年增长0.9%，占当年GDP比重约为2.1%；全国基本医保基金（含生育保险）累计结存31500亿元，其中职工基本医疗保险（以下简称职工医保）个人账户累计结存10096亿元。

（一）职工基本医疗保险

1. 参保人数持续增加。参加职工医保34455万人，比上年增加1530万人，增长4.6%。其中在职职工25429万人，比上年增长5.0%；退休职工9026万人，比上年增长3.7%。在职退休比为2.82，较上年上升0.04。

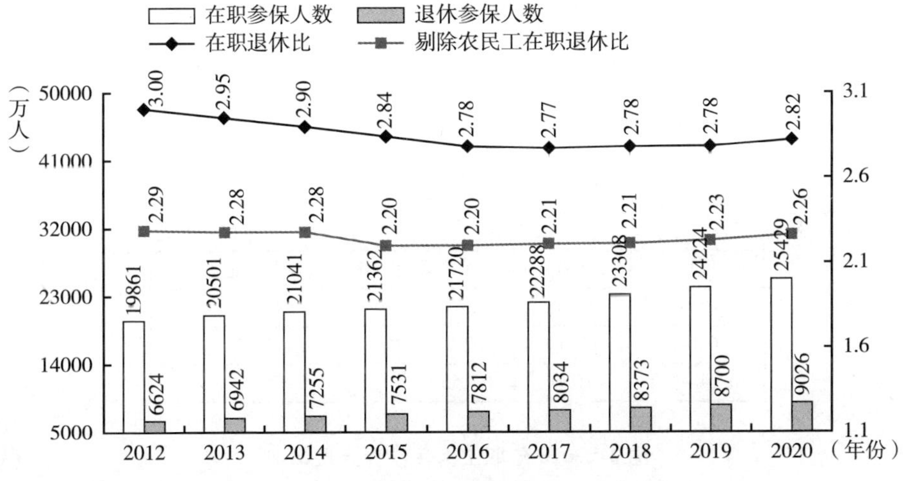

图1　2012～2020年职工医保参保人员结构

（接上页注①）[4] 职工医保医疗总费用含在医疗机构普通门急诊费用、门诊大病费用、住院费用以及个人账户在定点零售药店支出费用。除此项外，其他职工医保有关费用和待遇等数据均不含定点零售药店发生费用。

[5] 2013年起，各省份按照国家要求整合城镇居民医保和新农合两项制度，建立统一的城乡居民医保，参保人、基本收支、人均筹资、享受待遇情况等受该因素影响较大。本公报中，除特别说明，城乡居民基本医疗保险2018年及以前相关指标数据均不含当年未整合的新农合。

[6] 注：生育保险参保范围为单位在职职工，不包括退休人员。

[7] 注：生育医疗费用和女职工生育津贴（产假，计划生育手术休假期间的替代性工资）。

企业、机关事业、灵活就业等其他人员三类参保人（包括在职职工和退休人员）分别为23317万人、6387万人、4751万人，分别比上年增加1050万人、155万人、325万人，分别占参保总人数的67.7%、18.5%和13.8%，构成比例与上年基本一致。职工医保统账结合和单建统筹参保人员分别为31735万人、2720万人，分别占职工医保参保总人数的92.1%和7.9%。

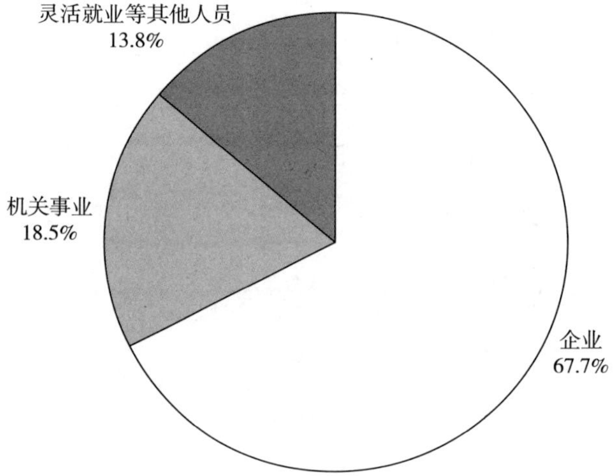

单位：万人

项目	企业	机关事业	灵活就业等其他人员
2019年	22267	6232	4426
2020年	23317	6387	4751
2020年增加	1050	155	325

图2　2020年职工医保参保人员情况

2. 基金收支规模基本稳定。2020年，职工医保基金（含生育保险）收入15732亿元，比上年减少0.7%[2]。基金（含生育保险）支出12867亿元，比上年增长1.6%。2020年，职工医保统筹基金（含生育保险）收入9145亿元，比上年减少8.6%；统筹基金（含生育保险）支出7931亿元，比上年减少0.1%；统筹基金（含生育保险）当期结存1214亿元，累计结存（含生育保险）15327亿元。2020年，职工医保个人账户收入6587亿元，比上年增长12.8%；个人账户支出4936亿元，比上年增长4.5%；个人账户当期结存 1650 亿元，累计结存 10096 亿元。

3. 享受待遇人次减少。受疫情影响，2020 年就诊量同比上年有所减少。参加职工医保人员享受待遇 17.9 亿人次，比上年减少 15.6%。其中：普通门急诊 15.0 亿人次，比上年减少 16.7%；门诊慢特病 2.3 亿人次，比上年减少 8.8%；住院 0.5 亿人次，比上年减少 12.3%。

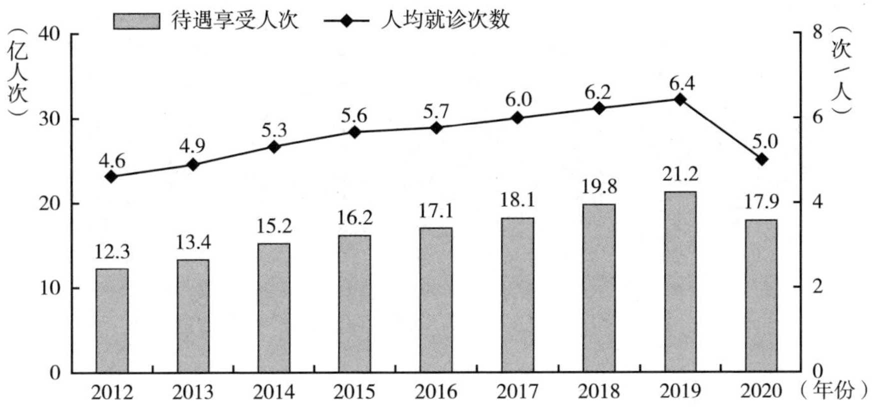

图 3　2012～2020 年职工医保享受待遇人次和人均待遇次数

2020 年，职工医保参保人员人均就诊 5.0 次，比上年减少 1.4 次；住院率 15.9%，比上年下降 2.8 个百分点。其中：在职职工住院率为 8.6%，比上年下降 1.5 个百分点；退休人员住院率为 36.0%，比上年下降 6.5 个百分点。

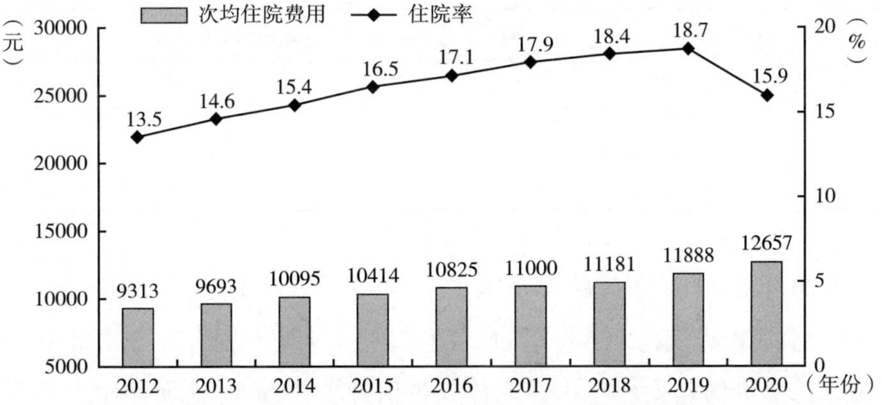

图 4　2012～2020 年职工医保次均住院费用和住院率

4. 次均住院费用持续增长。2020 年，全国职工医保次均住院费用为 12657 元，比上年增长 6.5%。

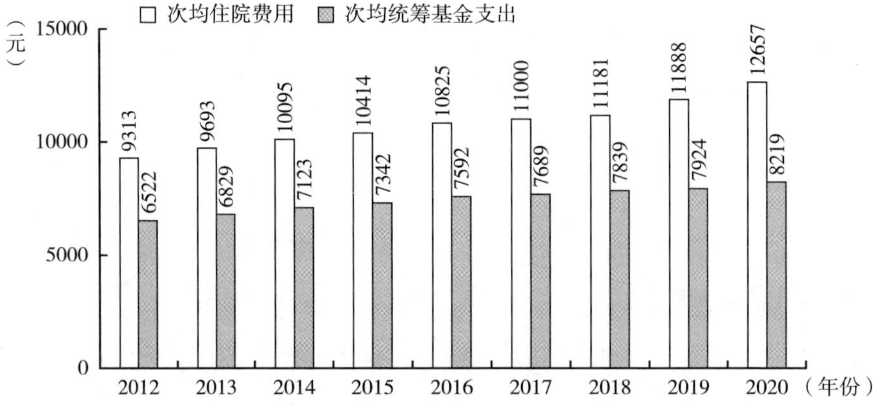

图 5　2012～2020 年职工医保次均住院费用和统筹基金支出

5. 住院报销水平保持稳定。职工医保政策范围内住院费用基金支付 85.2%[3]。二级、一级以下医疗机构政策范围内住院费用基金支付分别为 86.9%、88.7%，分别高于三级医疗机构 2.6 个、4.4 个百分点。

表 1　2020 年职工医保各级医疗机构住院费用支付比例

单位：%

级别 \ 比例	政策内支付比例
全国平均	85.2
三级	84.3
二级	86.9
一级及以下	88.7

2020 年职工医保参保人员医疗总费用 13357 亿元[4]，比上年下降 4.6%，其中医疗机构发生费用 11281 亿元，个人账户在药店支出费用 2076 亿元。医疗机构发生费用中，退休人员医疗费用 6683 亿元，比上年下降 5.3%；在职职工医疗费用 4598 亿元，比上年下降 6.5%。

（二）城乡居民基本医疗保险[5]

1. 参保人数略有减少。2020 年，参加全国城乡居民基本医疗保险（以下简称居民医保）101676 万人，比上年减少 0. 8%。其中成年人、中小学生儿童、大学生分别为 75010 万人、24610 万人、2056 万人，分别比上年增长 −2. 5%、4. 6%、1. 7%，分别占参保总人数的 73. 8%、24. 2%、2. 0%。

2. 基金收入规模不断扩大。2020 年，居民医保基金收入 9115 亿元，支出 8165 亿元，分别比上年增长 6. 3%、−0. 3%。2020 年，居民医保基金当期结存 949 亿元，累计结存 6077 亿元。2020 年，居民医保人均筹资 833 元。

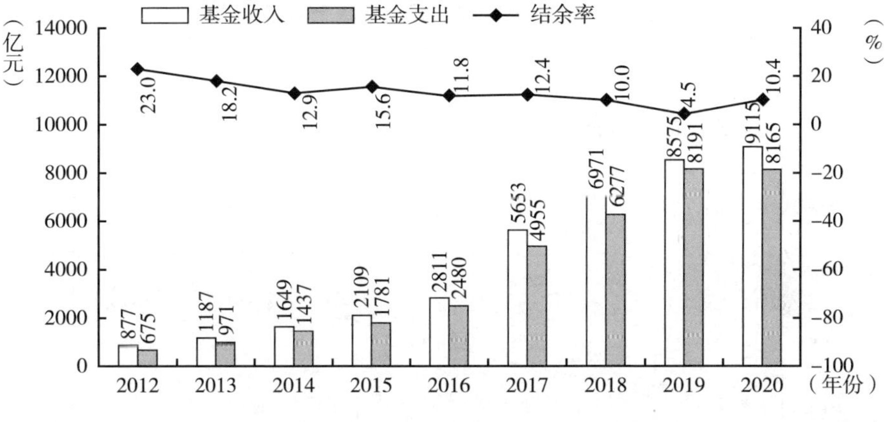

图 6　2012 ~ 2020 年居民医保基金收支情况

3. 享受待遇人次和医疗费用有所下降。受疫情影响，2020 年居民医保参加人员共享受待遇 19. 9 亿人次，比上年降低 8. 4%。居民医保人均享受门诊待遇 1. 80 次，与上年减少 0. 15 次。2020 年，居民医保医疗费用 14080 亿元，比上年减少 2. 3%。

4. 住院率有所下降。居民医保参保人员住院率为 15. 1%，比上年降低 1. 5 个百分点；次均住院天数 9. 2 天，与上年持平；次均住院费用 7546 元，比上年增长 7. 1%。其中在三级、二级、一级及以下医疗机构的次均住院费用分别为 13533 元、6464 元、3237 元，分别比上年增长 9. 6%、6. 4%、−1. 3%。

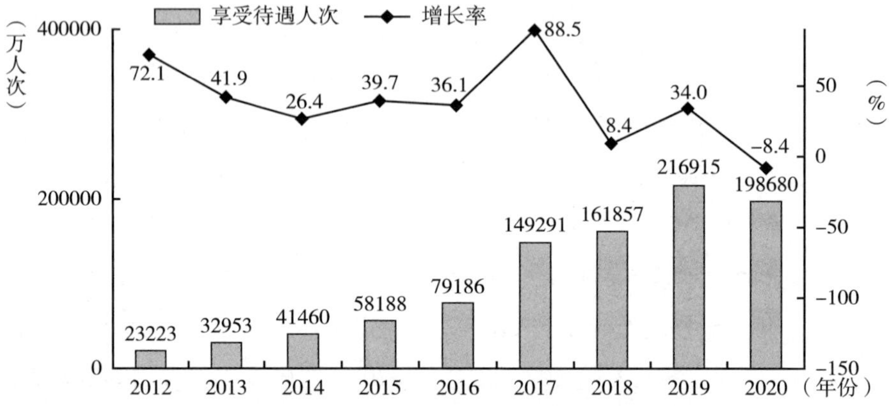

图7　2012～2020年居民医保享受待遇人次

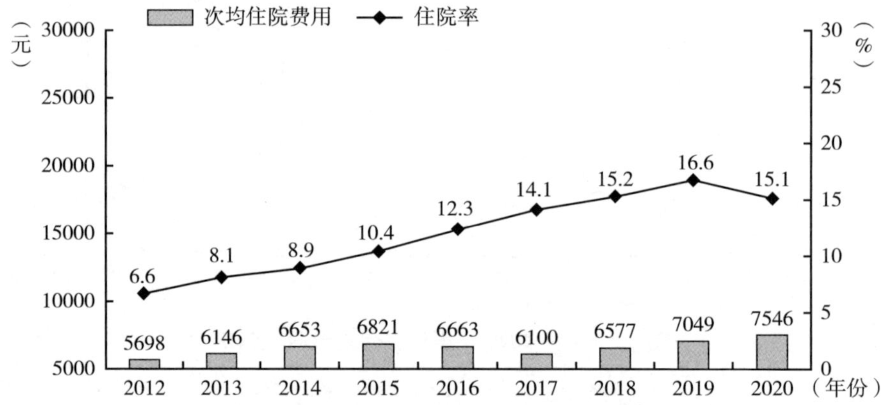

图8　2012～2020年居民医保次均住院费用和住院率

5. 住院报销水平稳步提高。居民医保政策范围内住院费用基金支付70.0%，比上年提高1.2个百分点。按医疗机构等级分，政策范围内住院费用基金支付分别为：三级65.1%、二级73.0%、一级及以下79.8%。其中二级及以下医疗机构政策范围内基金支付74.6%，比三级医疗机构支付比例高出9.5个百分点。

表 2　2020 年居民医保各级医疗机构住院费用支付比例

单位：%

级别 \ 比例	政策内支付比例
全国	70.0
三级	65.1
二级	73.0
一级及以下	79.8

（三）生育保险

2020 年，全国参加生育保险 23567 万人[6]，比上年增长 10.0%。享受各项生育保险待遇 1167 万人次，比上年增加 30.4 万人次，比上年增长 2.7%。生育保险人均生育待遇支出[7]为 21973 元，比上年增长 8.2%。

二　医疗救助和医保扶贫

2020 年，全国医疗救助基金支出 546.84 亿元，资助参加基本医疗保险 9984 万人，实施门诊和住院救助 8404 万人次，全国平均次均住院救助、门诊救助分别为 1056 元、93 元。2020 年中央财政投入医疗救助补助资金 260 亿元，比去年增长 6%，另外安排 40 亿元补助资金专门用于提高“三区三州”等深度贫困地区农村贫困人口医疗保障水平，安排 15 亿元特殊转移支付医疗救助补助资金。

2020 年全国农村建档立卡贫困人口参保率稳定在 99.9% 以上。2018 年以来各项医保扶贫政策累计惠及贫困人口就医 5.3 亿人次，助力近 1000 万户因病致贫家庭精准脱贫。

三　医保药品目录

2020 年国家医保药品目录调整后，共新增 119 种药品进入目录，另有

29 种原目录内药品被调出目录。本次调整共计 119 种药品谈判成功，平均降价 50.6%。调整后的《国家基本医疗保险、工伤保险和生育保险药品目录（2020 年）》内西药和中成药总数为 2800 种，其中西药 1426 种，中成药 1374 种。目录内中药饮片 892 种。

四　药品采购

2020 年，全国通过省级药品集中采购平台网采订单总金额为 9312 亿元，比 2019 年下降 601 亿元。其中，西药（化学药品及生物制品）7521 亿元，中成药 1791 亿元，分别比 2019 年下降 594 亿元和 7 亿元。医保目录内药品在网采订单总金额中占比 86.5%，金额为 8052 亿元。

2020 年，开展三批国家组织药品集中带量采购，涉及 112 个品种，平均降价 54%，中选药品实际采购量达约定采购量 2.4 倍。开展国家组织冠脉支架集中带量采购，中选支架从均价 1.3 万元左右下降至 700 元左右。

五　医保支付改革

持续推进支付方式改革，在 30 个城市开展 DRG 付费国家试点工作，30 个试点城市全部通过模拟运行前的评估考核，进入模拟运行阶段；在 71 个城市开展区域点数法总额预算和 DIP 付费试点工作。

六　异地就医

2020 年，职工医保参保人员异地就医 4831 万人次，异地就医费用 1338 亿元，其中，住院异地就医 609 万人次，就医费用 1188 亿元。居民医保参保人员异地就医 3407 万人次，异地就医费用 2623 亿元，其中，住院异地就医 1535 万人次，就医费用 2505 亿元。

2020 年，全国住院费用跨省异地就医直接结算定点医疗机构数量为

44413 家；国家平台有效备案人数 771 万人。全年住院跨省异地就医 585 万人次，其中跨省直接结算 300.23 万人次，跨省直接结算医疗费用 742.80 亿元，基金支付 438.73 亿元。京津冀、长三角和西南五省份等 12 个先行试点省份普通门诊费用跨省直接结算累计达到 302 万人次，医疗总费用 7.46 亿元，医保基金支付 4.29 亿元。

七　医疗保障基金监管

持续开展打击欺诈骗取医疗保障基金专项治理，全年各级医保部门共检查定点医药机构 62.7 万家，查处违法违规违约医药机构 40.1 万家，其中解除医保协议 6008 家、行政处罚 5457 家、移交司法机关 286 家；各地共处理违法违规参保人员 2.61 万人，其中暂停结算 3162 人、移交司法机关 2062 人；全年共追回资金 223.1 亿元。

国家医保局共组织 61 个飞行检查组赴全国各省份开展现场检查，飞行检查组共现场检查定点医疗机构（含医养结合机构）91 家、医保经办机构 56 家、承办城乡居民医保和大病保险的商业保险公司 40 家，共查出涉嫌违法违规资金 5.4 亿元。

八　长期护理保险

2020 年，长期护理保险参保人数 10835.3 万人，享受待遇人数 83.5 万人。2020 年基金收入 196.1 亿元，基金支出 131.4 亿元。长期护理保险定点护理服务机构 4845 个。护理服务人员数 19.1 万人。

B.16
附录4　第七次人口普查公报*（1～8号）

（国家统计局、国务院第七次全国人口普查领导小组办公室，2021年5月11日）

第一号：第七次全国人口普查工作基本情况

根据《中华人民共和国统计法》《全国人口普查条例》规定和《国务院关于开展第七次全国人口普查的通知》（国发〔2019〕24号）要求，我国进行了第七次全国人口普查①。一年多以来，在以习近平同志为核心的党中央坚强领导下，在各地区各有关部门的大力支持下，在全国各级普查机构和普查人员的共同努力下，在广大普查对象的积极配合下，第七次全国人口普查圆满完成普查现场登记和普查主要数据的汇总评估工作，取得重大成果和显著成效。

一、领导高度重视

习近平总书记参加人口普查现场登记并发表重要讲话，明确指出第七次全国人口普查是新时代开展的一次重大国情国力调查，是党和国家工作中的一件大事。李克强、栗战书、汪洋、王沪宁、赵乐际、韩正、王岐山等中央领导同志在中南海分别参加人口普查登记。李克强总理对人口普查工作作出重要指示。国务院成立了由韩正副总理担任组长的第七次全国人口普查领导小组，领导小组办公室设在国家统计局，由25个部门组成，全国乡镇、街

---

* 本公报数据均为初步汇总数据。

① 普查标准时点为2020年11月1日零时，普查对象是普查标准时点在中华人民共和国境内的自然人以及在中华人民共和国境外但未定居的中国公民，不包括在中华人民共和国境内短期停留的境外人员。

道和县以上各级人民政府均建立普查机构，为普查工作开展提供了坚实的组织保障。地方各级政府全面加强组织领导，精心组织实施，确保人员到位、措施到位、经费到位。各成员单位积极主动履职，充分发挥各自职能，提供多方保障，确保了普查的顺利实施。

二、科学制定方案

按照“科学与可行、需要与可能、继承与创新”的原则，国务院第七次全国人口普查领导小组办公室（以下简称领导小组办公室）借鉴历次普查经验，广泛征求多方意见，切实加强顶层设计。在全国组织开展了6项专项试点和1项综合试点，着力提高普查的科学性、规范性和可操作性。研究制定了《第七次全国人口普查方案》和7项工作实施细则，对普查内容、普查方法，以及普查各个环节的工作流程、工作任务和工作要求作了明确规定，为人口普查工作有序开展提供了制度性保障。

三、坚持依法普查

把依法依规普查贯穿于人口普查全过程各方面，深入贯彻《关于深化统计管理体制改革提高统计数据真实性的意见》《统计违纪违法责任人处分处理建议办法》《防范和惩治统计造假弄虚作假督察工作规定》，认真实施《全国人口普查条例》，严格落实普查方案的各项要求，严肃普查纪律。将人口普查工作落实情况作为统计督察重要内容，加大统计执法监督力度，依法查处普查违法违纪行为，确保普查数据真实准确。

四、着力普查创新

为提高普查工作质量和效率，领导小组办公室充分利用信息化技术手段，对普查内容和普查方式进行创新。全面采用电子化数据采集方式，由普查员使用电子设备采集，实时直接上报数据；实现普查对象通过互联网进行自主填报；强化部门行政记录和大数据的应用；充分利用互联网云技术、云服务和云应用完成数据处理工作，按照国家网络安全三级等保标准对普查数据采集、传输、存储进行安全管理，确保公民个人信息安全；首次对700多万普查人员实行线上集中统一管理。

五、精心组织登记

组织各级普查机构认真选聘普查人员，强化各级培训，确保“两员”经考试合格后上岗。按时完成软件开发、户口整顿、区划绘图、入户摸底等前期准备工作。新冠肺炎疫情发生后，领导小组办公室及时研究疫情对人口普查工作的影响，制定工作预案，调整工作进度，扎实推进普查工作。从2020年11月1日到12月10日，全国700多万普查人员严格执行普查方案，认真落实常态化疫情防控的各项要求，对全国所有家庭和人口进行了全面普查，圆满完成普查入户登记任务。

六、确保数据质量

第七次全国人口普查实行严格的质量控制制度，建立健全普查数据追溯和问责机制，确保普查数据可核查、可追溯、可问责。充分利用部门行政记录和企业大数据，对普查数据开展精细化比对核查。各级普查机构严格执行质量控制要求，认真开展质量验收，确保普查各阶段工作质量。为客观全面评价全国人口普查登记质量，领导小组办公室统一组织了事后质量抽查，结果显示，第七次全国人口普查人口漏登率为0.05%，普查结果真实可靠。

七、全面摸清家底

第七次全国人口普查全面查清了我国人口数量、结构、分布等方面情况，掌握了人口变化的趋势性特征，为完善我国人口发展战略和政策体系、制定经济社会发展规划、推动经济高质量发展提供了准确统计信息支持。这次普查，既摸清了我国人口总量，掌握了人口规模的变化趋势；也查清了人口结构和分布状况、人口迁移流动状况，反映了人口结构演变和人口社会变迁等情况。

第二号：全国人口情况

根据第七次全国人口普查结果，现将2020年11月1日零时我国人口的基本情况公布如下：

一、总人口

全国总人口①为 1443497378 人，其中：

普查登记的大陆 31 个省、自治区、直辖市和现役军人的人口共 1411778724 人；

香港特别行政区人口②为 7474200 人；

澳门特别行政区人口③为 683218 人；

台湾地区人口④为 23561236 人。

二、人口增长

全国人口⑤与 2010 年第六次全国人口普查的 1339724852 人相比，增加 72053872 人，增长 5.38%，年平均增长率为 0.53%。

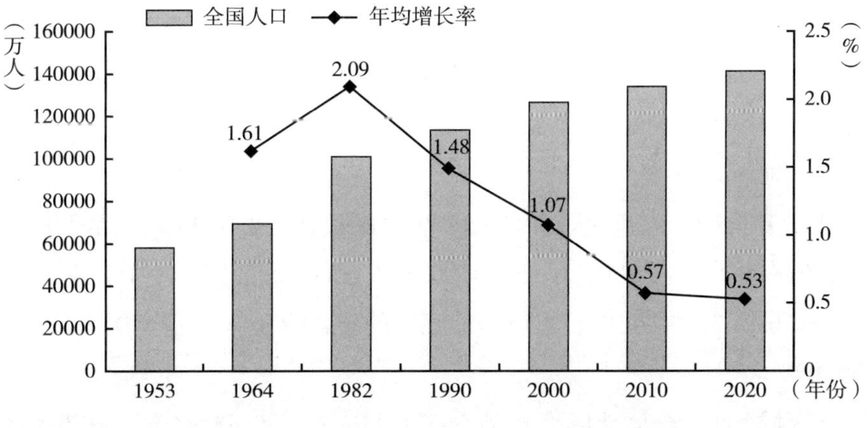

图 1　历次人口普查全国人口及年均增长率

① 全国总人口包括大陆 31 个省、自治区、直辖市和现役军人的人口、香港特别行政区人口、澳门特别行政区人口和台湾地区人口。

② 香港特别行政区的人口数为香港特别行政区政府提供的 2020 年底的数据。

③ 澳门特别行政区的人口数为澳门特别行政区政府提供的 2020 年底的数据。

④ 台湾地区的人口数为台湾地区有关主管部门公布的 2020 年底的户籍登记人口数据。

⑤ 全国人口是指大陆 31 个省、自治区、直辖市和现役军人的人口，不包括居住在 31 个省、自治区、直辖市的港澳台居民和外籍人员。

三、户别人口

全国共有家庭户[①] 494157423 户，集体户 28531842 户，家庭户人口为 1292809300 人，集体户人口为 118969424 人。平均每个家庭户的人口为 2.62 人，比 2010 年第六次全国人口普查的 3.10 人减少 0.48 人。

四、民族人口

全国人口中，汉族人口为 1286311334 人，占 91.11%；各少数民族人口为 125467390 人，占 8.89%。与 2010 年第六次全国人口普查相比，汉族人口增加 60378693 人，增长 4.93%；各少数民族人口增加 11675179 人，增长 10.26%。

第三号：地区人口情况

根据第七次全国人口普查结果，现将 2020 年 11 月 1 日零时我国大陆 31 个省、自治区、直辖市（以下简称省份）的常住人口[②]有关数据公布如下：

一、地区人口

31 个省份中，人口超过 1 亿人的省份有 2 个，在 5000 万人至 1 亿人之间的省份有 9 个，在 1000 万人至 5000 万人之间的省份有 17 个，少于 1000 万人的省份有 3 个。其中，人口居前五位的省份合计人口占全国人口[③]比重为 35.09%。

分区域[④]看，东部地区人口为 563717119 人，占 39.93%；中部地区人

---

① 家庭户是指以家庭成员关系为主、居住一处共同生活的人组成的户。

② 常住人口包括：居住在本乡镇街道且户口在本乡镇街道或户口待定的人；居住在本乡镇街道且离开户口登记地所在的乡镇街道半年以上的人；户口在本乡镇街道且外出不满半年或在境外工作学习的人。

③ 全国人口是指大陆 31 个省、自治区、直辖市和现役军人的人口，不包括居住在 31 个省、自治区、直辖市的港澳台居民和外籍人员。

④ 东部地区是指北京、天津、河北、上海、江苏、浙江、福建、山东、广东和海南 10 省（市）；中部地区是指山西、安徽、江西、河南、湖北和湖南 6 省；西部地区是指内蒙古、广西、重庆、四川、贵州、云南、西藏、陕西、甘肃、青海、宁夏和新疆 12 省（区、市）；东北地区是指辽宁、吉林和黑龙江 3 省。

口为 364694362 人，占 25.83%；西部地区人口为 382852295 人，占 27.12%；东北地区人口为 98514948 人，占 6.98%。

表1　各地区人口

单位：人、%

地区	人口数	比重*	
		2020 年	2010 年
全国**	1411778724	100.00	100.00
北京	21893095	1.55	1.46
天津	13866009	0.98	0.97
河北	74610235	5.28	5.36
山西	34915616	2.47	2.67
内蒙古	24049155	1.70	1.84
辽宁	42591407	3.02	3.27
吉林	24073453	1.71	2.05
黑龙江	31850088	2.26	2.86
上海	24870895	1.76	1.72
江苏	84748016	6.00	5.87
浙江	64567588	4.57	4.06
安徽	61027171	4.32	4.44
福建	41540086	2.94	2.75
江西	45188635	3.20	3.33
山东	101527453	7.19	7.15
河南	99365519	7.04	7.02
湖北	57752557	4.09	4.27
湖南	66444864	4.71	4.90
广东	126012510	8.93	7.79
广西	50126804	3.55	3.44
海南	10081232	0.71	0.65
重庆	32054159	2.27	2.15
四川	83674866	5.93	6.00
贵州	38562148	2.73	2.59
云南	47209277	3.34	3.43
西藏	3648100	0.26	0.22
陕西	39528999	2.80	2.79
甘肃	25019831	1.77	1.91

续表

地区	人口数	比重*	
		2020 年	2010 年
青海	5923957	0. 42	0. 42
宁夏	7202654	0. 51	0. 47
新疆	25852345	1. 83	1. 63
现役军人	2000000		

注：* 指各省、自治区、直辖市的常住人口占全国人口的比重；** 本表全国合计不包括香港特别行政区、澳门特别行政区和台湾地区的人口数。

二、地区人口变化

与2010年第六次全国人口普查相比，31个省份中，有25个省份人口增加。人口增长较多的5个省份依次为：广东、浙江、江苏、山东、河南，分别增加21709378人、10140697人、6088113人、5734388人、5341952人。

分区域看，与2010年第六次全国人口普查相比，东部地区人口所占比重上升2. 15个百分点，中部地区人口所占比重下降0. 79个百分点，西部地区人口所占比重上升0. 22个百分点，东北地区人口所占比重下降1. 20个百分点。

第四号：人口性别构成情况

根据第七次全国人口普查结果，现将2020年11月1日零时我国大陆31个省、自治区、直辖市（以下简称省份）和现役军人的人口性别构成情况公布如下：

一、全国人口性别构成

全国人口①中，男性人口为723339956人，占51. 24%；女性人口为

① 全国人口指大陆31个省、自治区、直辖市和现役军人的人口，不包括居住在31个省、自治区、直辖市的港澳台居民和外籍人员。

688438768 人，占 48. 76%。总人口性别比（以女性为 100，男性对女性的比例）为 105. 07，与 2010 年第六次全国人口普查基本持平。

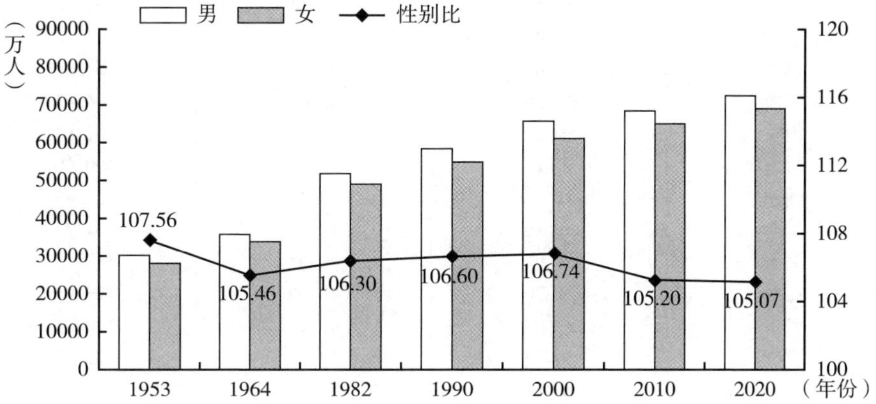

图 2　历次人口普查人口性别构成

二、地区人口性别构成

31 个省份中，总人口性别比在 100 以下的省份有 2 个，在 100 至 105 之间的省份有 17 个，在 105 至 110 之间的省份有 9 个，在 110 以上的省份有 3 个。

表 2　各地区人口性别构成

单位：%

地区	比重		性别比
	男	女	
全国	51. 24	48. 76	105. 07
北京	51. 14	48. 86	104. 65
天津	51. 53	48. 47	106. 31
河北	50. 50	49. 50	102. 02
山西	50. 99	49. 01	104. 06
内蒙古	51. 04	48. 96	104. 26
辽宁	49. 92	50. 08	99. 70
吉林	49. 92	50. 08	99. 69
黑龙江	50. 09	49. 91	100. 35
上海	51. 77	48. 23	107. 33
江苏	50. 78	49. 22	103. 15

续表

地区	比重		性别比
	男	女	
浙江	52.16	47.84	109.04
安徽	50.97	49.03	103.94
福建	51.68	48.32	106.94
江西	51.60	48.40	106.62
山东	50.66	49.34	102.67
河南	50.15	49.85	100.60
湖北	51.42	48.58	105.83
湖南	51.16	48.84	104.77
广东	53.07	46.93	113.08
广西	51.70	48.30	107.04
海南	53.02	46.98	112.86
重庆	50.55	49.45	102.21
四川	50.54	49.46	102.19
贵州	51.10	48.90	104.50
云南	51.73	48.27	107.16
西藏	52.45	47.55	110.32
陕西	51.17	48.83	104.79
甘肃	50.76	49.24	103.10
青海	51.21	48.79	104.97
宁夏	50.94	49.06	103.83
新疆	51.66	48.34	106.85

第五号：人口年龄构成情况

根据第七次全国人口普查结果，现将2020年11月1日零时我国大陆31个省、自治区、直辖市（以下简称省份）和现役军人的人口年龄构成情况公布如下：

一、全国人口年龄构成

全国人口[①]中，0~14岁[②]人口为253383938人，占17.95%；15~59岁

① 全国人口是指大陆31个省、自治区、直辖市和现役军人的人口，不包括居住在31个省、自治区、直辖市的港澳台居民和外籍人员。

② 0~15岁人口为268707162人，16~59岁人口为879052796人。

人口为 894376020 人，占 63.35%；60 岁及以上人口为 264018766 人，占 18.70%，其中 65 岁及以上人口为 190635280 人，占 13.50%。与 2010 年第六次全国人口普查相比，0~14 岁人口的比重上升 1.35 个百分点，15~59 岁人口的比重下降 6.79 个百分点，60 岁及以上人口的比重上升 5.44 个百分点，65 岁及以上人口的比重上升 4.63 个百分点。

表 3 全国人口年龄构成

单位：人、%

年龄	人口数	比重
总计	1411778724	100.00
0~14 岁	253383938	17.95
15~59 岁	894376020	63.35
60 岁及以上	264018766	18.70
其中:65 岁及以上	190635280	13.50

二、地区人口年龄构成

31 个省份中，15~59 岁人口比重在 65% 以上的省份有 13 个，在 60%~65%之间的省份有 15 个，在 60% 以下的省份有 3 个。

除西藏外，其他 30 个省份 65 岁及以上老龄人口比重均超过 7%，其中，12 个省份 65 岁及以上老龄人口比重超过 14%。

表 4 各地区人口年龄构成

单位：%

地区	比重			
	0~14 岁	15~59 岁	60 岁及以上	其中:65 岁及以上
全国	17.95	63.35	18.70	13.50
北京	11.84	68.53	19.63	13.30
天津	13.47	64.87	21.66	14.75
河北	20.22	59.92	19.85	13.92
山西	16.35	64.72	18.92	12.90
内蒙古	14.04	66.17	19.78	13.05

续表

地区	比重			
	0~14 岁	15~59 岁	60 岁及以上	其中:65 岁及以上
辽宁	11.12	63.16	25.72	17.42
吉林	11.71	65.23	23.06	15.61
黑龙江	10.32	66.46	23.22	15.61
上海	9.80	66.82	23.38	16.28
江苏	15.21	62.95	21.84	16.20
浙江	13.45	67.86	18.70	13.27
安徽	19.24	61.96	18.79	15.01
福建	19.32	64.70	15.98	11.10
江西	21.96	61.17	16.87	11.89
山东	18.78	60.32	20.90	15.13
河南	23.14	58.79	18.08	13.49
湖北	16.31	63.26	20.42	14.59
湖南	19.52	60.60	19.88	14.81
广东	18.85	68.80	12.35	8.58
广西	23.63	59.69	16.69	12.20
海南	19.97	65.38	14.65	10.43
重庆	15.91	62.22	21.87	17.08
四川	16.10	62.19	21.71	16.93
贵州	23.97	60.65	15.38	11.56
云南	19.57	65.52	14.91	10.75
西藏	24.53	66.95	8.52	5.67
陕西	17.33	63.46	19.20	13.32
甘肃	19.40	63.57	17.03	12.58
青海	20.81	67.04	12.14	8.68
宁夏	20.38	66.09	13.52	9.62
新疆	22.46	66.26	11.28	7.76

第六号：人口受教育情况

根据第七次全国人口普查结果，现将2020年11月1日零时我国大陆31

个省、自治区、直辖市（以下简称省份）和现役军人的人口受教育基本情况公布如下：

一、受教育程度人口

全国人口[①]中，拥有大学（指大专及以上）文化程度的人口为218360767人；拥有高中（含中专）文化程度的人口为213005258人；拥有初中文化程度的人口为487163489人；拥有小学文化程度的人口为349658828人（以上各种受教育程度的人包括各类学校的毕业生、肄业生和在校生）。与2010年第六次全国人口普查相比，每10万人中拥有大学文化程度的由8930人上升为15467人；拥有高中文化程度的由14032人上升为15088人；拥有初中文化程度的由38788人下降为34507人；拥有小学文化程度的由26779人下降为24767人。

表5　各地区每10万人口中拥有的各类受教育程度人数

单位：人/10万人

地区	大学（大专及以上）	高中（含中专）	初中	小学
全国	15467	15088	34507	24767
北京	41980	17593	23289	10503
天津	26940	17719	32294	16123
河北	12418	13861	39950	24664
山西	17358	16485	38950	19506
内蒙古	18688	14814	33861	23627
辽宁	18216	14670	42799	18888
吉林	16738	17080	38234	22318
黑龙江	14793	15525	42793	21863
上海	33872	19020	28935	11929
江苏	18663	16191	33308	22742

① 全国人口是指大陆31个省、自治区、直辖市和现役军人的人口，不包括居住在31个省、自治区、直辖市的港澳台居民和外籍人员。

续表

地区	大学（大专及以上）	高中（含中专）	初中	小学
浙江	16990	14555	32706	26384
安徽	13280	13294	33724	26875
福建	14148	14212	32218	28031
江西	11897	15145	35501	27514
山东	14384	14334	35778	23693
河南	11744	15239	37518	24557
湖北	15502	17428	34280	23520
湖南	12239	17776	35636	25214
广东	15699	18224	35484	20676
广西	10806	12962	36388	27855
海南	13919	15561	40174	19701
重庆	15412	15956	30582	29894
四川	13267	13301	31443	31317
贵州	10952	9951	30464	31921
云南	11601	10338	29241	35667
西藏	11019	7051	15757	32108
陕西	18397	15581	33979	21686
甘肃	14506	12937	27423	29808
青海	14880	10568	24344	32725
宁夏	17340	13432	29717	26111
新疆	16536	13208	31559	28405

二、平均受教育年限①

与2010年第六次全国人口普查相比，全国人口中，15岁及以上人口的平均受教育年限由9.08年提高至9.91年。

31个省份中，平均受教育年限在10年以上的省份有13个，在9年至10年之间的省份有14个，在9年以下的省份有4个。

① 平均受教育年限是将各种受教育程度折算成受教育年限计算平均数得出的，具体的折算标准是：小学=6年，初中=9年，高中=12年，大专及以上=16年。

表6　各地区15岁及以上人口平均受教育年限

单位：年

地区	2020年	2010年
全国	9.91	9.08
北京	12.64	11.71
天津	11.29	10.38
河北	9.84	9.12
山西	10.45	9.52
内蒙古	10.08	9.22
辽宁	10.34	9.67
吉林	10.17	9.49
黑龙江	9.93	9.36
上海	11.81	10.73
江苏	10.21	9.32
浙江	9.79	8.79
安徽	9.35	8.28
福建	9.66	9.02
江西	9.70	8.86
山东	9.75	8.97
河南	9.79	8.95
湖北	10.02	9.20
湖南	9.88	9.16
广东	10.38	9.55
广西	9.54	8.76
海南	10.10	9.22
重庆	9.80	8.75
四川	9.24	8.35
贵州	8.75	7.65
云南	8.82	7.76
西藏	6.75	5.25
陕西	10.26	9.36
甘肃	9.13	8.19
青海	8.85	7.85
宁夏	9.81	8.82
新疆	10.11	9.27

三、文盲人口

全国人口中，文盲人口（15 岁及以上不识字的人）为 37750200 人，与 2010 年第六次全国人口普查相比，文盲人口减少 16906373 人，文盲率[①]由 4.08% 下降为 2.67%，下降 1.41 个百分点。

第七号：城乡人口和流动人口情况

根据第七次全国人口普查结果，现将 2020 年 11 月 1 日零时我国大陆 31 个省、自治区、直辖市和现役军人的人口城乡分布及流动情况公布如下：

一、城乡[②]人口

全国人口[③]中，居住在城镇的人口为 901991162 人，占 63.89%（2020 年我国户籍人口城镇化率为 45.4%[④]）；居住在乡村的人口为 509787562 人，占 36.11%。与 2010 年第六次全国人口普查相比，城镇人口增加 236415856 人，乡村人口减少 164361984 人，城镇人口比重上升 14.21 个百分点。

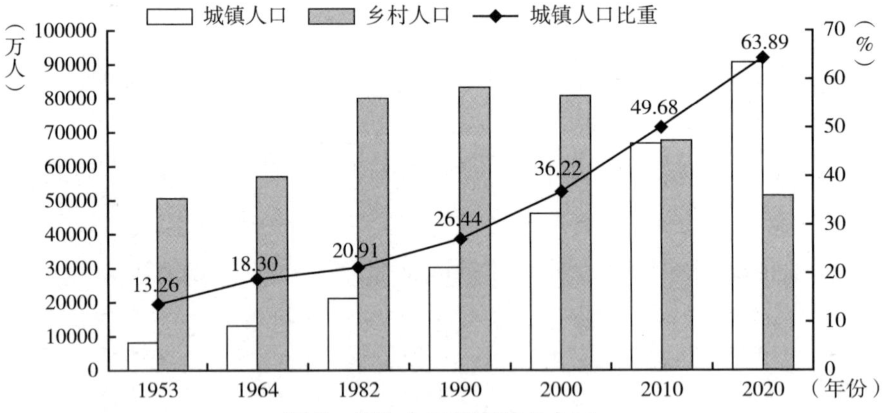

图 3　历次人口普查城乡人口

① 文盲率是指大陆 31 个省、自治区、直辖市和现役军人的人口中 15 岁及以上不识字人口所占比例。

② 城镇、乡村是按国家统计局《统计上划分城乡的规定》划分的。

③ 全国人口是指大陆 31 个省、自治区、直辖市和现役军人的人口，不包括居住在 31 个省、自治区、直辖市的港澳台居民和外籍人员。

④ 此数据由公安部提供。

二、流动人口[①]

全国人口中，人户分离人口[②]为492762506人，其中，市辖区内人户分离[③]人口为116945747人，流动人口为375816759人。流动人口中，跨省流动人口为124837153人，省内流动人口为250979606人。

与2010年第六次全国人口普查相比，人户分离人口增加231376431人，增长88.52%；市辖区内人户分离人口增加76986324人，增长192.66%；流动人口增加154390107人，增长69.73%。

第八号：接受普查登记的港澳台居民和外籍人员情况

根据第七次全国人口普查结果，现将2020年11月1日零时居住在我国大陆31个省、自治区、直辖市（以下简称省份）接受普查登记的港澳台居民和外籍人员主要数据公布如下：

一、人口数

居住在31个省份并接受普查登记的香港特别行政区居民371380人、澳门特别行政区居民55732人、台湾地区居民157886人，外籍人员845697人，合计1430695人。

二、性别构成

上述人员[④]中，男性736286人，女性694409人。

其中：香港特别行政区居民，男性为202296人，女性为169084人。澳门特别行政区居民，男性为29067人，女性为26665人。台湾地区居民，男性为102897人，女性为54989人。外籍人员，男性为402026人，女性为

---

① 流动人口是指人户分离人口中扣除市辖区内人户分离的人口。

② 人户分离人口是指居住地与户口登记地所在的乡镇街道不一致且离开户口登记地半年以上的人口。

③ 市辖区内人户分离人口是指一个直辖市或地级市所辖的区内和区与区之间，居住地和户口登记地不在同一乡镇街道的人口。

④ 上述人员指普查标准时点居住在我国大陆31个省、自治区、直辖市接受普查登记的港澳台居民和外籍人员，不包括因出差、旅游等原因短期停留的港澳台居民和外籍人员。

443671 人。

三、居住时间

上述人员中，居住时间三个月以下的 40659 人；居住时间三个月至半年的 56342 人；居住时间半年至一年的 166884 人；居住时间一年至两年的 248174 人；居住时间两年至五年的 314954 人；居住时间五年以上的 603682 人。

四、来内地（大陆）或来华目的

上述人员中，以商务为目的 77008 人；以就业为目的 444336 人；以学习为目的 219761 人；以定居为目的 419517 人；以探亲为目的 74735 人；其他目的 195338 人。

五、地区分布

上述人员按居住地分，人数排在前十位的省份是：广东 418509 人，云南 379281 人，上海 163954 人，福建 106248 人，北京 62812 人，江苏 58201 人，浙江 46189 人，广西 26043 人，山东 21829 人，辽宁 20562 人。居住在其他省份的 127067 人。

（资料来源：国家统计局网站，http：//www. stats. gov. cn/tjsj/tjgb/rkpcgb/qgrkpcgb/）

皮书

智库报告的主要形式
同一主题智库报告的聚合

皮书定义

皮书是对中国与世界发展状况和热点问题进行年度监测，以专业的角度、专家的视野和实证研究方法，针对某一领域或区域现状与发展态势展开分析和预测，具备前沿性、原创性、实证性、连续性、时效性等特点的公开出版物，由一系列权威研究报告组成。

皮书作者

皮书系列报告作者以国内外一流研究机构、知名高校等重点智库的研究人员为主，多为相关领域一流专家学者，他们的观点代表了当下学界对中国与世界的现实和未来最高水平的解读与分析。截至 2021 年，皮书研创机构有近千家，报告作者累计超过 7 万人。

皮书荣誉

皮书系列已成为社会科学文献出版社的著名图书品牌和中国社会科学院的知名学术品牌。2016 年皮书系列正式列入“十三五”国家重点出版规划项目；2013~2021 年，重点皮书列入中国社会科学院承担的国家哲学社会科学创新工程项目。

权威报告·一手数据·特色资源

皮书数据库

ANNUAL REPORT(YEARBOOK) DATABASE

分析解读当下中国发展变迁的高端智库平台

所获荣誉

- 2019年，入围国家新闻出版署数字出版精品遴选推荐计划项目
- 2016年，入选“‘十三五’国家重点电子出版物出版规划骨干工程”
- 2015年，荣获“搜索中国正能量 点赞2015”“创新中国科技创新奖”
- 2013年，荣获“中国出版政府奖·网络出版物奖”提名奖
- 连续多年荣获中国数字出版博览会“数字出版·优秀品牌”奖

成为会员

通过网址www.pishu.com.cn访问皮书数据库网站或下载皮书数据库APP，进行手机号码验证或邮箱验证即可成为皮书数据库会员。

会员福利

- 已注册用户购书后可免费获赠100元皮书数据库充值卡。刮开充值卡涂层获取充值密码，登录并进入“会员中心”—“在线充值”—“充值卡充值”，充值成功即可购买和查看数据库内容。
- 会员福利最终解释权归社会科学文献出版社所有。

社会科学文献出版社 SOCIAL SCIENCES ACADEMIC PRESS (CHINA) 皮书系列

卡号：767582822421

密码：

数据库服务热线：400-008-6695

数据库服务QQ：2475522410

数据库服务邮箱：database@ssap.cn

图书销售热线：010-59367070/7028

图书服务QQ：1265056568

图书服务邮箱：duzhe@ssap.cn

S基本子库
SUB DATABASE

中国社会发展数据库（下设12个子库）

整合国内外中国社会发展研究成果，汇聚独家统计数据、深度分析报告，涉及社会、人口、政治、教育、法律等12个领域，为了解中国社会发展动态、跟踪社会核心热点、分析社会发展趋势提供一站式资源搜索和数据服务。

中国经济发展数据库（下设12个子库）

围绕国内外中国经济发展主题研究报告、学术资讯、基础数据等资料构建，内容涵盖宏观经济、农业经济、工业经济、产业经济等12个重点经济领域，为实时掌控经济运行态势、把握经济发展规律、洞察经济形势、进行经济决策提供参考和依据。

中国行业发展数据库（下设17个子库）

以中国国民经济行业分类为依据，覆盖金融业、旅游、医疗卫生、交通运输、能源矿产等100多个行业，跟踪分析国民经济相关行业市场运行状况和政策导向，汇集行业发展前沿资讯，为投资、从业及各种经济决策提供理论基础和实践指导。

中国区域发展数据库（下设6个子库）

对中国特定区域内的经济、社会、文化等领域现状与发展情况进行深度分析和预测，研究层级至县及县以下行政区，涉及省份、区域经济体、城市、农村等不同维度，为地方经济社会宏观态势研究、发展经验研究、案例分析提供数据服务。

中国文化传媒数据库（下设18个子库）

汇聚文化传媒领域专家观点、热点资讯，梳理国内外中国文化发展相关学术研究成果、一手统计数据，涵盖文化产业、新闻传播、电影娱乐、文学艺术、群众文化等18个重点研究领域。为文化传媒研究提供相关数据、研究报告和综合分析服务。

世界经济与国际关系数据库（下设6个子库）

立足“皮书系列”世界经济、国际关系相关学术资源，整合世界经济、国际政治、世界文化与科技、全球性问题、国际组织与国际法、区域研究6大领域研究成果，为世界经济与国际关系研究提供全方位数据分析，为决策和形势研判提供参考。

法律声明